# Rheumatische Erkrankungen und Entzündung

Von den molekularen Grundlagen
zur medikamentösen Therapie

Stefan Laufer, Steffen Gay, Kay Brune

Unter Mitarbeit von

Volker Bartsch
Fiorella Calanni
Renate E. Gay
Holm Häntzschel
Matthias Pierer
Ulf Wagner

37 Abbildungen
26 Tabellen

Georg Thieme Verlag
Stuttgart · New York

*Die Deutsche Bibliothek –*
*CIP-Einheitsaufnahme*

Laufer, Stefan:
Rheumatische Erkrankungen und Entzündung:
von den molekularen Grundlagen zur
medikamentösen Therapie / Stefan Laufer;
Steffen Gay; Kay Brune. –
Stuttgart: Thieme, 2002

© 2002 Georg Thieme Verlag
Rüdigerstraße 14
70469 Stuttgart
Unsere Homepage: http://www.thieme.de

Printed in Germany

Umschlaggestaltung: Thieme Verlagsgruppe
Umschlagfoto: Bildmaterial® Copyright 1999
   PhotoDisk, Inc.
Grafiken: Ziegler + Müller, Kirchentellinsfurt
Satz: Ziegler + Müller, Kirchentellinsfurt
Druck: Grammlich, Pliezhausen
Buchbinder: Held, Rottenburg

ISBN 3-13-132671-9          1 2 3 4 5 6

**Wichtiger Hinweis:** Wie jede Wissenschaft ist die Medizin ständigen Entwicklungen unterworfen. Forschung und klinische Erfahrung erweitern unsere Erkenntnisse, insbesondere was Behandlung und medikamentöse Therapie anbelangt. Soweit in diesem Buch eine Dosierung oder eine Applikation erwähnt wird, darf der Leser zwar darauf vertrauen, dass Autoren, Herausgeber und Verlag große Sorgfalt darauf verwandt haben, dass diese Angabe dem **Wissensstand bei Fertigstellung des Werkes** entspricht.

Für Angaben über Dosierungsanweisungen und Applikationsformen kann vom Verlag jedoch keine Gewähr übernommen werden. **Jeder Benutzer ist angehalten,** durch sorgfältige Prüfung der Beipackzettel der verwendeten Präparate und gegebenenfalls nach Konsultation eines Spezialisten festzustellen, ob die dort gegebene Empfehlung für Dosierungen oder die Beachtung von Kontraindikationen gegenüber der Angabe in diesem Buch abweicht. Eine solche Prüfung ist besonders wichtig bei selten verwendeten Präparaten oder solchen, die neu auf den Markt gebracht worden sind. **Jede Dosierung oder Applikation erfolgt auf eigene Gefahr des Benutzers.** Autoren und Verlag appellieren an jeden Benutzer, ihm etwa auffallende Ungenauigkeiten dem Verlag mitzuteilen.

# Autorenverzeichnis

## Herausgeber

Prof. Dr. Stefan Laufer
Eberhard-Karls-Universität
Pharmazeutisches Institut
Auf der Morgenstelle 8
72076 Tübingen

Prof. Dr. Steffen Gay
Director, WHO Collaborating Center
for Molecular Biology and Novel Therapeutic
Strategies for Rheumatic Diseases
Department of Rheumatology
University Hospital
Gloriastrasse 25
8091 Zürich
Schweiz

Prof. Dr. med. Dr. h. c. Kay Brune
Universität Erlangen-Nürnberg
Institut für Experimentelle
und Klinische Pharmakologie
Fahrstraße 17
91054 Erlangen

## Mitautoren

Volker Bartsch
Am Stadtpfad 11
65760 Eschborn

Fiorella Calanni
Via Ragazzi del 99 n. 5
40133 Bologna
Italien

Renate E. Gay
Department of Rheumatology
University Hospital
Gloriastrasse 25
8091 Zürich
Schweiz

Holm Häntzschel
Zentrum für Innere Medizin
Universitätsklinikum Leipzig
Härtelstraße 16 – 18
04107 Leipzig

Matthias Pierer
Department of Rheumatology
University Hospital
Gloriastrasse 25
8091 Zürich
Schweiz

Ulf Wagner
Zentrum für Innere Medizin
Universitätsklinikum Leipzig
Härtelstraße 16 – 18
04107 Leipzig

# Inhaltsverzeichnis

**1 Pathogenese entzündlich-rheuma-
tischer Gelenkerkrankungen – eine
aktuelle Bestandsaufnahme** ··· 1

**1.1 Einleitung** ··· 2
**1.2 Die wichtigsten Pathogenese-
mechanismen der RA** ··· 4
Lymphoide Zellen in der Pathogenese
der RA ··· 5
Nichtlymphoide Zellen in der Pathogenese
der RA ··· 6
**1.2 Zusammenfassung** ··· 11
**1.3 Literatur** ··· 11

**2 Biochemie und Mediatoren
der Entzündung** ··· 17

**2.1 Einleitung** ··· 18
**2.2 cPLA$_2$** ··· 18
**2.3 Cyclooxygenasen** ··· 20
Struktur der COX ··· 20
Lokalisation der COX ··· 22
Funktion der COX ··· 23
**2.4 Produkte des Cyclooxygenaseweges:
Prostaglandine und Thromboxane** ··· 26
Chemische Struktur und
Metabolisierung ··· 26
Biologische Wirkungen ··· 28
Rezeptoren ··· 31
Enzyme im weiteren Verlauf
der Arachidonsäurekaskade ··· 31
**2.5 Lipoxygenasen** ··· 32
**2.6 Struktur und Funktion
der Leukotriene** ··· 34
Leukotriene bei Krankheitszuständen ··· 35
**2.7 Lipoxine** ··· 38
15-LOX-Syntheseweg ··· 39
5-LOX-Syntheseweg (LTA$_4$-Route) ··· 39
Acetylsalicylsäure-getriggerter
15-epi-Lipoxin-Weg ··· 40
Lipoxinbildung in vivo ··· 41
Wirkungen der Lipoxine ··· 42
**2.8 5-LOX-Hemmung** ··· 42

**2.9 Zytokine** ··· 44
Interleukin-1 ··· 44
Tumornekrosefaktor ··· 46
MAP-Kinasen ··· 47
**2.10 Matrixmetalloproteinasen** ··· 51
**2.11 Literatur** ··· 51

**3 Medikamentöse Therapie
heute** ··· 59

**3.1 Nichtsteroidale Antirheumatika** ··· 60
Wirkungsmechanismus ··· 60
Salicylate ··· 64
Arylpropionsäurederivate ··· 65
Arylessigsäurederivate ··· 66
Keto-Enol-Säuren ··· 67
Selektive COX-2-Hemmer (Coxibe) ··· 67
Antipyretische Analgetika
ohne antiphlogistische Wirkung ··· 70
**3.2 Opiate/Opioide** ··· 71
**3.3 Glucocorticoide** ··· 72
**3.4 Basistherapeutika und
„Biologicals"** ··· 74
Antimalariamittel ··· 75
Sulfasalazin ··· 76
Orale Goldtherapie ··· 76
Parenterale Goldtherapie ··· 77
D-Penicillamin ··· 77
Methotrexat ··· 78
Azathioprin ··· 78
Cyclophosphamid ··· 79
Ciclosporin ··· 79
Leflunomid ··· 80
Infliximab ··· 81
Etanercept ··· 82
**3.5 Literatur** ··· 82

**4 Neue und zukünftige
Therapieansätze** ··· 85

**4.1 Einleitung** ··· 86
**4.2 Arzneimittel in später klinischer
Entwicklung** ··· 86
COX-2-Inhibitoren ··· 86

LOX/COX-Inhibitoren  ··· 88
NO-NSAR (Nitro-NSAR)  ··· 92
Anti-Zytokin-Therapie  ··· 93

**4.3  Arzneimittel im frühen
Forschungsstadium**  ··· 95
Zytosolische Phospholipase A$_2$
(cPLA$_2$)  ··· 95
Matrixmetalloproteinase-
Inhibitoren  ··· 96
Inhibitoren der Zytokinfreisetzung  ··· 97
Gentherapie  ··· 98

**4.4  Literatur**  ··· 100

**5  Klinische Indikationen
für die Arzneimitteltherapie**  ··· 103

**5.1  Therapieziele**  ··· 104
**5.2  Rheumatoide Arthritis**  ··· 104

**5.3  Juvenile chronische Arthritis**  ··· 108
**5.4  Spondylitis ankylosans**  ··· 110
**5.5  Arthritis psoriatica**  ··· 112
**5.6  Reaktive Arthritiden**  ··· 113
**5.7  Systemischer Lupus
erythematodes**  ··· 114
**5.8  Progressive systemische
Sklerose**  ··· 116
**5.9  Polymyositis und Dermato-
myositis**  ··· 117
**5.10  Polyarteriitis nodosa (PAN)**  ··· 118
**5.11  Gicht und Arthritis urica**  ··· 119
**5.12  Arthrosen**  ··· 121
**5.13  Literatur**  ··· 125

**6  Sachverzeichnis**  ··· 127

# 1 Pathogenese entzündlich-rheumatischer Gelenkerkrankungen – eine aktuelle Bestandsaufnahme

Matthias Pierer, Ulf Wagner, Holm Häntzschel, Renate E. Gay und Steffen Gay

## 1.1 Einleitung

Entzündliche Erkrankungen der Gelenke zählen zu den häufigsten Erkrankungen, nahezu jeder zweite Mensch wird im Laufe seines Lebens davon betroffen. Die Gelenkerkrankung mit den gravierendsten Folgen für den Patienten ist die rheumatoide Arthritis (RA), die mit einer Prävalenz von etwa 1 % auch die häufigste der entzündlichen Gelenkerkrankungen darstellt. Nicht zuletzt aufgrund der Parallelität der destruktiven Mechanismen im fortgeschrittenen Krankheitsstadium zu anderen entzündlichen Gelenkerkrankungen, sollen die molekular- und zellbiologischen Fortschritte und die sich entwickelnden Konzepte für die Pathogenese der RA in diesem Kapitel erläutert werden.

Die mit großem Erfolg in die Therapie der RA eingeführten Antikörper, Rezeptorfusionsproteine oder Rezeptorantagonisten zur Blockade der Zytokine TNF-$\alpha$ und Interleukin-1 sind eindrucksvolle Beispiele für die Resultate der grundlagenorientierten rheumatologischen Forschung der letzten Jahre. Der klinische Erfolg dieser so genannten „Biologicals" belegt die wichtige Mediatorfunktion dieser Zytokine an zentraler Stelle der Kaskade der zur Entzündung führenden Vorgänge. Aber nur etwa jeder zweite mit einer dieser Therapien behandelte Patient kann mit erheblicher Besserung der Erkrankung und ein noch unbestimmter Anteil von Patienten mit einer Verzögerung oder einem Stillstand der Gelenkzerstörung rechnen. Dies macht deutlich, dass die Hemmung einzelner proinflammatorischer Zytokine nicht das gesamte pathologisch fehlregulierte synoviale Gewebe und damit die Gelenkzerstörung zum Erliegen bringen kann; zum anderen zeigt es die erhebliche Heterogenität unter den RA-Patienten. Damit wird auch die Theorie eines autonom funktionierenden Zytokinnetzwerkes unwahrscheinlich; vielmehr zeichnet sich ab, dass exogene und endogene Faktoren dieses System wesentlich mitbestimmen. Somit sind immer noch viele Fragen zu den einzelnen Prozessen der Erkrankung offen, und wir sind weit davon entfernt, ein alle Einzelbefunde integrierendes Gesamtkonzept entwickeln zu können.

Der Nachweis von Autoagglutininen oder Rheumafaktoren (die später als gegen Immunglobuline gerichtete Autoantikörper identifiziert wurden), die Entdeckung von Immunkomplexen in Gelenken und schließlich der polyklonalen B-Zellaktivierung haben in den 1970er Jahren die Vermutung genährt, dass B-Zellen die wichtigsten Effektoren bei der RA sind. Wenig später entdeckte Stastny für die RA einen Zusammenhang mit bestimmten HLA-Allelen. In den Jahren darauf wurde diese HLA-Assoziation auf solche Allele eingegrenzt, die das so genannte „shared epitope", eine bestimmte Aminosäuresequenz (QKRAA) auf der DR-$\beta$-Kette des HLA-Klasse-II-Moleküls, enthalten. Neben der pathologischen B-Zell-Antwort war die Position dieser Sequenz in der peptidbindenden Grube des HLA-Klasse-II-Moleküls für die meisten Forscher das gewichtigste Argument, die RA als Autoimmunerkrankung einzuordnen.

Einschränkend war allerdings bereits klar, dass ein Viertel der RA-Patienten kein „shared epitope" besitzt, während etwa 25 % der gesunden Menschen Träger sind. Die tatsächliche Funktion des „shared epitope" ist nach wie vor ungeklärt, obwohl Parallelen aus Tierversuchen eine Rolle in der Präsentation von bestimmten arthritogenen Antigenen nahelegen. So wird von transgenen Mäusen mit dem humanen HLA-DR4 das gleiche Kollagen-Typ-II-Peptid selektiv präsentiert wie von Mäusen mit dem MHC-Klasse-II-Allel I-Aq; letzteres ist aber eine Bedingung für die Anfälligkeit des betreffenden Mäusestammes für die kollageninduzierte Arthritis [Fugger et al., 1996].

Der relativ hohe Prozentsatz von CD4-T-Zellen in der entzündeten Synovialis und die geschilderte HLA-DR-Assoziation (HLA-DR-Moleküle sind die Liganden des T-Zell-Rezeptors auf CD4-T-Zellen) haben das Konzept der RA als einer essenziell T-Zell-vermittelten Autoimmunerkrankung entstehen lassen. Anschließende Therapiestudien mit verschiedenen anti-CD4-Antikörpern und weiteren T-Zell-gerichteten Therapien haben jedoch nur geringe Erfolge gezeigt, so dass in der Folge die Rolle dieser Zellen wie auch der gesamten adaptiven Immunantwort für den chronischen Erkrankungsprozess in Frage gestellt wurden.

Für eine Analyse des pathophysiologischen Prozesses der rheumatoiden Synovitis bietet sich eine hypothetische Stadieneinteilung in Initiation, Destruktion und Perpetuation an. Die Ergebnisse der letzten Jahre molekularbiologischer und zellbiologischer Forschung haben in erster Linie zu einem besseren Verständnis der letzten beiden Stufen des Krankheitsgeschehens geführt. Die Beteiligung verschiedener Immun- und Nichtimmunzellen, deren Kommunikation über Zytokine und Zellkontakte sowie die zur Knorpel- und Knochenzerstörung führenden Prozesse

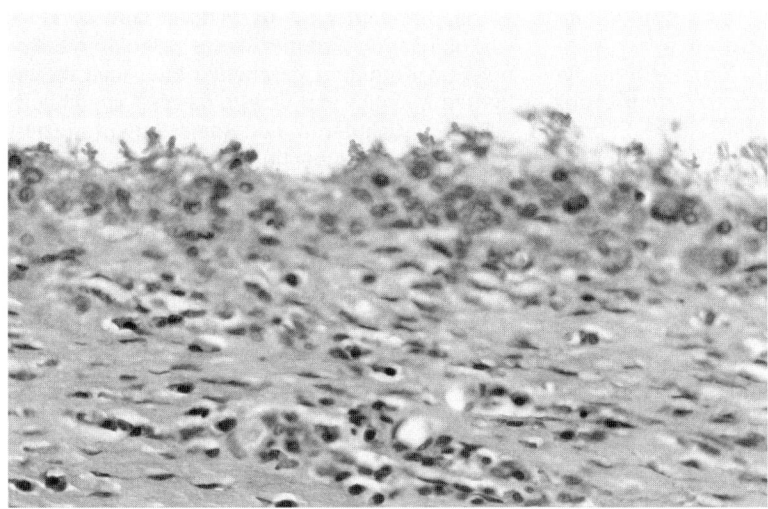

Abb. 1.**1** Entzündete Synovialmembran eines Patienten mit rheumatoider Arthritis (300fache Vergrößerung) mit typischer Vermehrung der Zellschichten des „Lining" und Anhäufung mononukleärer Zellen im „Sublining".

wurden in zahlreichen Arbeiten beschrieben, und mittlerweile befinden sich viele interessante therapeutische Ansätze in der präklinischen oder klinischen Prüfung. Über die eigentlichen auslösenden Mechanismen – die Ätiologie, die sich im komplexen Zusammenspiel genetischer und exogener Faktoren entwickelt – ist aber wenig definitiv bekannt. Die exogenen Faktoren liegen noch weithin im Verborgenen, weder Viren noch andere infektiöse Noxen konnten bestätigt werden, und auch die über den Einfluss des HLA-Systems hinausreichenden genetischen Faktoren wie Polymorphismen im TNF-$\alpha$-Gen oder Prolactingen sind widersprüchlich beschrieben.

Nachdem jahrzehntelang nach Fehlfunktionen einzelner zellulärer und molekularer Komponenten gesucht wurde, erkennt man zunehmend eine Erkrankung, die auf der Ebene der komplexen biologischen Organisation von angeborener und erworbener Immunantwort im Zusammenspiel mit gewebespezifischen Faktoren zur Manifestation gelangt. Die sich entwickelnden modernen Methoden zur Charakterisierung komplexer biologischer Systeme lassen die Hoffnung aufkommen, die Zusammenhänge in der Pathogenese der rheumatoiden Arthritis in den nächsten Jahren besser zu verstehen.

Im Zentrum der Pathologie der RA steht die entzündete Synovialis. Die synoviale Hyperplasie ist charakteristisch für die Erkrankung und wird für die Zerstörung des Gelenkes verantwortlich gemacht [Kobayashi et al., 1975; Harris et al., 1970]. Sie ist ein differenziertes Gewebe mit stadientypischen und regionaltypischen Charakteristika [Fassbender, 1983; Firestein, 1996; Müller-Ladner et al., 1997; Hamilton, 1983]. Auffällig und typisch ist die Verdickung der so genannten „lining layer", der innersten Schicht der Synovialis, von einer einzigen auf bis zu 10 Schichten – zusammengesetzt nicht mehr nur aus den vormals residenten Synovialiszellen, sondern auch vielen eingewanderten Zellen. Den Großteil stellen synoviale Makrophagen [Kelly et al., 1988; Burmester et al., 1997; Salisbury et al., 1987]. Ein kleinerer Teil der Zellen des „lining layer" zeigt für Fibroblasten typische Merkmale. Diese als synoviale Fibroblasten (SF) bezeichneten Zellen sind hauptsächlich durch die Abwesenheit der makrophagenspezifischen Marker CD68, CD11 b, CD14 und CD33, durch geringe Mengen von MHC-Klasse-II-Molekülen sowie die Expression von Prolyl-4-Hydroxylase, einem Enzym des Kollagenstoffwechsels, gekennzeichnet [Firestein, 1998; Hoyhtya et al., 1984]. Einige dieser Zellen weisen Merkmale auf, die auf eine Aktivierung hindeuten, man spricht von transformiert erscheinenden oder auch aktivierten SF [Firestein, 1996; Gay et al., 1993].

Auch in den tieferen Schichten, als „Sublining" bezeichnet, finden sich erhebliche Veränderungen des vorher lediglich aus lockerem Bindegewebe bestehenden Areals. Weniger einheitlich als im „lining layer" sind Infiltrationen von mononukleären Zellen, in erster Linie T-Zellen, Makrophagen, B-Zellen und Plasmazellen anzutreffen [Ziff, 1989] (Abb. 1.**1**).

In etwa einem Fünftel aller Biopsieproben findet man sekundäre Aggregate des lymphatischen Gewebes, die in ihrer follikelähnlichen Organisationsform an Lymphknoten mit Keimzentren erinnern [Wagner et al., 1998 b]. Der größte Teil innerhalb der CD4-T-Zell-Population weist allerdings im Gegensatz zu den Keimzentren der Lymphknoten Merkmale einer Differenzierung als Memory-Zellen mit CD29/CD45RO–Expression auf [Ezawa et al., 1997; Matsuoka et al., 1991]. Das Verhältnis der CD4-positiven zu CD8-positiven T-Zellen schwankt innerhalb des „Sublining" von 4:1 bis 14:1 [Meijer et al., 1982; Young et al., 1984]. Dieses Verhältnis ist weit höher als im peripheren Blut und auch in der Synovialflüssigkeit [Firestein, 1998].

Auch CD19-positive B-Lymphozyten, oftmals in Clustern angehäuft, finden sich in dieser Zone der entzündeten Synovialis. Nicht wenige dieser B-Zellen zeigen eine Ausdifferenzierung zu Plasmazellen und wurden als Rheumafaktorproduzenten identifiziert [Mellbye et al., 1990]. Durch die Produktion dieser und anderer Autoantikörper scheinen sie an der lokalen Entzündung beteiligt zu sein. Durch die chronische Entzündung werden offenbar viele Antigene freigesetzt, die keine negative Selektion im Thymus induzieren konnten, da sie als Gelenkantigene nicht exprimiert wurden; gegenüber diesen Antigenen scheinen sekundäre Antikörper gebildet zu werden, die insbesondere für die Perpetuation des Krankheitsgeschehens wichtig sein könnten [Berek et al., 1997; De Clerck, 1995; Youinou et al., 1984].

Die Vaskularisation der entzündeten Synovialmembran unterscheidet sich in zweierlei Hinsicht deutlich von der einer gesunden. Zum einen bilden sich schon frühzeitig im Krankheitsverlauf Venolen mit hohem Endothel; diese Gefäße begünstigen in besonderem Maße die Auswanderung von Lymphozyten [Girard und Springer, 1995]. Zum anderen ist dieses Gewebe durch eine verstärkte Angiogenese gekennzeichnet. Obgleich diese Veränderungen als unspezifisch und lediglich als Entzündungsfolge angesehen werden könnten, sprechen Untersuchungsergebnisse der letzten Jahre eher dafür, dass diese Vorgänge die Hyperplasie der Synovialmembran erst ermöglichen [Koch, 1998]. In einer kürzlich veröffentlichten Studie wurde am Tiermodell der kollageninduzierten Arthritis über gute Erfolge mit einer gezielten antiangiogenetischen Behandlung berichtet. Durch Kopplung eines proapoptotischen dimeren Heptapeptids an ein RGD-enthaltendes Peptid, das in entzündeten Geweben endoluminal aufreguliertes Integrin αVβ2 erkennt, konnten Hyperplasie und Entzündungsaktivität günstig beeinflusst werden [Gerlag et al.,

2001]. Dies deutet auf die wichtige Rolle der Neovaskularisation und mithin des vaskulären Endothels im Krankheitsgeschehen hin. Auch die erhöhten Mengen von CD146, das fast ausschließlich von vaskulären Endothelzellen produziert wird, in der Synovialflüssigkeit von Patienten mit früher RA stützt diese Vermutung [Neidhart et al., 1999].

Die Ausbildung eines lokal invasiven Gewebes, des so genannten Pannus, ist ebenfalls eine charakteristische Eigenschaft der RA. Dieses Gewebe, das unmittelbar im Bereich der Erosionszonen und der Knorpelregion zu finden ist, scheint wesentlich für die Zerstörung des Gelenkknorpels und -knochens verantwortlich zu sein. „Pannus" unterscheidet sich histologisch von den beschriebenen anderen Regionen des Synoviums, zeigt Phasen der Progression, ist aber schlussendlich ein nicht wissenschaftlich fundierter Begriff. Wendet man molekulare Marker zur Charakterisierung dieser Zellen an, findet man die Aktivierung verschiedener Transkriptionsfaktoren und matrixzerstörender Enzyme, so dass man besser von einem aktivierten Synovium spricht.

Anfangs ist dieses Gewebe hauptsächlich aus mononukleären Zellen und Fibroblasten zusammengesetzt und produziert große Mengen Matrixmetalloproteinasen und Kathepsine, vor allem durch Zellen der „lining layers" [Shiozawa et al., 1983; Gravallese et al., 1991]. In späteren Stadien der Erkrankung wird das zunächst zellreiche Gewebe zunehmend fibrös umgewandelt, es besteht dann nur noch aus wenigen Blutgefäßen und viel Kollagen [Kobayashi und Ziff, 1975]. Woher die Zellen des aktivierten Synoviums stammen, ist noch nicht geklärt, doch scheinen sie mehrheitlich aus fibroblastenähnlichen Synoviozyten abgeleitet zu sein. Untersuchungen in vitro haben gezeigt, dass bei diesen Zellen die Proliferationshemmung durch Zell-Zell-Kontakte und Zell-Matrix-Kontakte gestört ist – ein typisches Merkmal transformierter Zellen [Lafyatis et al., 1989]. Diese Aspekte werden im Abschnitt über die molekularen Mechanismen der Gelenkdestruktion ausführlich besprochen.

## 1.2 Die wichtigsten Pathogenesemechanismen der RA

An der Pathogenese der RA sind einerseits eingewanderte Immunzellen wie T-Zellen, B-Zellen, Plasmazellen, Makrophagen, dendritische Zellen, neutrophile Granulozyten und Mastzellen, ande-

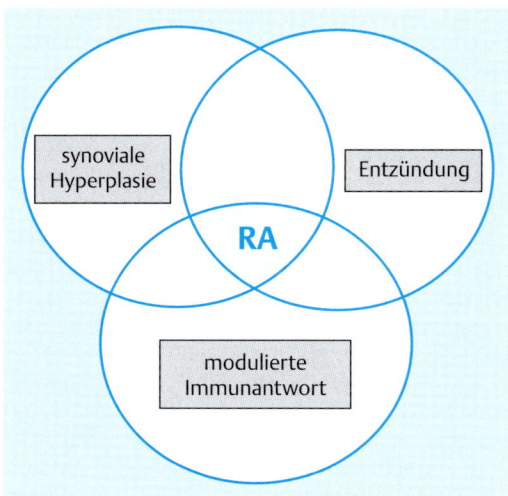

Abb. 1.**2** An der Pathogenese der Gelenkdestruktion der RA sind drei sich überlappende Hauptmechanismen beteiligt [Gay et al., 1993].

rerseits geweberesidente nichtimmunologische Zellen wie synoviale Fibroblasten, Chondrozyten, Osteoblasten und Osteoklasten beteiligt. Sie alle sind in der entzündeten Synovialis miteinander vergesellschaftet, beeinflussen sich also gegenseitig durch lösliche Mediatoren wie Zytokine und Chemokine, aber auch durch direkte, wesentlich schwieriger zu charakterisierende Zell-Zell-Kontaktmechanismen. Sie alle haben unterschiedlichen Anteil an den drei pathogenetischen Hauptmechanismen der RA (Abb. 1.**2**).

## Lymphoide Zellen in der Pathogenese der RA

### T-Zellen

Wie in der Einleitung angedeutet, existieren viele Hinweise auf eine aktive Beteiligung der T-Zellen an der Pathogenese der RA. T-Zellen stellen einen großen Teil des mononukleären Infiltrats im Sublining und können in diesem Areal follikelähnliche Zellstrukturen organisieren, ähnlich denen in Lymphknoten und Peyer'schen Plaques [Rooney et al., 1989]. Einen wichtigen Beitrag zum Verständnis der T-Zell-Funktion bei RA haben Studien des T-Zell-Rezeptor-(TCR-)Repertoires innerhalb der Synovialis und im peripheren Blut geleistet. Zwar fanden diese Untersuchungen bestimmte Rezeptorketten überrepräsentiert vor, doch die meisten Studien zeigen eher eine hete-

rogene Nutzung sämtlicher Rezeptorketten – wenngleich klonal expandiert – innerhalb der entzündeten Synovialis. Dies spricht am ehesten für eine Vielzahl diverser T-Zell-Antigene [Jenkins et al., 1993; Uematsu et al., 1991].

Weitere Untersuchungen der peripheren T-Zell-Homöostase zeigten ein eingeschränktes TCR-Repertoire, spezifische Veränderungen der Rezeptorselektion sowie klonale Expansionen, hauptsächlich im CD4-Zell-Kompartiment [Wagner et al., 1998 a]. Aus diesen Befunden wird eine der pathogenetischen Konzepte der RA abgeleitet: eine aberrante systemische Selektion (thymisch oder peripher) von T-Zellen, verbunden mit MHC-Klasse-II-vermittelter Aktivierung dieser Klonotypen im Gelenk, womit die Assoziation zu bestimmten HLA-Allelen erklärbar ist. Der Vermutung, dass es sich bei dieser Einengung des TCR-Repertoires um ein sekundäres Phänomen handelt, das durch Freisetzung von Antigenen während des chronischen Entzündungsprozesses entsteht, widerspricht die Tatsache, dass diese bereits im frühen Krankheitsstadium nachweisbar ist und in Längsschnittuntersuchungen relativ konstant blieb [Schmidt et al., 1996]. Die molekularen Ursachen einer synovialen Entzündung aus dieser Konstellation heraus sind jedoch wenig geklärt.

Trotz der zahlreichen Befunde, die für eine aktive Beteiligung der T-Zellen am Entzündungsprozess im Gelenk sprechen, legen andere Befunde nahe, dass T-Zellen nicht unmittelbar für die Synovialitis der RA-Patienten verantwortlich sind. So zeigten Untersuchungen der Zellkinetik synovialisinfiltrierender T-Zellen nur eine geringe Proliferationsrate [Nykanen et al., 1986]. Auch die Charakterisierung der CD45-Isoformen auf synovialen T-Zellen zeigt im Vergleich zum peripheren Blut eine Anreicherung von Memory-Zell-typischen Markern auf diesen T-Zellen [Kohem et al., 1996; Koch et al., 1990]. Dieser Phänotyp spricht eher für eine Rekrutierung präaktivierter und reifer T-Zellen als für eine In-situ-Aktivierung und -Ausreifung beispielsweise durch ein Spektrum gelenkspezifischer Antigene. Schließlich ist die Analyse der T-Zell-Zytokine im Gelenk zu erwähnen. Diese ergab nur geringe Mengen von IL-2 oder Interferon-γ, was einer T-Zell-vermittelten Entzündung widerspricht [Feldmann et al., 1996].

Somit bleibt zum gegenwärtigen Zeitpunkt ungeklärt, welche direkte Rolle T-Zellen für die Entzündung des Gelenkes spielen. Ihre Funktion sowohl im Rahmen der systemischen Initiation der RA als auch der Perpetuation der RA ist aber von klarer Bedeutung.

**B-Lymphozyten**

Mit der Etablierung eines Mausmodells der spontanen Polyarthritis durch Mathis und Benoist, das zahlreiche Parallelen zur menschlichen Erkrankung aufweist, haben B-Lymphozyten eine Renaissance in der Forschung erfahren. Dies gründet sich auf die Tatsache, dass bestimmte Aspekte der Erkrankung lediglich durch Serum bzw. eine Immunglobulinfraktion übertragbar sind und schließlich gezeigt werden konnte, dass ein Autoantikörper gegen ein ubiquitär vorkommendes Glykolyseenzym die aktive Komponente darstellt [Matsumoto et al., 1999]. Obwohl umstritten ist, inwiefern dieses Modell tatsächlich bestimmte Mechanismen der RA widerspiegelt, sind B-Lymphozyten für die Ausprägung der Erkrankung unabdingbar. Aber auch Befunde aus der entzündeten RA-Synovialis weisen auf eine Beteiligung von B-Lymphozyten hin.

Bei 10–30% der RA-Patienten werden in der Synovialis Keimzentren gefunden [Takemura et al., 2001], die B-Zellen mit V-Region-Genen beherbergen, die auf klonale Expansion und Affinitätsreifung durch somatische Hypermutationen hinweisen [Gause et al., 1997]. Weitere Untersuchungen zur V(D)J-Umlagerung der B-Zellen aus follikulären Regionen zeigten eine schrittweise Akkumulation von einzelnen somatischen Mutationen während der klonalen Expansion im Synovialgewebe. Dies weist eindeutig auf eine Keimzentrumsreaktion hin, die sonst nur in sekundärem lymphatischen Gewebe zu finden ist. Diese Befunde favorisieren die Vorstellung einer Einwanderung naiver B-Zellen in das entzündete Synovium mit nachfolgender lokaler antigenabhängiger Aktivierung [Kim et al., 1999].

Gegen welche Antigene richten sich die B-Zell-Rezeptoren dieser Zellen? Charakteristisch für die RA sind Rheumafaktoren, Autoantikörper gegen IgG, die bei der Mehrzahl der Patienten im Serum zu finden sind. B-Zellen mit dieser Spezifität konnten aus verschiedenen Kompartimenten wie Blut, Knochenmark, Synovialflüssigkeit und Synovialmembran isoliert werden [Burastero et al., 1990; Ezaki et al., 1991; Krenn et al., 1999]. Rheumafaktoren könnten unter anderem auch dafür verantwortlich sein, dass weitere B- und T-Zellen aktiviert werden. Von RF-tragenden B-Zellen wurde gezeigt, dass sie IgG-Antigen-Komplexe binden können und auf diesem Wege eine

Vielzahl verschiedener Antigene internalisieren [Roosnek und Lanzavecchia, 1991]. Prozessierung und Antigenpräsentation von Peptiden an T-Zellen könnten auf diese Weise zu T-Zell-Hilfe und weiterer Aktivierung von (auto-)antigenspezifischen B-Zellen führen.

Eine Reihe weiterer Autoantikörper mit teilweise deutlich höherer Spezifität für die RA – bei allerdings geringerer Sensitivität als Rheumafaktoren – sind in den letzten Jahren charakterisiert worden. Verschiedenste autoreaktive intrazytoplasmatische Antikörper gegen DNA, Thyreoglobulin [Randen et al., 1989], HLA-DR [Searles et al., 1988], heteronukleäres Ribonukleoprotein A2 oder RA33 [Hassfeld et al., 1989], Calpastin [Yamamoto et al., 1992], antinukleäre Antikörper und antineutrophile zytoplasmatische Antikörper (ANCA) [Mulder et al., 1993], Calreticulin [Routsias et al., 1993], Sa-Antigen [Despres et al., 1994], p205 [Hain et al., 1996], Filaggrin [Simon et al., 1993], Glucose-6-phosphat-Isomerase [Schaller et al., 2001], RASFp1-Heptapeptid [von Landenberg et al., 1999] und Endoplasmatisches-Retikulum-Chaperone-Protein (BiP) [Corrigall et al., 2001]. Für diese Antigene konnte neben den Autoantikörpern auch eine T-Zell-Reaktivität nachgewiesen werden. Da keines dieser Antigene eine gelenkspezifische Expression aufweist, ist ihr unmittelbarer Beitrag zur Pathogenese der Gelenkdestruktion unklar. Da diese Antigene darüber hinaus intrazellulär lokalisiert sind, bleibt die Frage offen, ob diese Antikörper in vivo tatsächlich zu ihrem Antigen vordringen können und welche Konsequenzen sich daraus ergeben. Für das ubiquitäre Antigen GPI – das Zielantigen im Tiermodell transgener K/RxN-Mäuse – konnte kürzlich gezeigt werden, dass es sich in Form von Immunkomplexen wie bei einer Arthus-Reaktion auf der Knorpeloberfläche wiederfindet und über den alternativen Aktivierungsweg der Komplementkaskade und weitere Mechanismen des angeborenen Immunsystems zur Gelenkpathologie führt [Ji et al., 2001].

## Nichtlymphoide Zellen in der Pathogenese der RA

### Monozyten/Makrophagen

Monozyten/Makrophagen kommen in der entzündeten Synovialis an zwei Orten vor: als Typ-A-Synoviozyten, Makrophagen des „lining layer" und als Makrophagen in den tieferen Schichten, vergesellschaftet mit T- und B-Zellen. Als Phagozyten, antigenpräsentierende Zellen und Zytokinproduzenten stehen diese Zellen an zentraler Stelle im pathophysiologischen Geschehen der RA [Burmester et al., 1997]. Ihre vielfältigen Funktionen, die einerseits dem angeborenen Immunsystem zuzuordnen sind, andererseits für eine adaptive Immunantwort unerlässlich sind, binden diese Zellen entscheidend in das pathogenetische Konzept der RA ein. Als Produzenten der Zytokine TNF-α und Interleukin-1 sind sie es auch, die durch entsprechende Pharmaka in ihrer Funktion blockiert werden, obgleich auch Fibroblasten und T-Zellen diese Zytokine synthetisieren [Burmester et al., 1997]. Beide Zytokine, mit bestimmten Vorteilen für TNF-α, stehen in der Kaskade der Entzündungsmediatoren oben und induzieren weitere Zytokine, Chemokine oder Prostaglandine, aber auch Metalloproteasen und Kathepsine. Darüber hinaus hat IL-1 auch negative Wirkungen auf die Integrität der Gelenke, es hemmt die Bildung von Proteoglykanen und induziert Matrixmetalloproteinasen (MMP) in Chondrozyten [van-de Loof et al., 1995].

Immunhistologische Untersuchungen zu Makrophagen konnten eine direkte Korrelation der Anzahl von Makrophagen mit der Gelenkdestruktion herstellen [Mulherin et al., 1996 b; Yanni et al., 1994]. Mit Fc-γ–Rezeptoren und Komplementrezeptoren stellen Makrophagen einen potenziellen Vermittler pathologischer Autoantikörper in der entzündeten Synovialis dar. Untersuchungen der verschiedenen Fc-Rezeptoren auf Monozyten haben ergeben, dass in erster Linie Fc-γ-Rezeptor-III zur Aktivierung führt [Abrahams et al., 2000], während Fc-γ–Rezeptor-II eine gegenregulatorische Funktion besitzt, wie in einer Studie mit Fc-γ-Rezeptor-II-Knock-out-Mäusen gezeigt wurde [Yuasa et al., 1999].

Die Ansammlung von Makrophagen, die ausschließlich als nicht mehr teilungsfähige Monozyten aus dem Blut einwandern, ist zum einen durch eine verstärkte Transmigration in den dazu prädestinierten Venolen mit hohem Endothel bedingt, zum anderen auch durch ein Überwiegen antiapoptotischer Mechanismen. Perlman u. Mitarb. wiesen kürzlich, ähnlich wie sie auch für synoviale RA-Fibroblasten beschrieben ist, eine bestimmte Apoptoseresistenz gegenüber anti-Fas-Antikörpern in synovialen Makrophagen nach, bedingt durch eine Aufregulation des Caspaseinhibitors Flip [Perlman et al., 2001]. Schließlich wurde gezeigt, dass synoviale RA-Fibroblasten Faktoren produzieren, welche Makrophagen anlocken können [Petrow et al., 2000].

**Synoviale Fibroblasten**

Die ersten Beobachtungen, die den mesenchymalen Fibroblasten des Synoviums, genannt synoviale Fibroblasten (SF), eine Schlüsselfunktion in der Pathogenese der RA zuweisen, gehen zurück auf die späten siebziger Jahre. Damals fanden Fassbender u. Mitarb. deutliche morphologische Unterschiede dieser Zellen in RA-Bioptaten im Vergleich zur Arthrose [Fassbender, 1983]. In den letzten Jahren wurden große Anstrengungen unternommen, diese von Fassbender als „transformiert" bezeichneten Fibroblasten funktionell und auf molekularer Ebene zu charakterisieren.

Zwei Tiermodelle zur Erforschung dieser Zellen sind besonders herauszustellen – das der MRL-lpr/lpr-Maus und das SCID-Mausmodell der RA. MRL-lpr/lpr-Mäuse entwickeln neben anderen Autoimmunphänomenen eine rheumafaktorpositive erosive Arthritis, die in vielen Merkmalen Ähnlichkeiten zur RA aufweist [O'Sullivan et al., 1985]. An diesem Modell konnte gezeigt werden, dass die initiale Gelenkzerstörung durch aktivierte synoviale Zellen vermittelt wird [Tanaka et al., 1988]. Die Knorpel- und Knochenzerstörung in diesem Modell war nur in Regionen anzutreffen, in denen sich Synoviozyten unmittelbar an diese Strukturen angeheftet hatten.

Trabandt u. Mitarb. wiesen im gleichen Modell die konstitutive Expression von MMP-1 (Matrixmetalloproteinase-1, auch Kollagenase genannt) in Synoviozyten nach. Immunhistochemisch fand sich dieses abbauende Enzym vor allem in proliferierenden Zellen des synovialen Lining und in Chondrozyten [Trabandt et al., 1992 b]. Diese Zellen zeigten in vitro den interessanten Befund einer erhöhten Konzentration der RNA für das Protoonkogen c-fos. In diesem Modell wurde außerdem beobachtet, dass Entzündungszellen erst nach Beginn des Knorpelabbaus in die Synovialis einwandern und den Knorpelabbau anschließend verstärken. Auch eine Antikörperreaktivität im Sinne einer Autoimmunität gegen Kollagen Typ II entwickelte sich erst in der Folge der Knorpeldestruktion. Diese Befunde widersprechen damit dem Paradigma des Primats entzündlicher Prozesse bei der Gelenkzerstörung bei RA [Kraan et al., 1998].

In den letzten Jahren hat das Koimplantationsmodell der SCID-Maus als Modell der Knorpeldestruktion durch humane synoviale Fibroblasten verstärkt Anwendung gefunden. Basierend auf den Ergebnissen von Mosier u. Mitarb., die zum ersten Mal zeigen konnten, dass ein funktionsfähiges menschliches Immunsystem in SCID-Mäuse implantiert werden kann, verwendeten Rendt u. Mitarb. diese Mäuse erstmals zur Implantation von humaner RA-Synovialis unter die Nierenkapsel dieser Tiere [Mosier et al., 1988; Rendt et al., 1993]. Dieses Modell, das ursprünglich zur Untersuchung koinfundierter T-Zellen geplant war, zeigte ein allmähliches Verschwinden der humanen T-Zellen, während die Synoviozyten überlebten und außerdem ihren Phänotyp und ihre funktionellen Eigenschaften bewahren konnten.

Daraus wurde von Geiler u. Mitarb. das Koimplantationsmodell der SCID-Maus entwickelt, das neue Aspekte für die Untersuchung molekularer Mechanismen der rheumatoiden Gelenkdestruktion ermöglicht [Geiler et al., 1994]. Anfangs wurde RA-Synovialis gemeinsam mit normalem menschlichem Knorpel unter die Nierenkapsel der SCID-Mäuse koimplantiert. Das implantierte Synovialgewebe wurde für die Dauer von maximal 200 Tagen untersucht und zeigte das gleiche invasive Verhalten wie in den humanen Gelenken. Die Beobachtung, dass die Zellen an der Invasionsfront hauptsächlich Fibroblasten entsprachen, hat uns dazu veranlasst, anschließend in diesem Modell isolierte RA-Fibroblasten gemeinsam mit Knorpel zu untersuchen. Das Ergebnis war, dass der Knorpel ähnlich wie intaktes RA-Synovialgewebe infiltriert und arrodiert wurde.

Der Vergleich dieser aktivierten Fibroblasten mit Fibroblasten von Arthrosepatienten, die in diesem Modell keine invasiven Eigenschaften zeigten, weist auf einen aggressiven Phänotyp dieser Zellen bei der RA hin. Dieser scheint entsprechend Fassbenders früherer Beobachtung dem transformierten Phänotyp zu entsprechen [Müller-Ladner et al., 1996]. Eine entscheidende Eigenschaft der RA-Fibroblasten, die aktiv in den Knorpel eindrangen, war die Expression knorpelabbauender Proteasen. Dagegen wurden diese Proteasen in Fibroblasten aus gesunder Haut oder Gelenken von Arthrosepatienten nur gering oder gar nicht exprimiert.

Klinische Beobachtungen und Studien der letzten Jahre lassen eine partielle Dissoziation von Gelenkentzündung und -destruktion möglich erscheinen, wenngleich die Datenlage dazu uneinheitlich ist. In diesem Kontext sind Beobachtungen an RA-Patienten mit HIV-Infektion zu erwähnen, bei denen es nach der Infektion zu einer drastischen Besserung der klinischen Entzündungsparameter kam, die Gelenkzerstörung

davon unbeeinflusst aber weiterging [Müller-Ladner et al., 1995 a]. Eine Untersuchung von Mulherin u. Mitarb. beschrieb das gleiche Phänomen an 40 Patienten, bei denen trotz signifikant rückläufiger klinischer und laborchemischer Entzündungsparameter die erosive Gelenkzerstörung weiter fortschritt [Mulherin et al., 1996 a].

Die Wirkungsweise der synovialen Fibroblasten bei der RA als wichtige Zellen für die Knorpel- und Knochenzerstörung beruht im Wesentlichen auf einer zytokinunabhängigen Aktivierung, einer gestörten Apoptose und der Produktion von matrixabbauenden Enzymen (Abb. 1.3). Die unmittelbaren Ursachen dieses aberranten Verhaltens sind derzeit nicht genau bekannt. Protoonkogene und hochregulierte Transkriptionsfaktoren wurden in diesem Kontext beschrieben und weisen auf einen transformiert erscheinenden Phänotyp hin (Übersicht bei Müller-Ladner et al., 1995 b).

Eine Reihe von Protoonkogenen wie ras, raf, sis, myb und myc sind in RA-Geweben hochreguliert gefunden worden, vor allem in Fibroblasten, die dem Knorpel oder Knochen anhafteten. Ergebnisse der jüngsten Zeit deuten darauf hin, dass einige dieser Protoonkogene direkt an der Aufregulation von MMPs beteiligt sind; das gilt insbesondere für MMP-2 und MMP-9, die über das ras-Protoonkogen durch Wachstumshormone reguliert werden [Gum et al., 1997; Korzus et al., 1997]. Zwar ist die Ursache der Protoonkogen-Expression noch unklar, doch scheint sie über bestimmte Signalkaskaden u.a. in eine MMP-Expression einzumünden und dadurch eine wichtige Rolle bei der RA zu spielen.

Der Transkriptionsfaktor AP-1, bestehend aus den Elementen c-fos und c-jun, ist in besonderem Maße für die Produktion von Matrixmetalloproteinasen und damit der Gelenkzerstörung bei der RA verantwortlich. c-fos, das in der Synovialis von RA-Patienten überexprimiert ist [Trabandt et al., 1992 a; Dooley et al., 1996], hat beispielsweise eine Reihe von Bindungsstellen in der Promotorregion bestimmter MMP-Gene. Die Aktivität von AP-1, die anhand der Bindung an die entsprechende DNA-Sequenz gemessen werden kann, war hauptsächlich in adhärenten Zellen nachzuweisen und korrelierte mit der klinischen Krankheitsaktivität; allerdings waren die AP-1-Bindungsstellen in den Promotorregionen der MMP-Gene nicht die einzigen „enhancing regions" [Asahara et al., 1997; Benbow und Brinckerhoff, 1997]. NFκB, der „Entzündungstranskriptionsfaktor" schlechthin, ist in synovialen Fibro-

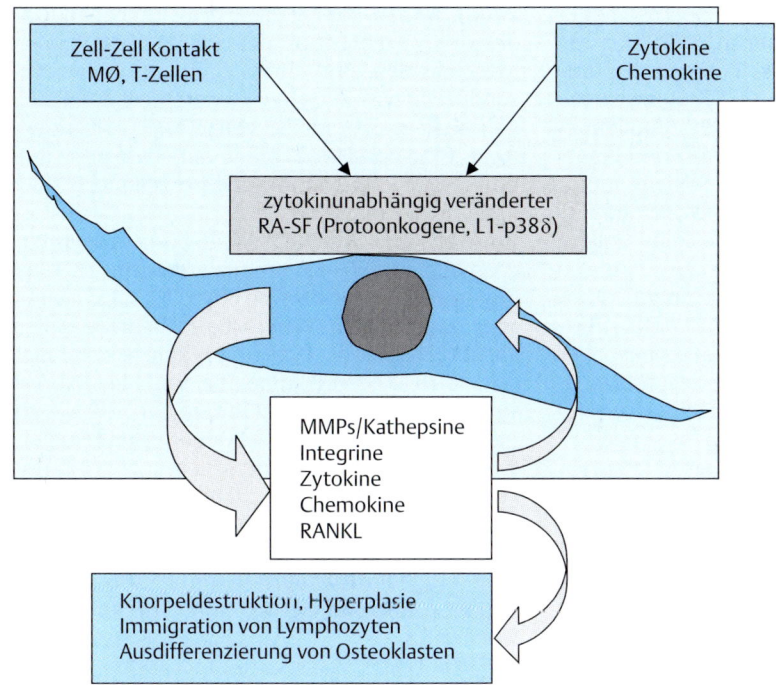

Abb. 1.3 Pathologische Funktionen der synovialen Fibroblasten bei RA.

blasten der RA ebenfalls stark aktiviert [Miagkov et al., 1998]. Als Ziel proinflammatorischer Zytokine führt seine Aktivierung wiederum zur Synthese proinflammatorischer Zytokine, aber auch von Adhäsionsmolekülen und MMP [Vincenti et al., 1998]. Eine kürzlich publizierte Studie zeigte eine deutliche Hemmung der Entzündung durch den Gentransfer von IκBβ, einem natürlichen Inhibitor von NFκB [Makarov et al., 1997]. Welchen Anteil NFκB an der Gelenkdestruktion hat, ist momentan noch nicht endgültig geklärt.

Der Transkriptionsfaktor Wnt-5 A und sein Ligand Frizzled 5 (Fz5), die an der Ausdifferenzierung von Vorläuferzellen der Knochenmarkstammzellen beteiligt sind, wurden aufgrund ihrer starken Expression ebenfalls als mögliche Ursache des aktivierten Phänotyps der synovialen Fibroblasten untersucht. Nach Blockierung mittels Antisense-RNA oder in doppelt-negativen Mutanten zeigte sich eine deutlich verringerte Bildung von IL-6 und IL-15 – Zytokine, mit denen Fibroblasten zum synovialen Entzündungsgeschehen beitragen [Sen et al., 2001].

In diesem Zusammenhang sind auch die Tumorsuppressorgene zu erwähnen, denen in den letzten Jahren als mögliche Ursache des aktivierten Phänotyps der synovialen RA-Fibroblasten viel Aufmerksamkeit gewidmet wurde. So wurde gezeigt, dass der Tumorsuppressor PTEN insbesondere im synovialen „lining layer" im Gegensatz zu gesunder Synovialis kaum exprimiert ist [Pap et al., 1998]. Auch in kultivierten synovialen RA-Fibroblasten exprimierten nur 40% PTEN, und im Koimplantationsmodell der SCID-Maus fehlte insbesondere den aggressiv in den Knorpel einwachsenden Zellen PTEN. 1997 entdeckten Firestein u. Mitarb. in den Fibroblasten ihrer RA-Patienten somatische Mutationen des Tumorsuppressorgens p53, wie sie in ähnlicher Weise in verschiedenen Tumoren auftreten [Firestein et al., 1997]. Diese Ergebnisse konnten jedoch in anderen Ländern nicht beobachtet werden [Kullmann et al., 1999].

Ein weiteres Phänomen der synovialen RA-Fibroblasten, das in engem Zusammenhang mit den vorstehend besprochenen Genen und Molekülen steht, ist eine gestörte Apoptose. Diese Störung trägt bei nicht erhöhter Proliferationsrate (etwa 1–5%) der Fibroblasten zu der pathognomonischen Hyperplasie der Synovialis bei. Die derzeitige Vorstellung von der Entstehung der Synovialishyperplasie geht im Wesentlichen von einer Apoptosestörung aus [Nakajima et al., 1995]. Neben Hinweisen auf eine gestörte Sensibilität der Zellen gegenüber der Apoptoseinduktion mittels FasL [Nakajima et al., 1995] konnte kürzlich gezeigt werden, dass das antiapoptotische Molekül Sentrin im RA-Synovialgewebe stark exprimiert ist [Franz et al., 1998 a] und möglicherweise für die Apoptoseresistenz mitverantwortlich ist. Die Produktion von Sentrin, die in vitro bis zu 30fach höher lag als in Kontrollfibroblasten von Arthrosepatienten, war inbesondere in den Zellen des „lining layer" anzutreffen; die Zellen im Sublining exprimierten wenig bis kein Sentrin. Auch bcl-2, das ähnlich wie Sentrin antiapoptotisch wirksam ist, konnte ebenfalls, aber weniger ausgeprägt in synovialen Fibroblasten des „lining layer" gefunden werden [Matsumoto et al., 1996].

In ihrer Gesamtheit belegen diese Daten ein Überwiegen der antiapoptotischen gegenüber den proapoptotischen Signalwegen, insbesondere in den Synoviozyten des „lining layer". Dieses Ungleichgewicht könnte von großer Bedeutung für die verlängerte Lebensdauer aktivierter und destruktiver Fibroblasten sein und damit erheblich zur Gelenkzerstörung beitragen.

Eine weitere, spannende Hypothese des Ursprungs des aggressiven Verhaltens der RA-SF geht von einer autonomen Aktivierung dieser Zellen infolge des Wirkens endogener retroviraler Gensequenzen mit der Folge der Aktivierung weiterer spezifischer Gene aus. Die elektronenmikroskopische Darstellung von Typ-C-retroviralen Partikeln in der Synovialflüssigkeit von RA-Patienten unterstützte erstmals dieses Konzept [Stransky et al., 1993]. Die weitere Suche nach endogener retroviraler RNA in der Synovialflüssigkeit von RA-Patienten erbrachte eine größere Zahl solcher Sequenzen. Auch bei Gesunden findet man diese Sequenzen, doch ist das Expressionsmuster typisch bei RA.

Die Entdeckung des sog. Retrotransposons L1 in RA-SF, einem im gesamten Genom verstreuten Rest eines ehemaligen Retrovirus, dem wie allen endogenen retroviralen Sequenzen der kodierende Abschnitt für das Hüllprotein fehlt, hat zu einer Reihe weiterer interessanter Erkenntnisse geführt. Humane L1-Elemente kodieren für ein ca. 40 kDa großes Protein (ORF1/p40), das überraschend in Regionen der Gelenkdestruktion nachzuweisen war. Untersuchungen L1-p40/ORF1-transfizierter RA-SF ergaben eine Induktion der stressaktivierten Proteinkinase p38 delta (SAPK2delta), die immunhistologisch ebenfalls in den aggressiv in Gelenkstrukturen vordringenden RA-SF nachweisbar ist [Neidhardt et al.,

2000]. Neben vorangehend beschriebenen, das destruktive Potenzial der RA-SF betreffenden Mechanismen, sind diese Zellen auch als Produzenten von lymphozytenaktivierenden Zytokinen von Bedeutung. IL-15, von RA-SF exprimiert, lockt CD4-positive T-Zellen an, induziert ihre Proliferation und inhibiert ihre Apoptose [McInnes et al., 1996].

Im gleichen Kontext ist IL-16 zu erwähnen, das ebenfalls von RA-SF produziert wird, als Chemoattractant für CD4-positive T–Zellen wirkt, aber gegenläufige Wirkungen auf diese Zellen ausübt [Franz et al., 1998 b]. So induziert es einerseits MHC-Klasse-II-Moleküle und die Expression des IL-2-Rezeptors [Center et al., 1996] – als Aktivierungsmarker beschriebene Proteine –, wirkt aber gleichzeitig anergisierend auf T-Zellen [Theodore et al., 1996], ein Funktionszustand, der bei T-Zellen im Gelenk beobachtet wird. RA-SF sind damit auch maßgeblich beteiligt an der primär antigenunabhängigen Immigration, Akkumulation und Aktivierung von T-Zellen im Gelenk bei RA.

### Osteoklasten

In den erodierten Zonen des Knochens, direkt an der Grenze des aggressiven Synovialgewebes zum noch intakten Knochen, sind zumeist synoviale Fibroblasten, mehrkernige Osteoklasten oder beide Zelltypen anzutreffen. Aufgeklärt ist die Rolle der Osteoklasten: sie sind diejenigen Zellen, die den Knochen unmittelbar abbauen [Gravallese et al., 1998]; ohne ihre Hilfe würde der Knochen wahrscheinlich nicht angegriffen werden, wie jüngste Daten aus Tiermodellen belegen [Pettit et al., 2001].

Die Reifung und Aktivierung der Osteoklasten bedarf jedoch der Hilfe anderer Zellen. Im Tiermodell waren entweder T-Zellen oder synoviale RA-Fibroblasten erforderlich, die über die Expression des Rezeptor-Aktivators des NFκB-Liganden (RANKL) die Ausreifung dieser Zellen erst ermöglichten [Lacey et al., 1998]. Die Osteoklasten stammen von myelomonozytären Vorläuferzellen ab, die wahrscheinlich mesenchymalen Stammzellen nahe stehen [Mbalaviele et al., 1999]. Aber auch im peripheren Blut sind Vorläuferzellen enthalten, die sich nach etwa 3 Wochen Kultivierung in vitro zu Osteoklasten entwickeln [Zvaifler et al., 2000].

Im RA-Gewebe sind Osteoklasten auch fern der Erosionszonen zu finden, oft gemeinsam mit Makrophagen und Zellen, die bestimmte Rezeptoren für so genannte „bone morphogenic proteins" tragen [Marinova-Mutafchieva et al., 2000]. In neueren Untersuchungen konnte aber belegt werden, dass RA-SF zur Osteoklastendifferenzierung beitragen. So wurde in vitro nachgewiesen, dass RA-SF proportional zu ihrer Synthese von RANKL (ODF) periphere mononukleäre Blutzellen zu TRAP-positiven multinukleären Zellen differenzieren [Shigeyama et al., 2000; Gravallese et al., 2000].

## 1.2 Zusammenfassung

Trotz der zahlreichen Befunde, die einzelne Mechanismen der RA gut beschreiben und erklären, fehlt nach wie vor die Antwort auf die Frage nach dem Auslöser der Erkrankung. Ob ein autoimmunologischer Prozess oder eine Aktivierung unspezifischer Entzündungsmechanismen ganz am Beginn der Erkrankung stehen, ist lediglich Gegenstand von Spekulationen. Klarer wird das Bild in dem sich anschließenden, durch massive Entzündung charakterisierten Stadium. Hier sind Makrophagen, T- und B-Zellen und synoviale Fibroblasten die wichtigsten zellulären Mitspieler. In dieser Phase entsteht T- und B-Lymphozyten-Reaktivität gegen Neoantigene, die durch Abbau von Matrixkomponenten entstehen, oder auch unspezifisch durch ein chronisch stimulierendes entzündliches Milieu, wodurch der Entzündungsprozess verstärkt und möglicherweise chronifiziert wird.

Bereits in einer frühen Phase, in der die entzündliche Exsudation das klinische Bild dominiert, beginnt die Zerstörung der Gelenkstrukturen mit Knorpelabbau und Knochenerosionen. Der Knochenabbau ist unmittelbar vom Wirken ausgereifter Osteoklasten abhängig, die durch synoviale Fibroblasten oder T-Zellen zur Ausdifferenzierung gebracht werden. Knorpelabbau dagegen ist von der Synthese proteolytischer Enzyme abhängig, die vornehmlich von Fibroblasten und Granulozyten der Gelenkflüssigkeit freigesetzt werden. In den späteren Phasen der Erkrankung lässt sich vermehrt eine Dissoziation von entzündlichen Prozessen und dem weiteren Voranschreiten der Gelenkdestruktion beobachten, die in den früheren Phasen möglicherweise durch Zytokine wie TNF-$\alpha$ maskiert war. Verantwortlich dafür sind hauptsächlich synoviale RA-Fibroblasten, die einen aktivierten Phänotyp aufweisen. Dieser Status ist zum einen durch das entzündliche Milieu – in erster Linie Zytokine – bedingt, zum anderen sprechen viele Befunde für eine zytokinunabhängige Aktivierung, z.B. durch endogene retrovirale Sequenzen. Die heutigen therapeutischen Modalitäten beinhalten noch keine Möglichkeit einer gezielten Beeinflussung dieser Zellen.

Zukünftige Behandlungsformen, die entsprechende Komponenten dieses Netzwerkes blockieren, werden uns schlussendlich über deren Bedeutung aufklären und eine stadienadaptierte Behandlung ermöglichen.

## 1.3 Literatur

Abrahams VM, Cambridge G, Lydyard PM, Edwards JC. Induction of tumor necrosis factor alpha production by adhered human monocytes: a key role for Fcgamma receptor type IIIa in rheumatoid arthritis. Arthritis Rheum 2000; 43: 608–616

Asahara H, Fujisawa K, Kobata T, et al. Direct evidence of high DNA binding activity of transcription factor AP-1 in rheumatoid arthritis synovium. Arthritis Rheum 1997; 40: 912–918

Benbow U, Brinckerhoff CE. The AP-1 site and MMP gene regulation: what is all the fuss about? Matrix Biol 1997; 15: 519–526

Berek C, Kim HJ. B-cell activation and development within chronically inflamed synovium in rheumatoid and reactive arthritis. Semin Immunol 1997; 9: 261–268

Burastero SE, Cutolo M, Dessi V, Celada F. Monoreactive and polyreactive rheumatoid factors produced by in vitro Epstein-Barr virus-transformed peripheral blood and synovial B lymphocytes from rheumatoid arthritis patients. Scand J Immunol 1990; 32: 347–357

Burmester GR, Stuhlmuller B, Keyszer G, Kinne RW. Mononuclear phagocytes and rheumatoid synovitis. Mastermind or workhorse in arthritis? Arthritis Rheum 1997; 40: 5–18

Center DM, Kornfeld H, Cruikshank WW. Interleukin 16 and its function as a CD4 ligand. Immunol Today 1996; 17: 476–481

Corrigall VM, Bodman-Smith MD, Fife MS, et al. The human endoplasmic reticulum molecular chaperone BiP is an autoantigen for rheumatoid arthritis and prevents the induction of experimental arthritis. J Immunol 2001; 166: 1492–1498

De Clerck LS. B lymphocytes and humoral immune responses in rheumatoid arthritis. Clin Rheumatol 1995; 14 (Suppl 2): 14–18

Despres N, Boire G, Lopez-Longo FJ, Menard HA. The Sa system: a novel antigen-antibody system specific for rheumatoid arthritis. J Rheumatol 1994; 21: 1027–1033

Dooley S, Herlitzka I, Hanselmann R, et al. Constitutive expression of c-fos and c-jun, overexpression of ets-2, and reduced expression of metastasis suppressor gene nm23-H1 in rheumatoid arthritis. Ann Rheum Dis 1996; 55: 298–304

Ezaki I, Kanda H, Sakai K, et al. Restricted diversity of the variable region nucleotide sequences of the heavy and light chains of a human rheumatoid factor. Arthritis Rheum 1991; 34: 343–350

Ezawa K, Yamamura M, Matsui H, Ota Z, Makino H. Comparative analysis of CD45RA- and CD45RO-positive CD4 + T cells in peripheral blood, synovial fluid, and synovial tissue in patients with rheumatoid arthritis and osteoarthritis. Acta Med Okayama 1997; 51: 25–31

Fassbender HG. Histomorphological basis of articular cartilage destruction in rheumatoid arthritis. Coll Relat Res 1983; 3: 141–155

Feldmann M, Brennan FM, Maini RN. Role of cytokines in rheumatoid arthritis. Annu Rev Immunol 1996; 14: 397–440

Firestein GS. Invasive fibroblast-like synoviocytes in rheumatoid arthritis. Passive responders or transformed aggressors? Arthritis Rheum 1996; 39: 1781–1790

Firestein GS. Rheumatoid synovitis and pannus. In: Klippel JH, Dieppe PA (eds). Rheumatology. London: Mosby, 1998: 5.13.1–5.13.24

Firestein GS, Echeverri F, Yeo M, Zvaifler NJ, Green DR. Somatic mutations in the p53 tumor suppressor gene in rheumatoid arthritis synovium. Proc Natl Acad Sci USA 1997; 94: 10 895–10 900

Franz JK, Hummel KM, Aicher WK, et al. Invasive synovial fibroblasts express the novel anti-apoptotic molecule sentrin in the SCID mouse model of rheumatoid arthritis. Arthritis Rheum 1998 a; 41: S238

Franz JK, Kolb SA, Hummel KM, et al. Interleukin-16, produced by synovial fibroblasts, mediates chemoattraction for CD4 + T lymphocytes in rheumatoid arthritis. Eur J Immunol 1998 b; 28: 2661–2671

Fugger L, Rothbard JB, Sonderstrup-McDevitt G. Specificity of an HLA-DRB1*0401-restricted T cell response to type II collagen. Eur J Immunol 1996; 26: 928–933

Gause A, Gundlach K, Carbon G, et al. Analysis of VH gene rearrangements from synovial B cells of patients with rheumatoid arthritis reveals infiltration of the synovial membrane by memory B cells. Rheumatol Int 1997; 17: 145–150

Gay S, Gay RE, Koopman WJ. Molecular and cellular mechanisms of joint destruction in rheumatoid arthritis: two cellular mechanisms explain joint destruction? Ann Rheum Dis 1993; 52 (Suppl 1): S39–S47

Geiler T, Kriegsmann J, Keyszer GM, Gay RE, Gay S. A new model for rheumatoid arthritis generated by engraftment of rheumatoid synovial tissue and normal human cartilage into SCID mice. Arthritis Rheum 1994; 37: 1664–1671

Gerlag DM, Borges E, Tak PP, et al. Suppression of murine collagen-induced arthritis by targeted apoptosis of synovial neovasculature. Arthritis Res 2001; 3: 357–361

Girard JP, Springer TA. High endothelial venules (HEVs): specialized endothelium for lymphocyte migration. Immunol Today 1995; 16: 449–457

Gravallese EM, Darling JM, Ladd AL, Katz JN, Glimcher LH. In situ hybridization studies of stromelysin and collagenase messenger RNA expression in rheumatoid synovium. Arthritis Rheum 1991; 34: 1076–1084

Gravallese EM, Harada Y, Wang J-T, et al. Identification of cell types responsible for bone resorption in rheumatoid arthritis and juvenile rheumatoid arthritis. Am J Pathol 1998; 152: 943–951

Gravallese EM, Manning C, Tsay A, et al. Synovial tissue in rheumatoid arthritis is a source of osteoclast differentiation factor. Arthritis Rheum 2000; 43: 250–258

Gum R, Wang H, Lengyel E, Juarez J, Boyd D. Regulation of 92 kDa type IV collagenase expression by the jun aminoterminal kinase- and the extracellular signal-regulated kinase-dependent signaling cascades. Oncogene 1997; 14: 1481–1493

Hain NA, Stuhlmuller B, Hahn GR, et al. Biochemical characterization and microsequencing of a 205-kDa synovial protein stimulatory for T cells and reactive with rheumatoid factor containing sera. J Immunol 1996; 157: 1773–1780

Hamilton JA. Hypothesis: in vitro evidence for the invasive and tumor-like properties of the rheumatoid pannus. J Rheumatol 1983; 10: 845–851

Harris ED, DiBona DR, Krane SM. A mechanism for cartilage destruction in rheumatoid arthritis. Trans Assoc Am Physicians 1970; 83: 267–276

Hassfeld W, Steiner G, Hartmuth K, et al. Demonstration of a new antinuclear antibody (anti-RA33) that is highly specific for rheumatoid arthritis. Arthritis Rheum 1989; 32: 1515–1520

Hoyhtya M, Myllyla R, Piuva J, Kivirikko KI, Tryggvason K. Monoclonal antibodies to human prolyl 4-hydroxylase. Eur J Biochem 1984; 141: 472–482

Jenkins RN, Nikaein A, Zimmermann A, Meek K, Lipsky PE. T cell receptor V beta gene bias in rheumatoid arthritis. J Clin Invest 1993; 92: 2688–2701

Ji H, Ohmura K, Mahmood U, et al. Arthritis critically dependent on innate immune system players. Immunity 2002; 16: 157–168

Kelly PM, Bliss E, Morton JA, Burns J, McGee JO. Monoclonal antibody EBM/11: high cellular specificity for human macrophages. J Clin Pathol 1988; 41: 510–515

Kim HJ, Krenn V, Steinhauser G, Berek C. Plasma cell development in synovial germinal centers in patients with rheumatoid and reactive arthritis. J Immunol 1999; 162: 3053–3062

Kobayashi I, Ziff M. Electron microscopic studies of the cartilage-pannus junction in rheumatoid arthritis. Arthritis Rheum 1975; 18: 475–483

Koch AE. Review: angiogenesis: implications for rheumatoid arthritis. Arthritis Rheum 1998; 41: 951–962

Koch AE, Robinson PG, Radosevich JA, Pope RM. Distribution of CD45RA and CD45RO T-lymphocyte subsets in rheumatoid arthritis synovial tissue. J Clin Immunol 1990; 10: 192–199

Kohem CL, Brezinschek RI, Wisbey H, et al. Enrichment of differentiated CD45RBdim, CD27-memory T cells in the peripheral blood, synovial fluid, and synovial tissue of patients with rheumatoid arthritis. Arthritis Rheum 1996; 39: 844–854

Korzus E, Nagase H, Rydell R, Travis J. The mitogen-activated protein kinase and JAK-STAT signaling pathways are required for an oncostatin M-responsive element-mediated activation of matrix metalloproteinase 1 gene expression. J Biol Chem 1997; 272: 1188–1196

Kraan MC, Versendaal H, Jonker M, et al. Asymptomatic synovitis precedes clinically manifest arthritis. Arthritis Rheum 1998; 41: 1481–1488

Krenn V, Konig A, Hensel F, et al. Molecular analysis of rheumatoid factor (RF)-negative B cell hybridomas from rheumatoid synovial tissue: evidence for an antigen-induced stimulation with selection of high mutated IgVH and low mutated IgVL/lambda genes. Clin Exp Immunol 1999; 115: 168–175

Kullmann F, Judex M, Neudecker I, et al. Analysis of the p53 tumor suppressor gene in rheumatoid arthritis synovial fibroblasts. Arthritis Rheum 1999; 42: 1594–1600

Lacey DL, Timms E, Tan H-L, et al. Osteoprotegerin ligand is a cytokine that regulates osteoclast differentiation and activation. Cell 1998; 93: 165–176

Lafyatis R, Remmers EF, Roberts AB, et al. Anchorage-independent growth of synoviocytes from arthritic and normal joints: stimulation by exogenous platelet-derived growth factor and inhibition by transforming growth factor-beta and retinoids. J Clin Invest 1989; 83: 1267–1276

Rooney M, Whelan A, Feighery C, Bresnihan B. The immunohistologic features of synovitis, disease activity and in vitro IgM rheumatoid factor synthesis by blood mononuclear cells in rheumatoid arthritis. J Rheumatol 1989; 16: 459–467

Makarov SS, Johnston WN, Olsen JC, et al. NF-kappaB as a target for anti-inflammatory gene therapy: suppression of inflammatory responses in monocytic and stromal cells by stable gene transfer of I kappa B alpha cDNA. Gene Ther 1997; 4: 846–852

Marinova-Mutafchieva L, Taylor P, Funa K, Maini RN, Zvaifler NJ. Mesenchymal cells expressing bone morphogenetic protein receptors are present in the rheumatoid arthritis joint. Arthritis Rheum 2000; 43: 2046–2055

Matsumoto S, Müller-Ladner U, Gay RE, Nishioka K, Gay S. Ultrastructural demonstration of apoptosis, Fas and Bcl-2 expression of rheumatoid synovial fibroblasts. J Rheumatol 1996; 23: 1345–1352

Matsumoto I, Staub A, Benoist C, Mathis D. Arthritis provoked by linked T and B cell recognition of a glycolytic enzyme. Science 1999; 286: 1732–1735

Matsuoka N, Eguchi K, Kawakami A, et al. Phenotypic characteristics of T cells interacted with synovial cells. J Rheumatol 1991; 18: 1137–1142

Mbalaviele G, Jaiswal N, Meng A, et al. Human mesenchymal stem cells promote human osteoclast differentiation from CD34 + bone marrow hematopoietic progenitors. Endocrinology 1999; 140: 3736–3743

McInnes IB, al-Mughales J, Field M, et al. The role of interleukin-15 in T-cell migration and activation in rheumatoid arthritis. Nat Med 1996 2: 175–182

Meijer CJ, de Graaff-Reitsma CB, Lafeber GJ, Cats A. In situ localization of lymphocyte subsets in synovial membranes of patients with rheumatoid arthritis with monoclonal antibodies. J Rheumatol 1982; 9: 359–365

Mellbye OJ, Vartdal F, Pahle J, Mollnes TE. IgG and IgA subclass distribution of total immunoglobulin and rheumatoid factors in rheumatoid tissue plasma cells. Scand J Rheumatol 1990; 19: 333–340

Miagkov AV, Kovalenko DV, Brown CE, et al. NF-kappaB activation provides the potential link between inflammation and hyperplasia in the arthritic joint. Proc Natl Acad Sci USA 1998; 95: 13859–13864

Mosier DE, Gulizia RJ, Baird SM, Wilson DB. Transfer of a functional human immune system to mice with severe combined immunodeficiency. Nature 1988; 335: 256–259

Mulder AH, Horst G, van Leeuwen MA, Limburg PC, Kallenberg CG. Antineutrophil cytoplasmic antibodies in rheumatoid arthritis. Characterization and clinical correlations. Arthritis Rheum 1993; 36: 1054–1060

Mulherin D, Fitzgerald O, Bresnihan B. Clinical improvement and radiological deterioration in rheumatoid arthritis: evidence that the pathogenesis of synovial inflammation and articular erosion may differ. Br J Rheumatol 1996 a; 35: 1263–1268

Mulherin D, Fitzgerald O, Bresnihan B. Synovial tissue macrophage populations and articular damage in rheumatoid arthritis. Arthritis Rheum 1996 b; 39: 115–124

Müller-Ladner U, Kriegsmann J, Gay RE, et al. Progressive joint destruction in a human immunodeficiency virus-infected patient with rheumatoid arthritis. Arthritis Rheum 1995 a; 38: 1328–1332

Müller-Ladner U, Kriegsmann J, Gay RE, Gay S. Oncogenes in rheumatoid synovium. Rheum Dis Clin North Am 1995 b; 21: 675–690

Müller-Ladner U, Kriegsmann J, Franklin BN, et al. Synovial fibroblasts of patients with rheumatoid arthritis attach to and invade normal human cartilage when engrafted into SCID mice. Am J Pathol 1996; 149: 1607–1615

Müller-Ladner U, Gay RE, Gay S. Cellular pathways of joint destruction. Curr Opin Rheumatol 1997; 9: 213–220

Nakajima T, Aono H, Hasunuma T, et al. Apoptosis and functional Fas antigen in rheumatoid arthritis synoviocytes. Arthritis Rheum 1995; 38: 485–491

Neidhart M, Wehrli R, Brühlmann P, et al. Synovial fluid CD146 (MUC18), a marker for synovial membrane angiogenesis in rheumatoid arthritis. Arthritis Rheum 1999; 42: 622–630

Neidhart M, Rethage J, Kuchen S, et al. Retrotransposable L1 elements expressed in rheumatoid arthritis synovial tissue: association with genomic DNA hypomethylation and influence on gene expression. Arthritis Rheum 2000; 43: 2634–2647

Nykanen P, Bergroth V, Raunio P, Nordstrom D, Konttinen YT. Phenotypic characterization of 3 H-thymidine incorporating cells in rheumatoid arthritis synovial membrane. Rheumatol Int 1986; 6: 269–271

O'Sullivan FX, Fassbender HG, Gay S, Koopman WJ. Etiopathogenesis of the rheumatoid arthritis-like disease in MRL/l mice. I. The histomorphologic basis of joint destruction. Arthritis Rheum 1985; 28: 529–536

Pap T, Hummel KM, Franz JK, et al. Downregulation but no mutation of novel tumor suppressor PTEN in aggressively invading rheumatoid arthritis fibroblasts (RA-SF). Arthritis Rheum 1998; 41: S239

Perlman H, Pagliari LJ, Liu H, et al. Rheumatoid arthritis synovial macrophages express the Fas-associated death domain-like interleukin-1 beta-converting enzyme-inhibitory protein and are refractory to Fas-mediated apoptosis. Arthritis Rheum 2001; 44: 21–30

Petrow PK, Hummel KM, Schedel J, et al. Expression of osteopontin messenger RNA and protein in rheumatoid arthritis: effects of osteopontin on the release of collagenase 1 from articular chondrocytes and synovial fibroblasts. Arthritis Rheum 2000; 43: 1597–1605

Pettit AR, Ji H, von Stechow D, et al. TRANCE/RANKL knockout mice are protected from bone erosion in a serum transfer model of arthritis. Am J Pathol 2001; 159: 1689–1699

Randen I, Thompson KM, Natvig JB, Forre O, Waalen K. Human monoclonal rheumatoid factors derived from the polyclonal repertoire of rheumatoid synovial tissue: production and characterization. Clin Exp Immunol 1989; 78: 13–18

Rendt KE, Barry TS, Jones DM, et al. Engraftment of human synovium into severe combined immune deficient mice. Migration of human peripheral blood T cells to engrafted human synovium and to mouse lymph nodes. J Immunol 1993; 151: 7324–7336

Roosnek E, Lanzavecchia A. Efficient and selective presentation of antigen-antibody complexes by rheumatoid factor B cells. J Exp Med 1991; 173: 487–489

Routsias JG, Tzioufas AG, Sakarellos-Daitsiotis M, Sakarellos C, Moutsopoulos HM. Calreticulin synthetic peptide analogues: anti-peptide antibodies in autoimmune rheumatic diseases. Clin Exp Immunol 1993; 91: 437–441

Salisbury AK, Duke O, Poulter LW. Macrophage-like cells of the pannus area in rheumatoid arthritic joints. Scand J Rheumatol 1987; 16: 263–272

Schaller M, Burton DR, Ditzel HJ. Autoantibodies to GPI in rheumatoid arthritis: linkage between an animal model and human disease. Nat Immunol 2001; 2: 746–753

Schmidt D, Goronzy JJ, Weyand CM. CD4+ CD7– CD28– T cells are expanded in rheumatoid arthritis and are characterized by autoreactivity. J Clin Invest 1996; 97: 2027–2037

Searles RP, Savage SM, Brozek CM, Marnell LL, Hoffman CL. Network regulation in rheumatoid arthritis. Studies of DR+ T cells, anti-DR, antiidiotypic antibodies, and clinical disease activity. Arthritis Rheum 1988; 31: 834–843

Sen M, Chamorro M, Reifert J, Corr M, Carson DA. Blockade of Wnt-5 A/frizzled 5 signaling inhibits rheumatoid synoviocyte activation. Arthritis Rheum 2001; 44: 772–781

Shigeyama Y, Pap T, Kunzler P, et al. Expression of osteoclast differentiation factor in rheumatoid arthritis. Arthritis Rheum 2000; 43: 2523–2530

Shiozawa S, Shiozawa K, Fujita T. Morphologic observations in the early phase of the cartilage-pannus junction: light and electron microscopic studies of active cellular pannus. Arthritis Rheum 1983; 26: 472–478

Simon M, Girbal E, Sebbag M, et al. The cytokeratin filament-aggregating protein filaggrin is the target of the so-called "antikeratin antibodies", autoantibodies specific for rheumatoid arthritis. J Clin Invest 1993; 92: 1387–1393

Stransky G, Vernon J, Aicher WK, et al. Virus-like particles in synovial fluids from patients with rheumatoid arthritis. Br J Rheumatol 1993; 32: 1044–1048

Takemura S, Braun A, Crowson C, et al. Lymphoid neogenesis in rheumatoid synovitis. J Immunol 2001; 167: 1072–1080

Tanaka A, O'Sullivan FX, Koopman WJ, Gay S. Etiopathogenesis of rheumatoid arthritis-like disease in MRL/1 mice: II. Ultrastructural basis of joint destruction. J Rheumatol 1988; 15: 10–16

Theodore AC, Center DM, Nicoll J, et al. CD4 ligand IL-16 inhibits the mixed lymphocyte reaction. J Immunol 1996; 157: 1958–1964

Trabandt A, Aicher WK, Gay RE, et al. Spontaneous expression of immediately-early response genes c-fos and egr-1 in collagenase-producing rheumatoid synovial fibroblasts. Rheumatol Int 1992 a; 12: 53–59

Trabandt A, Gay RE, Birkedal Hansen H, Gay S. Expression of collagenase and potential transcriptional factors in the MRL/l mouse arthropathy. Semin Arthritis Rheum 1992 b; 21: 246–251

Uematsu Y, Wege H, Straus A, et al. The T-cell-receptor repertoire in the synovial fluid of a patient with rheumatoid arthritis is polyclonal. Proc Natl Acad Sci USA 1991; 88: 8534–8538

van-de Loof FA, Joosten LA, van Lent P, Arntz OJ, van-den Berg BW. Role of interleukin-1, tumor necrosis factor alpha, and interleukin-6 in cartilage proteoglycan metabolism and destruction. Effect of in situ blocking in murine antigen- and zymosan-induced arthritis. Arthritis Rheum 1995; 38: 164–172

Vincenti MP, Coon CI, Brinckerhoff CE. Nuclear factor kappaB/p50 activates an element in the distal matrix metalloproteinase 1 promoter in interleukin-1 beta-stimulated synovial fibroblasts. Arthritis Rheum 1998; 41: 1987–1994

von Landenberg P, von Landenberg C, Grundl M, et al. A new antigenic epitope localized within human kappa light chains specific for rheumatoid arthritis and systemic lupus erythematosus. J Autoimmun 1999; 13: 83–87

Wagner UG, Koetz K, Weyand CM, Goronzy JJ. Perturbation of the T cell repertoire in rheumatoid arthritis. Proc Natl Acad Sci USA 1998 a; 95: 14 447–14 452

Wagner UG, Kurtin PJ, Wahner A, et al. The role of CD8 + CD40 L+ T cells in the formation of germinal centers in rheumatoid synovitis. J Immunol 1998 b; 161: 6390–6397

Yamamoto S, Shimizu K, Shimizu K, et al. Calcium-dependent cysteine proteinase (calpain) in human arthritic synovial joints. Arthritis Rheum 1992; 35: 1309–1317

Yanni G, Whelan A, Feighery C, Bresnihan B. Synovial tissue macrophages and joint erosion in rheumatoid arthritis. Ann Rheum Dis 1994; 53: 39–44

Youinou PY, Irving WL, Shipley M, Hayes J, Lydyard PM. Evidence for B cell activation in patients with active rheumatoid arthritis. Clin Exp Immunol 1984; 55: 91–98

Young CL, Adamson TC, Vaughan JH, Fox RI. Immunohistologic characterization of synovial membrane lymphocytes in rheumatoid arthritis. Arthritis Rheum 1984; 27: 32–39

Yuasa T, Kubo S, Yoshino T, et al. Deletion of fcgamma receptor IIB renders H-2(b) mice susceptible to collagen-induced arthritis. J Exp Med 1999; 189: 187–194

Ziff M. Pathways of mononuclear cell infiltration in rheumatoid synovitis. Rheumatol Int 1989; 9: 97–103

Zvaifler NJ, Marinova-Mutafchieva L, Adams G, et al. Mesenchymal precursor cells in the circulation of normal individuals. Arthritis Res 2000; 2: 477–488

# 2 Biochemie und Mediatoren der Entzündung

Stefan Laufer

## 2.1    Einleitung

Genauso vielschichtig wie das klinische Erscheinungsbild entzündlicher Erkrankungen sind die zugrunde liegenden biochemischen Mechanismen.

Abb. 2.1 skizziert ohne Anspruch auf Vollständigkeit wichtige Mechanismen, Enzyme, Mediatoren und therapeutische Angriffspunkte einiger Arzneistoffklassen.

Der obere Teil des Schemas umreißt die so genannte Arachidonsäurekaskade. Schlüsselenzym dieses pathobiochemischen Weges ist die zytosolische Phospholipose A$_2$, die Arachidonsäure aus den Membran-Phospholipiden freisetzt. Über den Cyclooxygenaseweg entstehen Prostaglandine, über den Lipoxygenaseweg Leukotriene, beides hochwirksame Mediatoren von Entzündungsvorgängen. Der untere Teil des Schemas repräsentiert immunologisch vermittelte Aspekte der Entzündung. Proinflammatorische Zytokine spielen hier eine wichtige Rolle. Diese aktivieren sekundär beispielsweise Adhäsionsmoleküle, die die Extravasation von Leukozyten initiieren, oder Matrixmetalloproteinasen, die extrazelluläre Matrix, z. B. den Gelenkknorpel, abbauen.

## 2.2    cPLA$_2$

Phospholipase A$_2$ (PLA$_2$) ist eine Superfamilie von Enzymen, die ubiquitär in nahezu allen Zellen vorkommen. Darüber hinaus wurden sie auch in Bakterien und Protozoen nachgewiesen.

PLA$_2$ ist das Schlüsselenzym der so genannten Arachidonsäurekaskade (Abb. 2.2). Es hydrolysiert die sn-2-Esterbindung von Membranphospholipiden, besonders Phosphatidylcholin und Phosphatidylethanolamin, unter Freisetzung äquimolarer Mengen an Lysophospholipid und freier Fettsäure, vornehmlich Arachidonsäure (abgekürzt mit AA nach der englischen Bezeichnung arachidonic acid). AA wird anschließend über verschiedene Enzymsysteme zu oxygenierten Metaboliten umgesetzt. Der Cyclooxygenaseweg mit den Isoenzymen COX-1 und -2 führt zu den Prostaglandinen, der Lipoxygenaseweg (5-

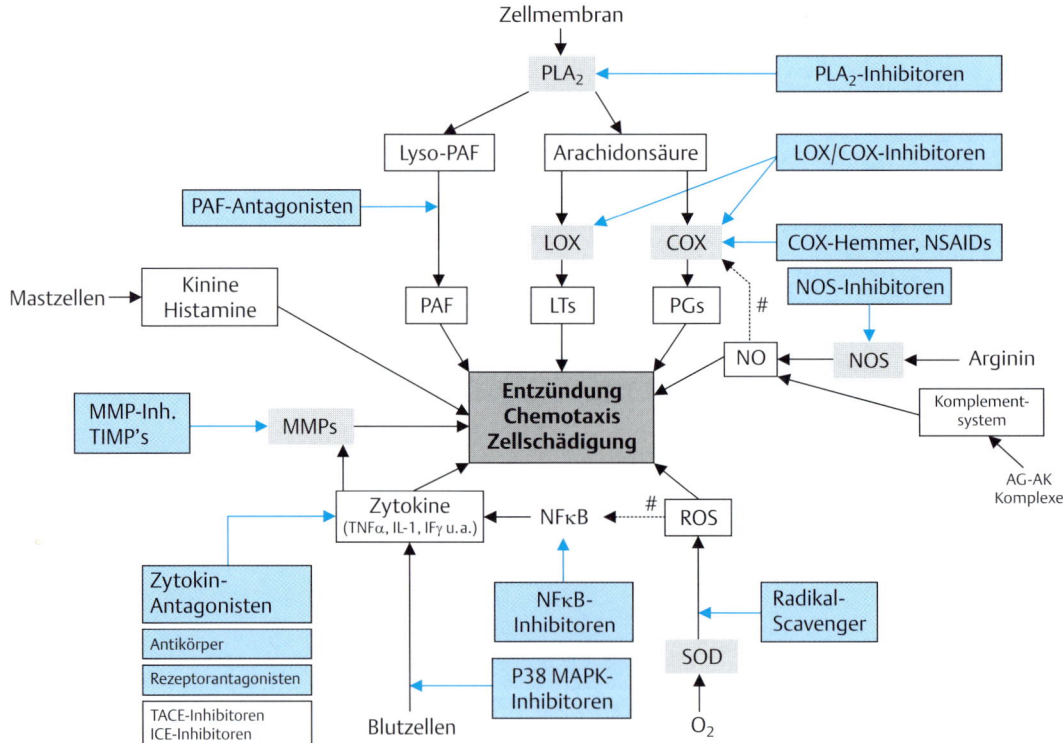

**Abb. 2.1**    Mögliche therapeutische Eingriffe in das Entzündungsgeschehen (die Wirkstoffe und ihre Angriffsorte sind blau markiert).

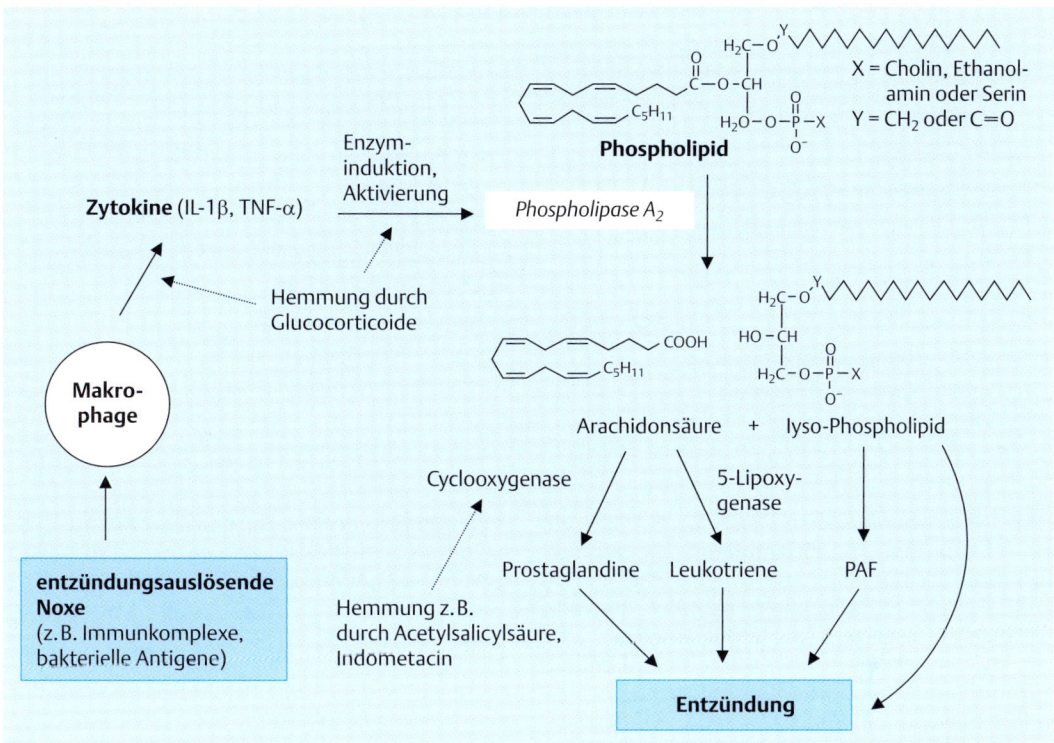

**Abb. 2.2**  Die zytosolische Phospholipase A$_2$ ist das Schlüsselenzym der Arachidonsäurekaskade.

LOX, 12-LOX, 15-LOX) zu den Leukotrienen. Als Überbegriff werden diese Metaboliten wegen ihrer C-20-Kette als Eicosanoide bezeichnet.

Bestimmte Lysophospholipide (1-O-alkylsubstituierte Cholin-Glycerophospholipide) können zum Platelet Activating Factor (PAF) umgesetzt werden. Da Prostaglandine, Leukotriene und PAF potente Entzündungsmediatoren sind, stellen PLA$_2$ einen interessanten Angriffspunkt zur Entwicklung neuer Arzneistoffe dar. PLA$_2$ werden durch verschiedene entzündungsauslösende Noxen aktiviert, z.B. Immunkomplexe, Antigene und proinflammatorische Zytokine (IL-1, IL-6, TNF-$\alpha$).

Die große Enzymfamilie der PLA$_2$ wird gegenwärtig in 12 Gruppen gegliedert (Tab. 2.1). Ein wichtiges Unterscheidungsmerkmal ist die katalytisch wirksame Aminosäure im aktiven Zentrum, Histidin oder Serin. Die mit einem Molekulargewicht von 14 kDa relativ kleine sekretorische PLA$_2$ (sPLA$_2$) gehört zur Histidingruppe und benötigt millimolare Ca$^{2+}$-Konzentrationen, um enzymatisch aktiv zu sein. Beim Menschen wur-

den bisher 8 verschiedene sPLA$_2$ beschrieben [Lehr, 2001; Six und Dennis, 2000; Yedgar et al., 2000; Nevalainen et al., 2000; Heller et al., 1998]

Die Gruppe der Serin-PLA$_2$ ist Ca-unabhängig und besteht aus iPLA$_2$, lipoproteinassoziierter PLA$_2$ (= PAF-Acetylhydrolase) und der zytosolischen PLA$_2$ mit einem Molekulargewicht von 85 kDa (cPLA$_2$). Letztere Gruppe gliedert sich weiter in 3 Gruppen, cPLA$_2\alpha$, $\beta$ und $\gamma$ [Six und Dennis, 2000]. iPLA$_2$ ist hauptsächlich für das Membranremodelling zuständig, während der lipoproteinassoziierten PLA$_2$ eine gewisse Bedeutung in der Pathogenese der Atherosklerose zugeschrieben wird [Winstead et al., 2000]. cPLA$_2$ spalten spezifisch Arachidonsäure aus der sn-2-Position der Phospholipide ab [Mayer und Marshall, 1993]. Vieles deutet darauf hin, dass die cPLA$_2$ das Schlüsselenzym für die intrazelluläre Freisetzung der AA ist und damit die AA-Kaskade triggert. Überexpression der cPLA$_2$ beispielsweise geht mit einer erhöhten Eicosanoid-Biosynthese einher [Lin et al., 1992]. Die überzeugendsten Hinweise kommen jedoch aus Versuchen an

Tabelle 2.**1**    Klassifizierung der Enzymfamilie der Phospholipasen A$_2$ (PLA$_2$)

| Phospholipasen A$_2$ mit Histidin im aktiven Zentrum | Phospholipasen A$_2$ mit Serin im aktiven Zentrum |
| --- | --- |
| sekretorische PLA$_2$ (sPLA$_2$) | zytosolische PLA$_2$ (cPLA$_2$) |
| ▪ Typ IB (Pankreas) | ▪ Typ IV A (ubiquitär, außer in Erythrozyten) |
| ▪ Typ IIA (Synovialflüssigkeit, Blutplättchen) | ▪ Typ IV B |
| ▪ Typ IID | ▪ Typ IV C |
| ▪ Typ IIE | kalziumunabhängige PLA$_2$ (iPLA$_2$) |
| ▪ Typ IIF | ▪ Typ VIA-1, VIA-2 und VIB |
| ▪ Typ III | PAF-Acetylhydrolase (PAF-AH) |
| ▪ Typ V (Herz, Lunge, Makrophagen) | ▪ Typ VIIA, VIIB, VIIIA und VIIIB |
| ▪ Typ X (Milz, Thymus, Leukozyten) | |
| ▪ Typ XII | |

cPLA$_2$-Knock-out-Mäusen. Diese Tiere reagieren auf verschiedene proinflammatorische Stimuli nicht mit der Bildung von Prostaglandinen, Leukotrienen und PAF [Uozumi et al., 1997; Bonventre et al., 1997; Giron et al., 2000]. Hingegen zeigen sPLA$_2$-Knock-outs in Arthritis-Modellen und auf Antigenstimulation erhöhte Eicosanoidspiegel [Kennedy et al., 1995]. Der sPLA$_2$ werden daher Aufgaben bei der Abwehr bakterieller Entzündungen zugeschrieben [Buckland und Wilton, 2000].

## 2.3    Cyclooxygenasen

Die Cyclooxygenase, auch als Prostaglandin-H-Synthase (PGHS) bezeichnet, ist ein mikrosomales Enzym mit zweifacher Funktion. Als Endoperoxid-Synthase oxidiert und zyklisiert sie die AA zum zyklischen Endoperoxid-Prostaglandin G (PGG$_2$); als Peroxidase bildet sie aus PGG das Prostaglandin H (PGH$_2$). PGG und PGH sind chemisch instabile Verbindungen, die enzymatisch in verschiedene Substanzen wie Prostacyclin (PGI), TXA, PGE, PGF und PGD umgewandelt werden (Abb. 2.**3**). Alle Gewebe sind in der Lage, PGG und PGH aus freier Arachidonsäure zu synthetisieren, während der nächste Schritt von Gewebe zu Gewebe und von Zelle zu Zelle unterschiedlich abläuft, je nach Expression und relativer Konzentration der vorhandenen Enzyme.

Die bevorzugten Substrate der COX enthalten mindestens drei Doppelbindungen an genau definierten Positionen; es handelt sich neben AA um Dihomogammalinolen- und Eicosapentaensäuren (EPA). Andere Fettsäuren ohne diese Dop-

pelbindungen können durch COX zwar zu Hydroxyfettsäuren oxidiert, aber nicht in Prostaglandine umgewandelt werden.

### Struktur der COX

Es gibt in Säugerzellen mindestens zwei Isoformen der COX (COX-1 und COX-2) [Fu et al., 1990; Xie et al., 1991; Kujubu et al., 1991]. Sie ähneln sich in ihrer Struktur und enthalten jeweils zwei aktive Zentren (Peroxidase und Cyclooxygenase) [Hawkey, 1999]. Beide Enzyme besitzen ein Molekulargewicht von 71 kDa und bestehen aus ca. 600 Aminosäuren [Smith et al., 1996]: COX-1 enthält 576 Aminosäuren, COX-2 587 Aminosäuren. Die Sequenzhomologie beträgt 60% [Vane et al., 1998]. Röntgenkristallographische Untersuchungen ergaben, dass die Gesamttopologie der beiden Isoenzyme durch die geringfügigen Abweichungen in den Aminosäureresten [Kurumbail et al., 1996] nicht beeinflusst wird, die Struktur erwies sich als deckungsgleich [Kurumbail et al., 1996; Luong et al., 1996; Picot et al., 1994]. Beide Isoformen besitzen ähnliche aktive Zentren für ihr natürliches Substrat und für die Blockade durch nichtsteroidale Antirheumatika (NSAR). Es handelt sich in beiden Fällen um einen langen und engen, tunnelartigen, hydrophoben Kanal im Molekül, an dessen Ende das aktive Zentrum der Cyclooxygenase sitzt [Garavito, 1996].

COX sind membranständige Enzyme und enthalten keine transmembranäre Domänen; das Membranmotiv des Moleküls besteht aus einer amphipathischen Helixstruktur mit einem hydrophoben Bereich, durch den das Enzym in der Membran verankert wird. Substrate und Inhibi-

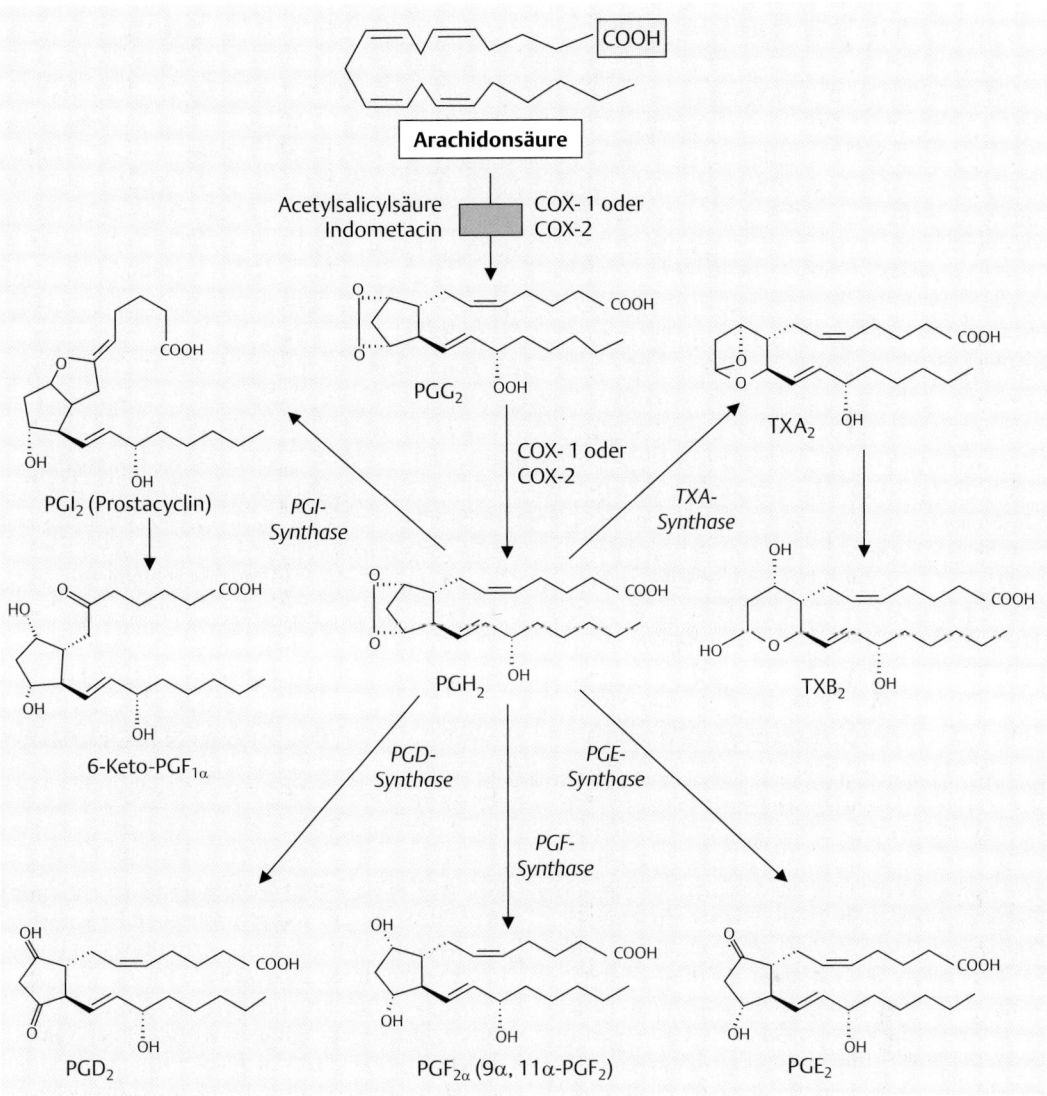

Abb. 2.**3** Cyclooxygenase-Weg der Arachidonsäurekaskade (nach: Vane und Botting, 2001).

toren erreichen das aktive Zentrum der COX über den in der Lipiddoppelmembran eingebetteten Kanal [Kurumbail et al., 1996; Luong et al., 1996; Picot et al., 1994] (Abb. 2.**4**). Durch diese Enzymstruktur kann die Arachidonsäure nach ihrer Freisetzung aus angrenzenden Membranbereichen direkt in die Öffnung des hydrophoben Enzymkanals gelangen. Das Molekül wird am Ende des Kanals haarnadelförmig umgeknickt, zwei Sauerstoffatome werden eingefügt und ein freies Radikal extrahiert: auf diese Weise entsteht der für Prostanoide charakteristische Kohlenstoff-Fünferring [Picot et al., 1994].

NSAR hemmen die Cyclooxygenaseaktivität, indem sie sich über eine Wasserstoffbrückenbindung und ionische Wechselwirkungen an die polare Seitenkette eines Arginins in Position 120 anlagern und dadurch der Arachidonsäure den Zugang zum Kanal versperren. In Position 523 befindet sich bei der COX-1 ein Isoleucinmolekül und bei der COX-2 das um eine Methylgruppe kleinere Valin. Im Kanal des COX-2-Moleküls

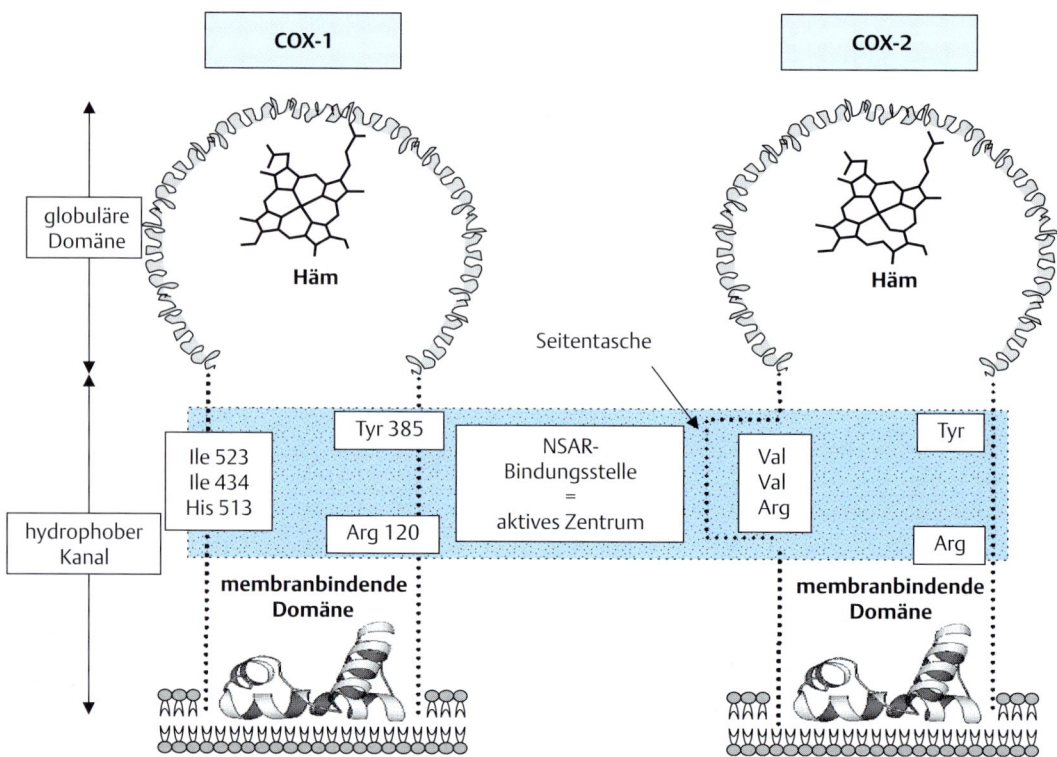

Abb. 2.**4**   Schematische Darstellung der Molekülstrukturen von Cyclooxygenase-1 (COX-1) und Cyclooxygenase-2 (COX-2) (nach: Bertolini et al., 2001).

wird dadurch eine seitliche taschenförmige Aussparung freigegeben, an der sich wahrscheinlich viele COX-2-selektive Wirkstoffe anlagern. Dagegen wird diese Seitentasche im COX-1-Molekül durch den voluminöseren Isoleucinrest verlegt [Hawkey, 1999; Wong et al., 1997; Lanzo et al., 1998; Marnett und Kalgutkar, 1999]. Hinzu kommt, dass bei der COX-2 auch an Position 434 ein Isoleucin durch Valin ersetzt ist. Diese Aminosäure befindet sich zwar an der Stelle des aktiven Zentrums nur in der zweiten Reihe, doch sie erhöht die Beweglichkeit von Seitenketten im Bereich der Seitentasche und erweitert dadurch den Zugangskanal zum aktiven Zentrum. Beide Substitutionen haben zur Folge, dass die Bindungsstelle der COX-2 für NSAR um etwa 20 % weiter ist als die der COX-1.

## Lokalisation der COX

Die beiden COX-Isoenzyme sind etwa zu gleichen Teilen auf die Kernmembran und die Membran des sarkoplasmatischen Retikulums verteilt

[Spencer et al., 1998]. COX ließen sich aber auch in nichtmembranösen zytosolischen Lipidkörperchen nachweisen, die in Entzündungszellen gehäuft vorkommen [Bozza et al., 1997].

Die Gewebeverteilung von COX-1 und COX-2 unter Normalbedingungen wurde in zahlreichen Untersuchungen und an den verschiedensten Geweben mittels Northern Blot, Immunhistochemie und In-situ-Hybridisierung ausführlich dokumentiert. Die COX-1-Isoform ist in nahezu allen Geweben einschließlich Gastrointestinaltrakt, Thrombozyten, Endothelzellen und Niere zu finden [Crofford, 1997], während COX-2 unter normalen Umständen nur in Gehrin, Nieren und in kleineren Mengen in Lunge, Leber und Magen vorkommt [Lipsky, 1999].

Angesichts des ubiquitären Vorkommens von COX-1 lässt sich dieses Isoenzym auch als „konstitutives" Enzym beschreiben, das eine Art „Hausmeisterfunktion" besitzt. So ist es an der Regulierung der Thrombozytenfunktion, der Nierenfunktion, der Erhaltung der Integrität der Magenschleimhaut und der Homöostase beteiligt.

Dagegen ist COX-2 das „induzierbare" Isoenzym, das unter normalen Umständen nicht in den Zellen vorkommt, sondern dessen Expression durch Hormone, Wachstumsfaktoren, proinflammatorische Zytokine, bakterielle Endotoxine und Tumorpromotoren angeregt wird.

### Funktion der COX

Wie bereits erwähnt sind die COX bifunktionale Enzyme mit einer voneinander unabhängigen Cyclooxygenase- und Peroxidaseaktivität. Der Peroxidaseanteil des Moleküls enthält als prosthetische Gruppe ein Häm. Die COX katalysieren also an räumlich getrennten, aber mechanistisch miteinander gekoppelten aktiven Zentren zwei aufeinanderfolgende Reaktionen. Zunächst wird die AA in $PGG_2$ umgewandelt; dabei entsteht durch Abspaltung eines Wasserstoffatoms ein Arachidonylradikal. Anschließend reduziert die Peroxidase, ein typisches hämabhängiges Enzym, das Hydroperoxid ($PGG_2$) zu $PGH_2$. Die beiden COX-Isoformen katalysieren genau die gleichen Reaktionen und bilden das gleiche Produkt. Daher stellt sich sofort die Frage, weshalb es überhaupt zwei Isoenzyme gibt und welche unterschiedliche Bedeutung sie wohl haben.

Da COX-1 in praktisch allen Geweben vorkommt und konstitutiv exprimiert wird, während COX-2 leicht induzierbar ist, ging man zunächst davon aus, dass COX-1 in erster Linie an der zellulären Homöostase beteiligt ist, während COX-2 eine wichtige Rolle bei Entzündungsprozessen, bei der Mitogenese und verschiedenen pathophysiologischen Vorgängen spielt. Da beide Isoformen von NSAR inhibiert werden, dachte man, die bekannten Nebenwirkungen dieser Wirkstoffklasse seien auf die Hemmung der COX-1 zurückzuführen, die therapeutische Wirkung dagegen auf die Hemmung der COX-2. Zahlreiche weitere Untersuchungen haben inzwischen aber gezeigt, dass diese Unterscheidung eine unzulässige Vereinfachung darstellt.

Es erwies sich anfangs als sehr schwierig, die beiden Isoenzyme, die von zwei getrennten Genen kodiert werden, spezifischen biologischen Vorgängen zuzuordnen. Äußerst aufschlussreich waren dabei Experimente an transgenen Mäusen, denen jeweils eines der beiden COX-Gene fehlte. So stellte sich heraus, dass es Vorgänge gibt, an denen jeweils nur eines der beiden Isoenzyme beteiligt ist (z. B. COX-1 an der Thrombozytenaggregation, COX-2 an der Ovulation). An anderen Prozessen hingegen wie beispielsweise der Karzi-

nogenese oder der Entzündung nehmen beide Isoformen in konzertierter Weise teil. Dann gibt es wiederum Vorgänge, bei denen im Normalfall lediglich eine Isoform involviert ist und die andere nur einspringt, wenn die erste Form fehlt (z. B. beim Geburtsvorgang und beim Umbau des Ductus arteriosus Botalli) (Tab. 2.**2**). Den von beiden COX-Isoformen gebildeten Prostaglandinen konnte man spezifische Aufgaben in der Entwicklungsphysiologie, der renalen Pathophysiologie, der Reproduktion, der Entstehung von Magenulzera, im Rahmen von Immun- und Entzündungsvorgängen, bei der Regulation der Körpertemperatur und der Nozizeption zuordnen (Abb. 2.**5**). Insgesamt tendiert man heute eher zu der Auffassung, dass nicht das Fehlen des konstitutiven COX-1-Isoenzyms, sondern die Ausschaltung des COX-2-Gens die schwereren Störungen hervorruft [Langenbach et al., 1997; Langenbach et al., 1999 a; Langenbach et al., 1999 b].

### COX-1-abhängige physiologische Vorgänge

**Plättchenaggregation.** Die Thrombozyten synthetisieren aus Arachidonsäure Thromboxan $A_2$ ($TXA_2$), das anschließend die Zellen verlässt und über die $TXA_2$-Rezeptoren alle für die Plättchenaggregation erforderlichen Vorgänge einleitet [Sugimoto et al., 2000]. Da Thrombozyten nur COX-1 exprimieren, kann $TXA_2$ nur durch dieses Isoenzym gebildet werden [Patrignani et al., 1994]. Tatsächlich gelingt es bei COX-1-defizienten Mäusen nicht, durch Arachidonsäure eine Plättchenaggregation auszulösen [Langenbach et al., 1995]; dieses Experiment verdeutlicht auch, dass COX-2 die COX-1 in den Thrombozyten nicht ersetzen kann. Acetylsalicylsäure hemmt in niedrigen, zur Thromboseprophylaxe eingesetzten Dosen spezifisch die Plättchen-COX-1.

**Geburtsvorgang.** Die beiden Isoenzyme nehmen im Rahmen der weiblichen Reproduktionsvorgänge ganz spezielle physiologische Aufgaben wahr. Bei weiblichen COX-1-Knock-out-Mäusen waren die Neugeborenen zwar von normaler Größe, doch die Geburten verliefen ungewöhnlich schwer [Langenbach et al., 1995]; die anderen reproduktiven Vorgänge waren unauffällig [Lim et al., 1997]. Andere Autoren [Gross et al., 1998] stellten zudem fest, dass sich die Geburt bei solchen Tieren verzögerte und nach Gabe von $PGF_{2\alpha}$ die Wehen einsetzten. Demnach ist COX-1 offenbar für die Bildung dieses wehenauslösenden Prostaglandins verantwortlich. Unter bestimmten pathologischen Voraussetzungen, so

Tabelle 2.**2**    Spezifische physiologische und pathologische Funktionen von COX-1 und COX-2

| physiologische/pathologische Vorgänge | COX-1 | COX-2 | beteiligte PG |
|---|---|---|---|
| Ovulation | nicht essenziell | essenziell | $PGE_2$ |
| Implantation | nicht essenziell | essenziell | $PGI_2$ |
| Geburtsvorgang | essenziell | kompensatorisch | $PGF_{2\alpha}$ |
| Entzündungszeichen | essenziell | essenziell | |
| Entzündungsrückbildung | nicht essenziell | essenziell | $PGD_2$, 15-Desoxy-$PGJ_2$ |
| Plättchenaggregation | essenziell | ohne Bedeutung | $TXA_2$ |
| perinatale Nierenentwicklung | nicht essenziell | essenziell | |
| Nierenfunktion | essenziell | essenziell | $PGE_2$ |
| Umbau des Ductus Botalli | kompensatorisch | essenziell | $TXA_2/PGH_2$ |
| T-Zell-Entwicklung | stadienspezifisch | stadienspezifisch | $PGE_2$ |
| Magenschleimhautschutz | beide essenziell für Entzündung | | |
| Magenulzera | Hemmung beider Isoformen erforderlich | | |
| Ulkusheilung | nicht essenziell | essenziell | |
| Darmkrebs | essenziell | essenziell | |
| Überleben von Kryptenstammzellen | essenziell | kompensatorisch | $PGE_2$ |

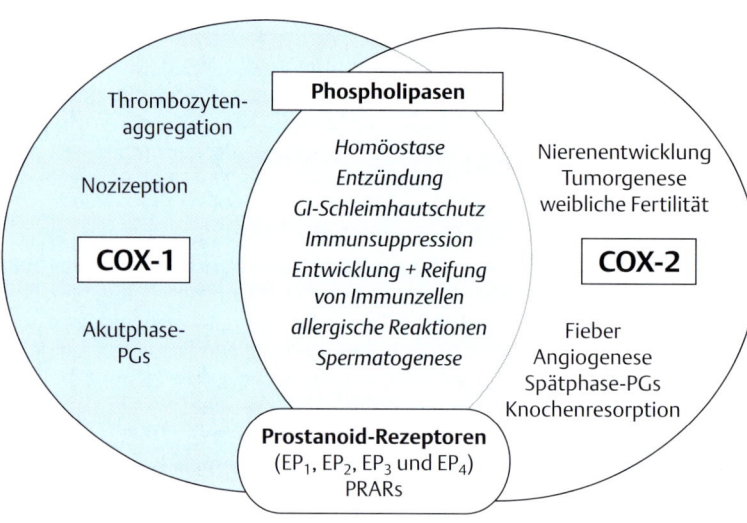

Abb. 2.**5**    Spezifische und gemeinsame Funktionen der beiden Isoenzyme der Cyclooxygenase, COX-1 und COX-2 (nach: Ballou et al., 2001).

zeigte sich [Gross et al., 2000], kann COX-2 allerdings die fehlende COX-1 ersetzen und die für eine normale Geburtseinleitung benötigten Prostaglandine bilden.

**COX-2-abhängige physiologische Vorgänge**

**Ovulation und Implantation.** Weibliche Mäuse mit COX-2-Mangel sind unfruchtbar [Dinchuck et al., 1995], d. h. das für die Ovulation verant-

wortliche Prostaglandin ist $PGE_2$. In der Tat kam es bei COX-2-Knock-out-Mäusen nach Injektion von $PGE_2$ wieder zu einer normalen Ovulation. Ein COX-2-Mangel hemmt außerdem die Implantation der Blastozyste und die Deciduabildung. Hierfür ist das Prostacyclin ($PGI_2$) verantwortlich, das also ebenfalls von der COX-2 gebildet wird.

**Neonatale Entwicklung.** COX-2 ist von großer Bedeutung für die Entwicklung des Neugeborenen [Komhoff et al., 2000; Loftin et al., 2001], vor allem für eine normale Entwicklung der Nieren. So kam es bei COX-2-defizienten Mäusen zu schweren Nierenschäden [Morham et al., 1995]. Auch die postnatale Verabreichung selektiver COX-2-Hemmer führte zu einer hochgradigen Verringerung der Glomerulidurchmesser, während die gleiche Behandlung bei erwachsenen Mäusen keine derartige Wirkung hervorrief [Komhoff et al., 2000; Lim et al., 1999].

COX-2 ist auch für die Schließung des Ductus arteriosus Botalli von entscheidender Bedeutung [Loftin et al., 2001]. 35% aller COX-2-Knock-out-Mäuse sterben innerhalb von 48 Stunden nach der Geburt infolge eines offenen Ductus; die übrigen 65% überleben, wahrscheinlich weil COX-1 eine Ersatzfunktion übernimmt [Smith & Langenbach, 2001]. Möglicherweise ist COX-2 auch an anderen Vorgängen in der neonatalen Entwicklung beteiligt, da COX-2-Knock-out-Mäuse in jeder Altersgruppe eine erhöhte Sterblichkeit aufweisen.

## Vorgänge, an denen COX-1 und COX-2 beteiligt sind

**Entzündung und Wundheilung.** Noch immer ist die relative Bedeutung der beiden Isoenzyme an Entzündungsvorgängen nicht vollständig geklärt. Unmittelbar nach der Entdeckung der COX-2 glaubte man, dass die von diesem Isoenzym gebildeten Prostanoide für Entzündungen verantwortlich sind. Inzwischen weiß man jedoch, dass COX-1-abhängige Eicosanoide ebenfalls am Entzündungsgeschehen beteiligt sind [Langenbach et al., 1995; Wallace et al., 1998]. COX-2 wirkt sowohl bei der Entstehung der Entzündungsreaktion als auch in der Abklingphase mit. In der ersten Phase der Entzündung kommt es zunächst zu einem vorübergehenden Anstieg der COX-2-Expression und der $PGE_2$-Spiegel, später wird dann erneut COX-2 induziert, wobei entzündungshemmende Prostaglandine wie $PGD_2$ und 15-Desoxy-$\Delta^{12-14}$-$PGJ_2$ und nur geringe Mengen des proinflammatorischen $PGE_2$ gebildet werden [Wallace et al., 1998; Gilroy et al., 1999]. In einigen Tiermodellen führte die späte Verabreichung eines selektiven COX-2-Hemmers zu einem Wiederaufflammen der Entzündung.

**Magenulzera.** Lange Zeit wurden die gastrointestinalen NSAR-Nebenwirkungen der COX-1-Hemmung zugeschrieben, da die COX-2 in der normalen Magenschleimhaut nur schwach konstitutiv exprimiert wird. Diese Vorstellung greift aber offenbar zu kurz, denn bei COX-1-Knock-out-Mäusen entwickeln sich nicht spontan Magenulzera, obgleich die im Magen dieser Tiere gebildete Prostaglandinmenge um 90% reduziert ist [Langenbach et al., 1999b, Langenbach et al., 1995; Austin & Funk, 1999; Morham et al., 1995; Lipsky et al., 2000]. Andere Tierexperimente [Ballou et al., 2001] zeigten, dass beide Isoenzyme unter Entzündungsbedingungen die Darmmukosa gleich wirksam schützen und es erst dann zu einer Magenschädigung kommt, wenn beide Enzyme gehemmt werden [Wallace et al., 2000]. Unter normalen, physiologischen Bedingungen scheint keines der beiden Isoenzyme für die Aufrechterhaltung der Integrität der Magenschleimhaut unverzichtbar zu sein.

Zahlreiche neuere Untersuchungen deuten darauf hin, dass durch die Induktion der COX-2 die postinflammatorische Geweberegeneration nach Infektionen verbessert wird [Dubois et al., 1998; Cirino, 1998]. Außerdem fördert COX-2 offenbar die Ulkusheilung [Wallace et al., 1998; Gilroy et al., 1999]. Wie bei Entzündungsvorgängen ist die COX-2 also an der Entstehung und an der Abheilung pathologischer Prozesse beteiligt. Dies sollte berücksichtigt werden, wenn selektive COX-2-Hemmer als Dauertherapie eingesetzt werden.

**Karzinogenese.** Aus den meisten Untersuchungen geht hervor, dass nicht COX-1, sondern COX-2 an der Entstehung von Kolonkarzinomen beteiligt ist. Es gibt allerdings auch neuere Befunde, wonach beide Isoenzyme eine Rolle spielen [Smith und Langenbach, 2001; Chulada et al., 2000]. So führte in einem Mausmodell der COX-1-Mangel zu einer gleich hohen Inzidenzabnahme der Polypbildung (um ca. 80%) wie ein COX-2-Mangel. Unklar ist, ob COX-1 und COX-2 die Tumorentstehung durch gemeinsame oder unterschiedliche Mechanismen begünstigen.

**Immunantwort.** Prostaglandine sind als Mediatoren einer Immunreaktion von zentraler Bedeutung. Sie scheinen die Entwicklung von T-Zellen ebenso zu beeinflussen wie deren Aktivierung [Prescott und White, 1996; Spencer et al., 1998]. So hat sich gezeigt, dass beide COX-Isoenzyme für die normale T-Zellreifung im Thymus von Mäusefeten unverzichtbar sind [Prescott und White, 1996; Spencer et al., 1998]. Das Ausmaß der Expression im fetalen Thymus hängt allerdings stark vom Entwicklungsstadium ab. COX-1 wird beispielsweise bevorzugt in unreifen Thymozyten exprimiert, COX-2 dagegen im reifen Thymus.

Tabelle 2.**3**   Kompensatorische COX-Expression in COX-defizienten Geweben der Maus (nach Ballou et al. [2001])

|  | Gehirn | Herz | Niere | Leber | Lunge | Rückenmark | Milz | Magen |
|---|---|---|---|---|---|---|---|---|
| COX-1-mRNA in COX-2$^{-/-}$-Mäusen | ++ | + | − | + | − | ++++++ | − | − |
| COX-2-mRNA in COX-1$^{-/-}$-Mäusen | ++ | − | ++ | ND | − | − | ND | ++ |

+   Zunahme der mRNA gegenüber dem Wildtyp
−   keine Veränderung der mRNA gegenüber dem Wildtyp
ND  mRNA unter der Nachweisgrenze

Unter bestimmten Umständen kann eine COX-Isoform das Fehlen der anderen ausgleichen. Erste Ergebnisse deuten darauf hin, dass es sich hier offenbar um ein gewebsspezifisches Phänomen handelt [Ballou et al., 2001] (Tab. 2.**3**). Auf welche Weise die beiden Isoenzyme allerdings untereinander in Verbindung stehen, ist noch völlig unbekannt.

**Biochemische Hinweise auf getrennte Synthesewege**

Da COX-1 und COX-2 unterschiedliche Funktionen besitzen, müssen sie auf biochemischer Ebene auch unabhängig voneinander wirken können. Dies kann dadurch erreicht werden, dass die Enzyme in getrennten Zellsystemen gebildet werden. Oft werden beide Isoenzyme jedoch in den gleichen Zellen koexprimiert. In diesem Fall erfolgt die Trennung nicht physisch, sondern biochemisch. Auch können die beiden COX in verschiedenen Zellstadien exprimiert werden; so ist beispielsweise COX-2 im Allgemeinen nur in den frühen Stadien der Zelldifferenzierung bzw. -replikation vorhanden [Smith et al., 2000].

Die für die COX-Aktivierung erforderlichen Konzentrationen an Arachidonsäure und anderen Substraten sind für die beiden Isoenzyme unterschiedlich hoch. In Zellkultur war der $K_m$-Wert von COX-2 für Arachidonsäure höher als der entsprechende $K_m$-Wert von COX-1 [Shitashige et al., 1998; Murakami et al., 1999], d. h. COX-2 besitzt eine höhere Affinität zum Substrat. In intakten Zellen, die beide Isoenzyme exprimieren, kann deshalb bei relativ niedrigen Arachidonsäurekonzentrationen COX-2 noch katalytisch wirksam sein, während COX-1 unwirksam ist. Außerdem müssen beide COX-Enzyme durch eine Lipidperoxidase aktiviert werden. In Anwesenheit geringer Arachidonsäuremengen ist die hierfür erforderliche Lipidperoxidkonzentration im Falle

der COX-1 etwa 10-mal höher als bei der COX-2 [Smith und Langenbach, 2001]. So kann also die Aktivität der beiden COX-Isoenzyme durch die relative Konzentration an Arachidonsäure und/oder Lipidperoxid reguliert werden, und unter bestimmten Umständen kann COX-2 exprimiert werden, auch wenn COX-1 das konstitutive Enzym darstellt.

Eine weitere Möglichkeit zur biochemischen Trennung der COX-1- und COX-2-abhängigen Biosynthesewege besteht in einer präferierten Kopplung der beiden Isoenzyme mit den verschiedenen Synthasen im weiteren Verlauf der AA-Kaskade, z. B. der Thromboxan-, $PGI_2$- und $PGE_2$-Synthase. So scheinen von den verschiedenen $PGE_2$-Synthasen einige bevorzugt mit COX-2, andere bevorzugt mit COX-1 zu wirken [Murakami et al., 1999; Tanioka et al., 2000]. Auch die Kopplung der beiden COX mit verschiedenen $PLA_2$ könnte regulatorisch von Bedeutung sein.

## 2.4   Produkte des Cyclooxygenaseweges: Prostaglandine und Thromboxane

**Chemische Struktur und Metabolisierung**

Die ersten Produkte, die unter der katalytischen Wirkung der COX-Enzyme gebildet werden, sind die Prostaglandine $PGG_2$ und $PGH_2$. Es handelt sich, wie bereits erwähnt, um instabile Verbindungen, die enzymatisch in eine Vielzahl anderer Prostaglandine oder Thromboxane umgewandelt werden. Das Schicksal der Zwischenprodukte des Arachidonsäurestoffwechsels ist zell- und/oder gewebespezifisch, da unterschiedliche Zellen auch eine unterschiedliche Enzymausstattung besitzen. Abb. 2.**6** gibt in Ergänzung zu Abb. 2.**3** noch einmal einen genaueren Überblick über die

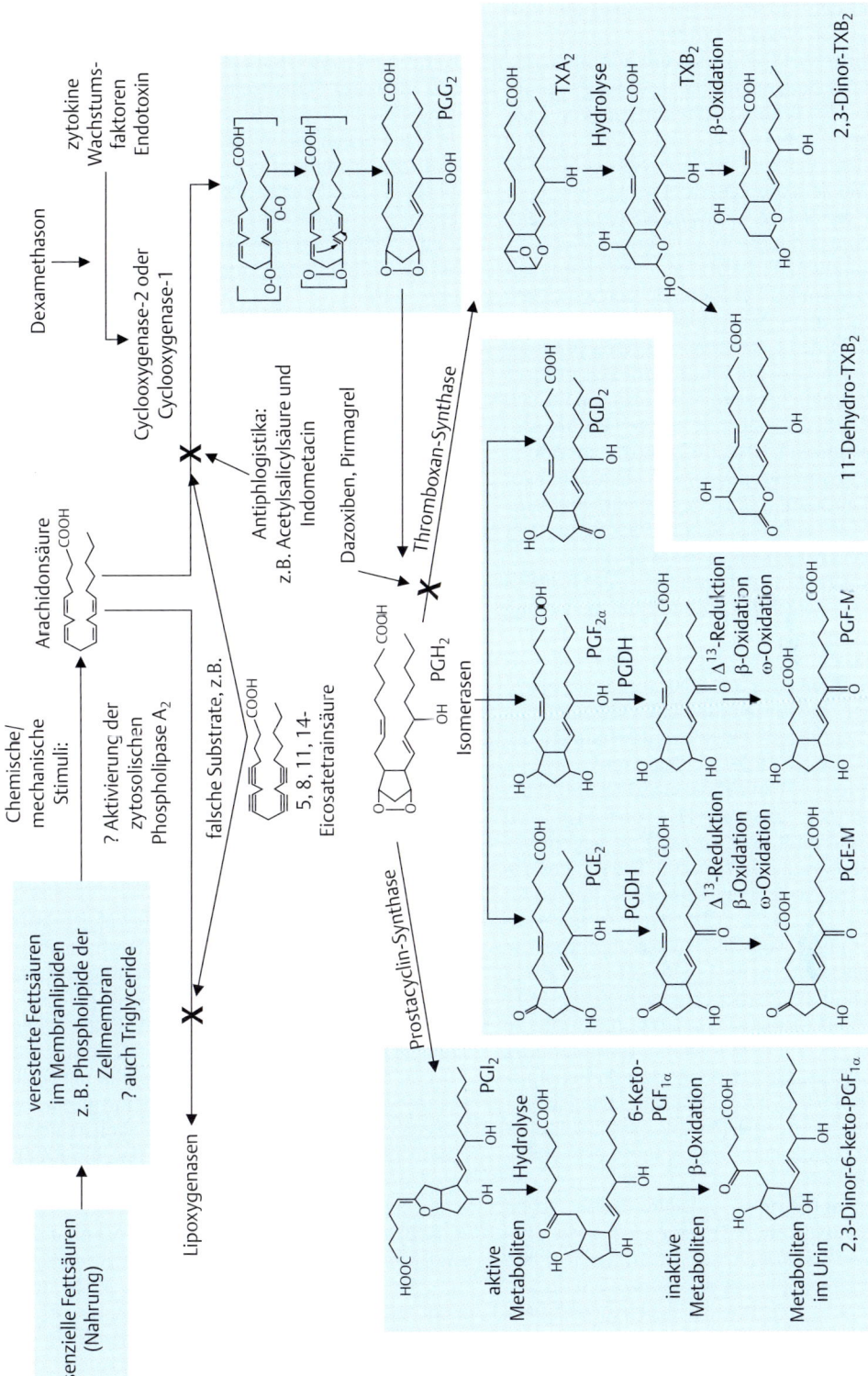

Abb. 2.6  Biosynthese und metabolischer Abbau der aus Arachidonsäure abgeleiteten Prostanoide. Angegeben sind auch verschiedene pharmakologische Interventionsmöglichkeiten (nach: Morrow, 2001).

Bildung und den metabolischen Abbau der Produkte des Cyclooxygenase-Weges.

Thromboxan $A_2$ ($TXA_2$) wird vor allem von aktivierten Thrombozyten und Makrophagen gebildet, $PGI_2$, das den biologischen Effekten von $TXA_2$ entgegenwirkt, von Gefäßzellen. Die übrigen Prostaglandine werden in den verschiedensten Geweben und Zelltypen gebildet.

Das von der Thromboxansynthase u. a. in den Thrombozyten gebildete $TXA_2$ ist eine äußerst instabile Verbindung. Es besitzt eine Halbwertszeit von 30 Sekunden und zerfällt nichtenzymatisch zu dem stabilen, aber inaktiven $TXB_2$. Im Gefäßendothel führt der Cyclooxygenaseweg über die Prostacyclinsynthase vor allem zum $PGI_2$. Dieses wird wiederum nichtenzymatisch zum inaktiven 6-Keto-$PGF_{1\alpha}$ hydrolysiert, das eine Halbwertszeit von 3 Minuten besitzt. In Makrophagen wird bevorzugt $PGE_2$ gebildet, während Mastzellen vor allem $PGD_2$ enthalten. Gewebe wie Milz und Lunge sind in der Lage, das gesamte Spektrum der Produkte der AA-Kaskade zu bilden.

Die Prostaglandine A, B und C (PGA, PGB, PGC) sind ungesättigte Ketone, die bei der Isolierung auf nichtenzymatischem Wege entstehen und in vivo wahrscheinlich nicht vorkommen. Die eigenartige Nomenklatur der Eicosanoide ist historisch bedingt. So wurden die beiden ersten Prostaglandine nach dem Extraktionsverfahren benannt, mit dessen Hilfe sie aus dem Gewebe isoliert wurden (PGE mit Ether und PGF mit „Fosfate"-Puffer). Die Artefakte PGA und PGB sind nach ihrer Stabilität bzw. Instabilität gegenüber Säuren (acid) bzw. Basen benannt. Die Indices beziehen sich auf die Zahl der Doppelbindungen im Molekül. Die griechischen Buchstaben bezeichnen die räumliche Lage der Hydroxylgruppe, die oberhalb oder unterhalb der Ringebene stehen kann. PGE und PGD sind Hydroxyketone, $PGF_\alpha$ sind Diole. Das Prostacyclin besitzt eine doppelte Ringstruktur: neben dem Cyclopentanring bildet eine Sauerstoffbrücke zwischen den Kohlenstoffatomen 6 und 9 einen zweiten Ring. Die Thromboxane enthalten im Gegensatz zum Cyclopentanring der Prostaglandine einen Sechserring (Abb. 2.**6**).

Die Eicosanoide müssen wegen ihres raschen Abbaus schnell aus dem Gewebe extrahiert werden. Es lassen sich zwei Arten von enzymatischen Abbaumechanismen unterscheiden: ein erster, relativ schneller Schritt wird durch prostaglandinspezifische Enzyme katalysiert, während in einem zweiten, relativ langsamen Abbauschritt die entstandenen Metaboliten durch unspezifi-sche Enzyme oxidiert werden; letztere sind wahrscheinlich identisch mit denen, die für die Oxidation der meisten Fettsäuren verantwortlich sind. Im ersten Abbauschritt verlieren die Prostaglandine den Großteil ihrer biologischen Aktivität. Nach der initialen Oxidation zu einem Keton wird die Verbindung reduziert; anschließend kommt es zu einer β- und ω-Oxidation der PG-Seitenkette, wobei eine polare Dicarboxylverbindung entsteht, die im Urin ausgeschieden wird. Die Abbaureaktionen finden größtenteils in der Leber statt.

$TXA_2$ wird rasch zu $TXB_2$ hydrolysiert und anschließend oxidiert. Im Urin wurden zahlreiche Metaboliten nachgewiesen, vor allem jedoch 2,3-Dinor-$TXB_2$ and 11-Dehydro-$TXB_2$ (Abb. 2.**6**).

## Biologische Wirkungen

Die pharmakologischen Wirkungen der verschiedenen Prostaglandine sind in Tab. 2.**4** zusammengestellt.

Jede der pharmakologischen Wirkungen der Eicosanoide kann physiologische und/oder pathophysiologische Bedeutung haben, insbesondere für folgende Vorgänge (siehe auch COX-Funktionen):

- Plättchenaggregation, Hämostase und Thrombosierung,
- Reproduktion und Geburt,
- glatte Muskulatur von Gefäßen und Bronchien,
- Niere,
- Entzündungs- und Immunreaktionen.

**Plättchenaggregation.** Die Plättchenaggregation führt zu einer Aktivierung von Membran-Phospholipasen und dadurch zur Freisetzung von Arachidonsäure und zur Bildung von Endoperoxiden und Thromboxanen, wodurch die Plättchenaggregation wiederum gesteigert wird. Demgegenüber ist das vom Gefäßendothel gebildete PGI ein potenter Hemmstoff der Plättchenaggregation. PGI und Thromboxane sind die Gegenspieler in einem homöostatischen System, das die Wechselwirkung zwischen Thrombozyten und Gefäßendothel reguliert.

**Reproduktion und Geburt.** Prostaglandine sind für die Reproduktionsphysiologie von großer Bedeutung, wenngleich diese Rolle noch nicht in allen Einzelheiten geklärt ist. Die erhöhten Konzentrationen von Prostaglandinen im Sperma haben zusammen mit der Tatsache, dass sie über die Vaginalwand resorbiert werden, zu

Tabelle 2.**4** Pharmakologische Wirkungen der Prostaglandine und Thromboxane

|  | pharmakologische Wirkung | Organ |
| --- | --- | --- |
| PGE | Vasodilatation | Arteriolen, präkapillare Sphinkter, postkapillare Venolen, Magenschleimhaut |
|  | Vasokonstriktion | einige Gefäße |
|  | Blutdrucksenkung | Arterien |
|  | Durchblutungssteigerung | Herz, Niere, Darm |
|  | Erhöhung des Herzminutenvolumens | Herz |
|  | Relaxation der glatten Muskulatur | Bronchien, Trachea, nichtschwangerer Uterus und in hoher Konzentration auch schwangerer Uterus, gastrointestinale Ringmuskeln |
|  | Kontraktion | schwangerer Uterus in niedriger Konzentration, große Längsmuskeln des Gastrointestinaltrakts |
|  | Diarrhö und abdominelle Krämpfe | Gastrointestinaltrakt |
|  | Verringerung von Sekretvolumen, Azidität und Pepsingehalt | Magen |
|  | Zunahme der Schleimproduktion | Magen |
|  | Zunahme von Diurese, Natriurese und Kaliurese | Niere |
|  | Erhöhung der Reninsekretion, offenbar durch direkte Wirkung auf die granulären juxtaglomerulären Zellen | Nierenrinde |
|  | Hyperalgesie | Nerven |
|  | Erhöhung von ACTH, Wachstumshormon, Prolactin, Gonadotropin |  |
| PGD | Vasodilatation | Gefäßsystem in niedriger Konzentration |
|  | Vasokonstriktion | Gefäßsystem in hoher Konzentration, Lungenkreislauf |
|  | Kontraktion | Bronchien, Trachea |
|  | Erhöhung der Reninsekretion, offenbar durch direkte Wirkung auf die granulären juxtaglomerulären Zellen | Nierenrinde |
|  | somnogene Wirkung, Modulation der Nozizeption | Nervensystem |
| $PGF_{2\alpha}$ | Vasokonstriktion | Pulmonalarterien und -venen |
|  | Steigerung der kardialen Kontraktilität, Modulation des Herzrhythmus | Herz |
| PGF | Erhöhung des Herzminutenvolumens | Herz |
|  | Kontraktion der glatten Muskulatur | Bronchien, Trachea, schwangerer und nichtschwangerer Uterus, Gastrointestinaltrakt |

*Fortsetzung nächste Seite*

Tabelle 2.**4**   Pharmakologische Wirkungen der Prostaglandine und Thromboxane   *(Fortsetzung)*

|  | pharmakologische Wirkung | Organ |
|---|---|---|
| PGI | Vasodilatation, Hypotension | Gefäße, Bronchien |
|  | Erhöhung des Herzminutenvolumens | Herz |
|  | Aggregationshemmung | Thrombozyten |
|  | Relaxation | schwangerer Uterus |
|  | Kontraktion | Gastrointestinaltrakt |
|  | Verringerung von Sekretvolumen, Azidität und Pepsingehalt | Magen |
|  | Zunahme der Schleimproduktion | Magen |
|  | Zunahme von Diurese, Natriurese und Kaliurese | Niere |
|  | Erhöhung der Reninsekretion, offenbar durch direkte Wirkung auf die granulären juxta-glomerulären Zellen | Nierenrinde |
|  | Hyperalgesie | Nerven |
| TXA | Vasokonstriktion | Gefäße, Lunge, Niere |
|  | Aggregation | Thrombozyten |
|  | Kontraktion | nichtschwangerer Uterus, Gastrointestinaltrakt |
|  | Abnahme der glomerulären Filtration | Niere |

der Vermutung geführt, dass die beim Koitus in der Vagina deponierten Prostaglandine die Konzeption erleichtern, indem sie auf Zervix, Gebärmutterkörper, Eileiter und den Transport der Samenflüssigkeit Einfluss nehmen. Tatsächlich hat man Zusammenhänge zwischen niedrigen Prostaglandinspiegeln im Sperma und männlicher Infertilität feststellen können. Vor und während der Menstruation kommt es zu einem Anstieg der Prostaglandinsynthese, was zu schmerzhaften Kontraktionen des Myometriums und einer Sensibilisierung der afferenten sensiblen Nervenfasern und damit zur Dysmenorrhö führt. COX-Hemmer sind bei dieser Symptomatik ausgezeichnet wirksam. Während der Schwangerschaft nimmt die Prostaglandinbildung allmählich zu, und während der Wehen werden in Blut und Fruchtwasser sehr hohe Konzentrationen erreicht. Allerdings ist unklar, ob sie selbst für das Einsetzen der Wehen oder aber für die Aufrechterhaltung der durch Oxytocin ausgelösten Uteruskontraktionen verantwortlich sind. Tatsache ist, dass COX-Hemmer die Schwangerschaft verlängern, das Einsetzen der Wehen verzögern und die Wehentätigkeit verlängern. Demgegenüber werden Prostaglandinanaloga zur Einleitung eines Schwangerschaftsabbruchs verwendet.

**Glatte Gefäß- und Bronchialmuskulatur.** Lokal gebildete PGE und PGI modulieren den Gefäßtonus. Ihre große physiologische Bedeutung könnte in der Aufrechterhaltung einer ausreichenden Durchblutung der lebenswichtigen Organe liegen; wichtig sind sie auch für die Sicherung einer ausreichenden Plazentadurchblutung und die Offenhaltung des fetalen Ductus Botalli.

Prostaglandine werden freigesetzt, wenn das sensibilisierte Bronchialsystem mit einem entsprechenden Antigen in Kontakt kommt. $PGE_2$ wirkt als Bronchodilatator und $PGF_{2\alpha}$ als Bronchokonstriktor.

**Niere.** Prostaglandine modulieren den Blutfluss und regulieren die Urinbildung auf glomerulärer und tubulärer Ebene. Höchstwahrscheinlich greifen sie auch in die komplexe Regulation der Reninbildung ein. Die Bildung von $PGE_2$ und $PGI_2$ wird durch Faktoren erhöht, die den renalen Blutfluss verringern (Angiotensin, Katecholamine). Für das Bartter-Syndrom (verringerter oder normaler arterieller Blutdruck, verminderte Angiotensinsensitivität, Hyperreninämie, Hyperaldosteronismus und exzessiver Kaliumverlust) wird eine vermehrte Biosynthese von Prostaglandinen verantwortlich gemacht; tatsächlich kommt es nach längerer Behandlung mit Cyclooxygenasehemmern zu einer Besserung mancher Symptome.

**Entzündungs- und Immunreaktionen.** Die Prostaglandinbildung wird durch eine ganze Reihe traumatischer Einflüsse mechanischer, thermischer, chemischer, bakterieller und sonstiger Art stimuliert. Die Prostaglandine tragen maßgeblich zu den objektiven und subjektiven Entzündungszeichen bei, vor allem zu Hyperämie und Schmerz, insbesondere indem sie die algetische Wirkung anderer Entzündungsmediatoren wie Bradykinin und Histamin durch Sensibilisierung der afferenten C-Fasern verstärken. Dennoch ist darauf hinzuweisen, dass die PGEs die Beteiligung der Lymphozyten an allergischen Spätreaktionen und die Freisetzung von Hydrolasen und lysosomalen Enzymen aus Neutrophilen hemmen. So spielen die PGEs eine wichtige Rolle bei der Beendigung einer Entzündungsreaktion, indem sie die Makrophagenaktivierung und die Bildung und Freisetzung proinflammatorischer Zytokine inhibieren.

Prostaglandine hemmen auch die Immunantwort; ihre therapeutische Anwendung verlängert die Überlebenszeit von Hauttransplantaten. Ferner sind PGEs an der Entstehung von Fieber beteiligt; bei entzündlichen Prozessen und Infektionen steigt ihre Konzentration im Hypothalamus an. Das von Mastzellen gebildete $PGD_2$ ist ein Mediator von allergischen und entzündlichen Reaktionen. Die Infusion von $PGI_2$ vor oder nach der Injektion von Tumorzellen führt zu einer deutlichen Hemmung der Tumorbildung; dieser Effekt wird auf eine Hemmung der Plättchenaggregation zurückgeführt.

## Rezeptoren

Die Wirkungen der Prostanoide werden durch Bindung an spezifische Rezeptoren vermittelt, die entweder zur Superfamilie der G-Protein-gekoppelten Rezeptoren vom Rhodopsintyp oder zur Superfamilie der nukleären Steroidhormonrezeptoren gehören. Diese Rezeptoren sind zellspezifisch; bisher wurden 5 Hauptklassen gefunden, die nach ihren Liganden benannt sind: DP-Rezeptoren für PGDs, EP-Rezeptoren für PGEs, FP-Rezeptoren für PGFs, IP-Rezeptoren für PGIs

und TP-Rezeptoren für Thromboxane. Einige dieser Rezeptorklassen werden weiter nach Subtypen unterteilt. So gibt es beispielsweise vier Typen von EP-Rezeptoren (EP1, EP2, EP3, EP4), und von EP3 wurden vier Spleißvarianten beschrieben.

Alle bisher identifizierten Rezeptoren sind über Protein G an die Effektormechanismen gekoppelt [Halushka et al., 1989; Coleman et al., 1994]. Es gibt zwei zugehörige Second-Messenger-Systeme:
1. die Adenylcyclase-Stimulation oder -Hemmung mit entsprechender Zu- bzw. Abnahme der Konzentration von zyklischem AMP (cAMP),
2. die Phospholipase-C-Aktivierung mit nachfolgender vermehrter Bildung von Diacylglycerolen und Inositoltriphosphat, was wiederum zu einem Anstieg der zytosolischen $Ca^{2+}$-Konzentration führt.

Die Prostanoide binden auch an den peroxisomalen proliferatoraktivierten Rezeptor (PPAR) [Forman et al., 1995], einen Vertreter aus der Superfamilie der nukleären Hormonrezeptoren. Diese Wechselwirkung ist nicht so spezifisch wie die Bindung der Prostanoide an die Membranrezeptoren. An den PPAR binden verschiedene Liganden, darunter ein $PGD_2$-Metabolit und auch nichtsteroidale Antirheumatika [Forman et al., 1995; Lehmann et al., 1997]. Die Bindung an den Rezeptor führt zu einer verringerten Bildung von Entzündungssubstanzen [Ricote et al., 1998; Colville-Nash et al., 1998; Jang et al., 1998]. Dies ist ein weiterer Nachweis, dass einige Prostanoide nicht nur proinflammatorische, sondern auch entzündungshemmende Wirkungen besitzen. Dies gilt es zu berücksichtigen, wenn Arzneistoffe eingesetzt werden, die die Bildung dieser Substanzen hemmen.

## Enzyme im weiteren Verlauf der Arachidonsäurekaskade

Erst vor relativ kurzer Zeit ist es gelungen, die Synthasen zu charakterisieren, die die Endoperoxidprodukte der COX in die primären Prostaglandine $PGE_2$, $PGD_2$, $PGF_{2\alpha}$, $PGI_2$ und $TXA_2$ umwandeln.

**PGE-Synthase.** Bei einer kürzlich identifizierten PGE-Synthase [Jakobsson et al., 1999] handelt es sich um ein glutathionabhängiges Membranprotein mit einem Molekulargewicht von 15–16 kDa, das durch IL-1β hochreguliert und durch

Phenobarbital herunterreguliert wird. Die PGE-Synthase und COX-2 werden wahrscheinlich durch Zytokine wie IL-1β koinduziert, so dass die PGE$_2$-Biosynthese möglicherweise von der Aktivität beider Enzyme abhängt [Naraba et al., 1998; Brock et al., 1999].

Allerdings wurden zwei verschiedene glutathionabhängige PGE-Synthasen mit unterschiedlicher Gewebe- und subzellulärer Verteilung beschrieben: eine hauptsächlich im Gehirn vorkommende zytosolische PGE-Synthase, die in erster Linie das durch COX-1 gebildete PGH$_2$ in PGE$_2$ umwandelt, und eine mikrosomale PGE-Synthase, die im Laufe einer entzündlichen Reaktion induziert wird und funktionell möglicherweise in einer engeren Beziehung zu COX-2 steht als zu COX-1 [Kudo et al., 2000].

**PGF-Synthase.** Aus der Lunge von Mensch und Rind und aus Rinderleber wurde ein zytosolisches Enzym isoliert, das nicht nur PGH$_2$ zu PGF$_{2\alpha}$, sondern auch PGD$_2$ zu 9α, 11β-PGF$_2$ reduzierte [Kuchinde et al., 1992; Suzuki-Yamamoto, 1999]. Dieses Enzym gehört zur Familie der Aldoketoreduktasen; Lungen- und Lebertyp unterschieden sich im Hinblick auf Substratkonzentration, Kinetik, Regulation durch Metalle, Empfindlichkeit gegenüber Chloridionen und das Immunpräzipitationsprofil [Chen et al., 1992].

**PGD-Synthase.** Es gibt zwei Typen dieses Enzyms, das die Isomerisierung von PGH$_2$ zu PGD$_2$ katalysiert: den hämatopoetischen Typ und den Lipocalintyp [Urade et al., 1995]. Der erste Typ ist ein glutathionabhängiges Enzym, das aus Rattenmilz aufgereinigt wurde und in verschiedenen Geweben und Zelltypen wie Mastzellen, megakaryoblastischen Zelllinien, Histiozyten usw. exprimiert wird. Beim Menschen wird es besonders stark in der Plazenta, geringer in der Lunge und schwach im Gehirn exprimiert. Der zweite Enzymtyp ist ein Vertreter aus der Lipocalin-Superfamilie, der verschiedene sekretorische lipophile Liganden-Trägerproteine angehören. Die beiden Typen unterscheiden sich in ihren katalytischen Eigenschaften, ihrer Aminosäuresequenz und Tertiärstruktur, ihrer phylogenetischen Abstammung, der chromosomalen und zellulären Lokalisation sowie der Gewebeverteilung.

**TXA-Synthase.** Dieses Enzym ist ein membrangebundenes, am endoplasmatischen Retikulum lokalisiertes Protein, das aus 533 Aminosäuren besteht und ein Molekulargewicht von 58,8 kDa besitzt [Nusing et al., 1990]. Es katalysiert die Umwandlung von PGH$_2$ zu TXA$_2$, das binnen 30 Sekunden in das stabile Hydrolysepro-

dukt TXB$_2$ zerfällt [Nusing et al., 1990; Yokoyama et al., 1991]. Die höchste Konzentration der TXA-Synthase befindet sich in den Thrombozyten, gefolgt von den Monozyten des Bluts. Eine TXA-Synthaseaktivität ist auch in vielen anderen Organen wie Lunge, Niere und Milz nachweisbar, aber auch in Makrophagen und Fibroblasten. Die TXA-Synthase ist ein Hämoprotein, seine Primärstruktur zeigt eine Homologie von 34–36% zu der des Cytochrom P450.

**PGI-Synthase.** Sie katalysiert die schlussendliche Umwandlung von PGH$_2$ zu PGI$_2$. Es handelt sich um ein membrangebundenes Hämoprotein, das vor allem im Gefäßendothel und in glatten Muskelzellen [Smith et al., 1983], aber auch in vielen anderen Geweben des Menschen wie Ovar, Herz, Skelettmuskel, Lunge und Prostata exprimiert wird. Die Aminosäuresequenz ist zu 32% homolog zu der der P450-Enzyme.

## 2.5 Lipoxygenasen

Neben den COX-vermittelten Substanzen sind eine Reihe weiterer Mediatoren an der Entstehung und Aufrechterhaltung von Entzündungen beteiligt. Von großer Bedeutung sind u. a. die Produkte des Lipoxygenaseweges der Arachidonsäurekaskade (Abb. 2.**7**), vor allem die Leukotriene (Abb. 2.**8**).

Die Lipoxygenasen (LOX) sind eine Familie zytosolischer Enzyme, die die Oxidation mehrfach ungesättigter Fettsäuren zu entsprechenden Lipidhydroperoxiden katalysieren. Substrat dieser Enzyme sind Fettsäuren mit 2 cis-Doppelbindungen, die durch eine Methylengruppe voneinander getrennt sind. Die Arachidonsäure enthält mehrere Doppelbindungen mit dieser Konfiguration, so dass mehrere Produkte entstehen, die die Hydroperoxidgruppe an verschiedenen Positionen enthalten; in ihrer Gesamtheit werden diese Produkte als Hydroxyeicosatetraensäuren (HPETE) bezeichnet.

Die Klassifikation der Lipoxygenasen basiert auf der Position der Hydroperoxy-Gruppen. Bei Säugern gibt es drei Lipoxygenasen: die 5-Lipoxygenase (5-LOX), die 12-Lipoxygenase (12-LOX) und die 15-Lipoxygenase (15-LOX). Zwischen den Geweben gibt es Unterschiede im Lipoxygenasegehalt. So enthalten z. B. Thrombozyten nur 12-LOX, so dass sie lediglich 12-HPETE bilden, während Leukozyten 5-LOX und 12-LOX enthalten und daher 5-HPETE und 12-HPETE synthetisieren können.

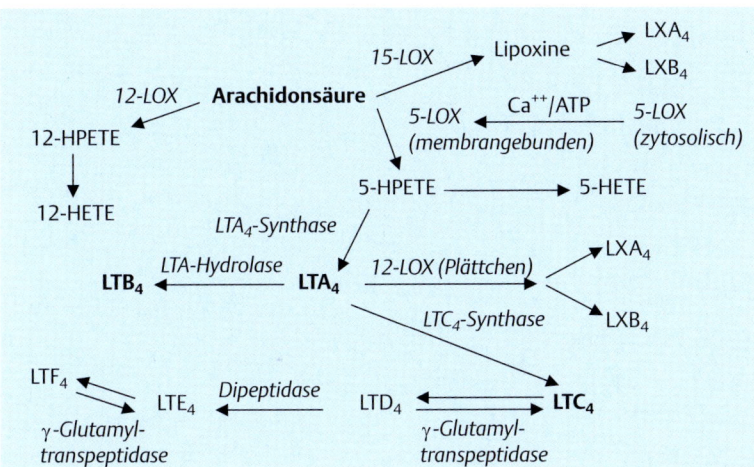

Ähnlich den Endoperoxiden (PGG, PGH) sind die HPETE instabile Zwischenprodukte, die von verschiedenen Enzymen weiter metabolisiert werden. Alle HPETE werden durch Peroxidasen in die entsprechenden Hydroxyfettsäuren (HETE) umgewandelt oder zerfallen nichtenzymatisch.

**12-LOX,** die beim Menschen in Thrombozyten, erythroleukämischen Zellen und Endothelzellen der Umbilikalvene gefunden wurde, bildet 12-HPETE. Daraus können dann durch molekulare Umlagerung Epoxyhydroxyeicosatriensäuren, so genannte Hepoxyline, entstehen. Demgegenüber katalysiert **15-LOX** die Bildung von 15-HPETE, die von Leukozyten in dreifach hydroxylierte Metaboliten, die so genannten Lipoxine, umgewandelt wird. Die Lipoxine sind als entzündungshemmende Mediatoren von großer Bedeutung (Abb. 2.**7** und 2.**8**). Die humane 15-LOX befindet sich in Eosinophilen, alveolären Makrophagen, Monozyten und Epithelzellen. Sie steht unter Zytokinkontrolle und wird vor allem durch IL-4 und IL-13 reguliert, die als negative Regulatoren der Entzündungsreaktion bzw. als antiinflammatorische Zytokine wirken (Abb. 2.**7**).

**5-LOX** (Abb. 2.**7**) ist wahrscheinlich der biologisch wichtigste Vertreter dieser Enzymfamilie. Sie katalysiert die Biosynthese der Leukotriene, vor allem den ersten Schritt, bei dem Arachidonsäure durch den Entzug eines Sauerstoffs am Kohlenstoffatom 7 und der Einführung von molekularem Sauerstoff am Kohlenstoffatom 5 in die stereospezifische Verbindung (5 S)-trans-5,6-Oxido-7,9-trans-11,14-cis-eicosatetraensäure umgewandelt wird. Diese Verbindung wird auch als 5-HPETE oder 5-Hydroperoxyeicosatetraensäure bezeichnet. 5-LOX katalysiert ferner die stereospezifische Elimination eines Wasserstoffs mit Radikalwanderung und Bildung eines instabilen Epoxids, des Leukotriens A4 (LTA4), der Ausgangssubstanz aller Leukotriene.

5-LOX ist ein monomeres Protein mit einem Molekulargewicht von schätzungsweise 72–80 kDa, das ein nicht hämgebundenes Eisenatom enthält. Die cDNA von 5-LOX wurde aus verschiedenen Spezies kloniert, wobei sich eine Sequenzhomologie von über 90 % zeigte. Die menschliche 5-LOX enthält 674 Aminosäuren, ist hydrophob und besitzt keine Signalsequenzen. 5-LOX befindet sich vor allem in Zellen myeloider Genese wie polymorphkernigen Leukozyten, Makrophagen, Eosinophilen, Mastzellen, Monozyten, Basophilen und B-Lymphozyten, die an Entzündungsprozessen und Immunreaktionen beteiligt sind. 5-LOX wurde aus verschiedenen Quellen isoliert, und immer war ihre Aktivität $Ca^{2+}$- und ATP-abhängig.

5-LOX befindet sich in der Regel im Zytoplasma, je nach Zelltyp auch im Nukleoplasma. Werden Zellen aktiviert und steigt ihr intrazellulärer $Ca^{2+}$-Gehalt an, wird das Enzym in die Zell- oder Kernmembran transloziert und an das transmembranäre Protein FLAP (five-lipoxygenase activating protein) gebunden [Dixon et al., 1990]. Erst durch die Bindung wird 5-LOX aktiviert, so dass für die Synthese von LTA4 neben 5-LOX auch FLAP benötigt wird.

FLAP wurde in der Kernhülle und im endoplasmatischen Retikulum nachgewiesen. Welche Rolle FLAP bei der Aktivierung der 5-LOX spielt,

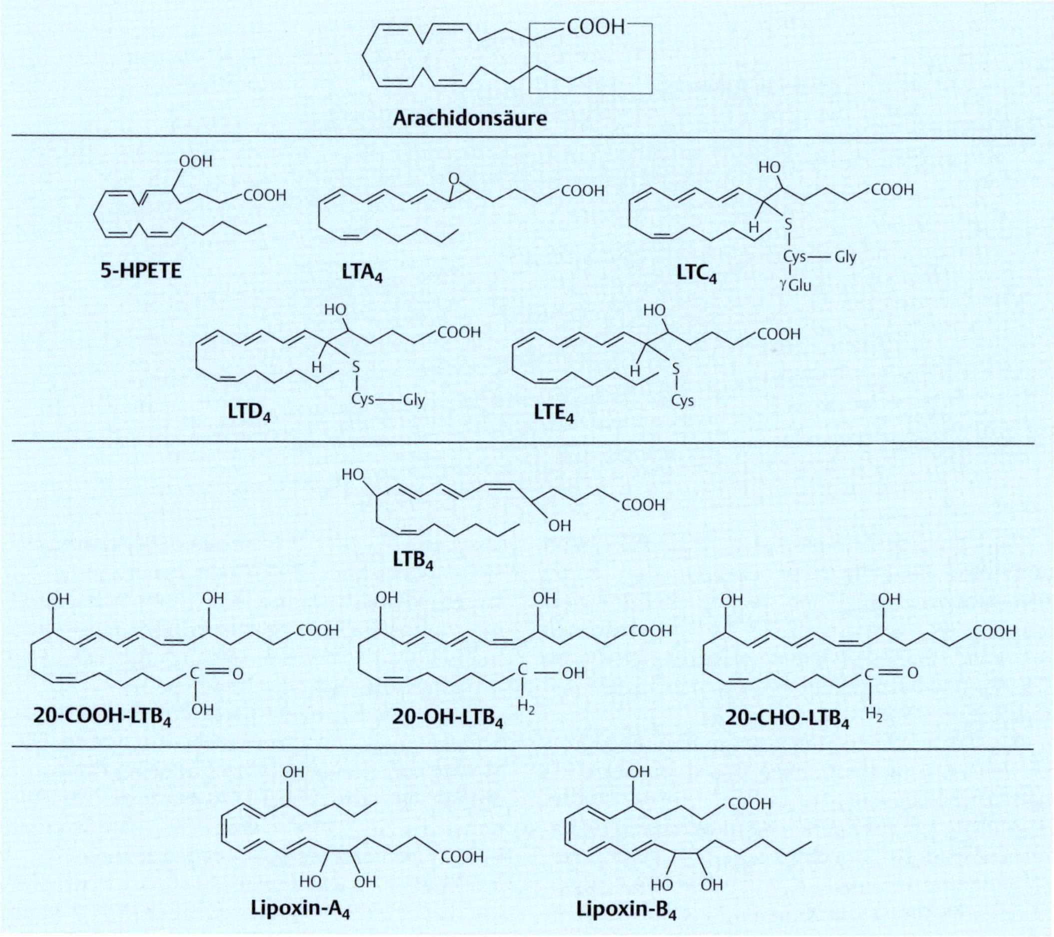

Abb. 2.**8**   Chemische Struktur der Lipoxygenaseprodukte (5-HPETE, Leukotriene und Lipoxine).

ist noch nicht genau geklärt. Es scheint, dass es für die Verankerung von 5-LOX verantwortlich ist und am Substrattransfer beteiligt ist. Der experimentelle Wirkstoff MK-886 hemmt die Bindung von 5-LOX an FLAP und verringert die Bildung von Leukotrienen. Die Expression von 5-LOX wird offenbar von verschiedenen Zytokinen und den COX-Enzymen hochreguliert [Denzlinger, 1996; Ford-Hutchinson et al., 1994; Ford-Hutchinson, 1994; Radmark, 2000].

## 2.6   Struktur und Funktion der Leukotriene

Wie schon erwähnt führt die Aktivierung der $PLA_2$ zur Mobilisierung von Fettsäuren, vor allem von Arachidonsäure, aus dem Membranlipidpool, um daraus am Ort einer Zellschädigung Lipidmediatoren zu bilden. Aus der Arachidonsäure entstehen über zwei große Metabolisierungswege, dem Cyclooxygenase- und dem 5-Lipoxygenase-Weg, proinflammatorische Mediatoren. 5-LOX bildet aus Arachidonsäure zunächst 5-HPETE, woraus dann u.a. $LTA_4$ and 5-HETE entstehen (Abb. 2.**7** und 2.**8**).

**LTA4** ist die Ausgangssubstanz aller Leukotriene und wird nur in myeloiden Leukozyten gebildet, die auch 5-LOX exprimieren. $LTA_4$ wird aber nicht nur intrazellulär in andere Leukotriene umgewandelt, sondern kann auch von aktivierten Leukozyten abgegeben [Sala et al., 1996; Sala et al., 1986] und von benachbarten Zellen aufgenommen werden, die selbst keine 5-LOX enthalten, aber andere Enzyme exprimieren ($LTA_4$-Hydrolase and $LTC_4$-Synthase), die für die Synthese bestimmter Leukotriene erforderlich sind. Solche Enzyme kommen nämlich in mehr Zelltypen und Geweben vor als 5-LOX. Dieser Vorgang wird auch als *transzelluläre Biosynthese* bezeichnet [Feinmark und Cannon, 1986; Edenius et al., 1988; Brady et al., 1994] und ermöglicht in entzündeten Geweben eine Intensivierung der Leukotrienbildung.

$LTA_4$ wird unter dem Einfluss der $LTA_4$-Hydrolase bzw. der $LTC_4$-Synthase in $LTB_4$ oder $LTC_4$ umgewandelt. Die $LTC_4$-Synthese beginnt mit der Glutathionkonjugation von $LTA_4$; daraus entsteht durch Elimination von Glutaminsäure $LTD_4$ und durch anschließende Abspaltung von Glycin $LTE_4$. Die Wiedereinführung von Glutaminsäure führt schließlich zu dem Glutamylcysteinyl-Derivat $LTF_4$ (Abb. 2.**7** und 2.**8**). Diese Leukotriene werden auch als Peptido- oder Cysteinyl-Leukotriene bezeichnet.

Die $LTA_4$-Hydrolase ist ein zytosolisches Enzym, das für die Umwandlung von $LTA_4$ in 5,12-Dihydroxyeicosatetraensäure ($LTB_4$) verantwortlich ist. Das menschliche Enzym wurde kloniert, es besteht aus 610 Aminosäuren [Haeggstrom, 2000]. Die $LTC_4$-Synthase ist das einzige Enzym, das das Peptidoleukotrien $LTC_4$ bildet. Es verfügt über eine hohe Substratselektivität, ist in den Mikrosomen lokalisiert, und seine Aktivität scheint von einer Reihe von Zytokinen wie IL-3, IL-5, GM-CSF und TGF-β moduliert zu werden [Scoggan et al., 1995; Murakami et al., 1995; Riddick et al., 1999].

Wie die Prostaglandine entfalten auch die Leukotriene ihre Wirkung über die Bindung an Rezeptoren und deren Aktivierung. Es wurden drei Leukotrienrezeptoren identifiziert: für $LTB_4$, $LTC_4$ und $LTD_4/LTE_4$. Die Signaltransduktion besteht aus der Aktivierung von Phospholipase C mit anschließendem Anstieg von intrazellulärem Inositoltriphosphat und $Ca^{2+}$. Nur der Rezeptor für $LTB_4$ (LTB-Rezeptor) wurde bislang geklont [Yokomizo et al., 1997]. Es handelt sich um einen siebenfach membrandurchspannenden Rezeptor, der speziell chemotaktische Effekte vermittelt [Yokomizo et al., 1997; Yokomizo et al., 2000]. Die Rezeptoren für die Cysteinyl-Leukotriene wurden pharmakologisch, aber noch nicht strukturell charakterisiert [Drazen et al., 1999]. Die meisten Wirkungen dieser Leukotriene werden über einen dieser Rezeptoren vermittelt [Drazen et al., 1999], u. a. kontrahieren sie beim Menschen die glatte Atemwegsmuskulatur, haben chemotaktische Wirkung und erhöhen die Gefäßpermeabilität.

Leukotriene sind potente Entzündungsmediatoren. Ihre Wirkungen sind in Tab. 2.**5** zusammengestellt. $LTC_4$ und $LTD_4$ sind biologisch äquipotent, während $LTE_4$ weniger wirksam ist.

Die inflammatorische Wirkung der Leukotriene könnte zumindest teilweise auf die Bildung zellulärer Zytokine zurückzuführen sein. Man vermutet, dass NF-κB, der für die Expression proinflammatorischer Zytokine wie TNF-α und von Adhäsionsmolekülen verantwortliche Transkriptionsfaktor zu seiner Aktivierung reaktive Sauerstoff-Intermediärprodukte aus der 5-Lipoxygenase-Kaskade benötigt [Los et al., 1995]. TNF-α und IL-1β spielen eine zentrale Rolle für die Aufrechterhaltung der chronischen Entzündung bei der rheumatoiden Arthritis [Arend et al., 1995; Chikanza et al., 1998]. Tatsächlich traten in experimentellen Modellen der rheumatoiden Arthritis Leukotriene als wichtige Mediatoren von chronischer Entzündung und Gelenkdestruktion in Erscheinung [Brahn, 1991], und in Blut und Synovialflüssigkeit von Patienten mit rheumatoider Arthritis sind erhöhte $LTB_4$-Spiegel nachgewiesen worden [Heller et al., 1998; Ferreira und Vane 1979].

Neueste Untersuchungen legen nahe, dass $LTB_4$ die Synthese proinflammatorischer Zytokine induzieren kann und somit zur Aufrechterhaltung von Entzündungen beiträgt [He et al., 2002]. Außerdem wurde kürzlich berichtet, dass die bei Ratten mit Arthritis zu beobachtende Verengung der Koronargefäße mit einer erhöhten Aktivität des 5-Lipoxygenasesystems im Herzen und einer entsprechend vermehrten lokalen Leukotrienbildung ($LTB_4$ und $LTC_4$) einhergeht.

## Leukotriene bei Krankheitszuständen

Leukotriene sind an der Pathogenese einer Vielzahl entzündlicher Erkrankungen des Menschen beteiligt, z. B. an rheumatoider Arthritis, Arthrose, Gicht, Psoriasis, entzündlichen Darmerkrankungen, Asthma bronchiale und allergischer Rhinokonjunktivitis. Zur physiologischen Bedeutung der Leukotriene in der Niere liegen nur wenige Informationen vor, doch bei vielen Nierenerkrankungen wurden erhöhte Leukotrienspiegel beobachtet. Die renale Bildung der Leukotriene er-

Tabelle 2.**5**    Pharmakologische Wirkungen der Leukotriene

| Leukotrien | Wirkung | Organ/Zelle |
|---|---|---|
| $LTB_4$ | Chemotaxis | Neutrophile, Eosinophile, Lymphozyten, Monozyten |
| | Aggregation | Neutrophile, Eosinophile |
| | Rekrutierung, Migration, Adhäsion | Granulozyten |
| | Degranulierung mit Bildung von Superoxid | Granulozyten |
| | vermehrte Bildung und Freisetzung von Zytokinen | Granulozyten |
| | Steigerung von Zytotoxizität und Zytokinbildung (IL-5, IL-6, IL-8) | T-Zellen, Makrophagen? |
| | Hemmung von Transformation und Sekretion | T-Zellen |
| | vermehrte Proliferation, Aktivierung und Immunglobulinbildung | B-Zellen |
| | Permeabilitätserhöhung | kleinste Gefäße |
| | Hyperalgesie | afferente Nerven |
| $LTC_4$, $LTD_4$, $LTE_4$ | Kontraktion | glatte Muskulatur, Koronararterien, distaler Abschnitt der Pulmonalarterien, Mesenterialgefäße, gastrointestinale Muskulatur, Bronchien |
| | Schleimsekretion und Ödembildung | Bronchien |
| | Permeabilitätserhöhung | kleinste Gefäße |
| | Rekrutierung von Entzündungszellen | Lymphozyten, Eosinophile |
| | Stimulation der Glykoproteinsekretion | Lunge |
| | Umbau der Atemwege bei chronisch allergischer Entzündung | Lunge |

folgt durch infiltrierende Leukozyten oder Makrophagen, wahrscheinlich unter Mithilfe residenter Zellen. Die Leukotriene haben zahlreiche biologische Wirkungen, die möglicherweise bei der Entstehung von Nierenerkrankungen eine besondere Rolle spielen [Lewis und Austen, 1984]. Die Peptidoleukotriene ($LTC_4$ und $LTD_4$) bewirken eine renale Vasokonstriktion, eine Kontraktion und Proliferation von Mesangiumzellen sowie eine gesteigerte Bildung von Proteinen der extrazellulären Matrix. $LTB_4$ stimuliert die Chemotaxis, fördert die Adhäsion von Leukozyten an Endothelzellen und moduliert die Bildung von IL-1. Die vermehrte Synthese dieser Lipidmediatoren in der Niere unter pathologischen Bedingungen könnte deshalb eine glomeruläre Entzündung begünstigen und die Glomeruli schädigen.

Leukotriene sind auch für pathologische Veränderungen am Magen verantwortlich. Sie führen im Bereich des Gastrointestinaltrakts zu einer erhöhten Gefäßpermeabilität und damit zu mikrovaskulären Scheimhautläsionen, einer Verengung der Magengefäße, einer Schädigung der Mukosabarriere, einer Akkumulation und Aktivierung von Leukozyten und einer vermehrten Bildung proinflammatorischer Zytokine.

$LTB_4$ ist offenbar nicht unwesentlich an den entzündlichen Darmschleimhautläsionen bei Colitis ulcerosa und Morbus Crohn beteiligt. Zum einen sind humane Kolonepithelzellen in der Lage, Leukotriene zu bilden, zum anderen hat man bei beiden Erkrankungen in Schleimhautbiopsien des Kolons erhöhte $LTB_4$-Spiegel entdeckt. Schließlich fand man in Tiermodellen der immunvermittelten Glomerulonephritis einen Zusammenhang zwischen $LTB_4$ und der glomerulären Infiltration und Degranulierung von Neutrophilen. Die Infusion von $LTB_4$ führt zu einer Abnahme des renalen Blutflusses und der glomerulären Filtrationsrate [Heller et al., 1998].

Tabelle 2.**6**  Pathologische Bedeutung der Leukotriene

| Leukotriene | Spezies | Krankheitszustand | Lokalisation |
|---|---|---|---|
| LTB$_4$ | Mensch | rheumatoide Arthritis, Gicht | Synovialflüssigkeit |
| | | Psoriasis | Hautläsionen |
| | | Colitis ulcerosa, Morbus Crohn | Darmmukosa |
| | | mesangioproliferative Nephritis | Niere |
| | Tier | immunogene Glomerulusschädigung | Niere |
| | Ratte | membranöse Nephropathie | Niere |
| | | nephrotoxische Serumnephritis | Niere |
| LTC$_4$ | Mensch | allergische Rhinitis | Nasallavage |
| LTE$_4$ (Urin) | Mensch | SLE | |
| Peptidoleukotriene | | immunogene Glomerulusschädigung | Niere |
| | Mensch | Psoriasis | Hautläsionen |
| | | Colitis ulcerosa, Morbus Crohn | Darmmukosa |
| | Maus | Lupusnephritis | Niere |

Die Cysteinyl-Leukotriene besitzen eine starke spasmogene Wirkung, vor allem an der glatten Atemwegsmuskulatur und am Gefäßsystem. Diese Mediatoren werden bei Asthmaanfällen, Entzündung, rheumatoider Arthritis und Überempfindlichkeitsreaktionen freigesetzt. Ihre bronchokonstriktorische Wirkung ist bei Anwendung als Aerosol beim Menschen mindestens 100-mal stärker als die von Histamin [McMillan et al., 1992]. Die Vasokonstriktion in der Magenschleimhaut führt zu einer deutlichen Durchblutungsminderung, was für die ulzerogene Wirkung der Cysteinyl-Leukotriene verantwortlich ist [Heller et al., 1998].

Tab. 2.**6** gibt einen Überblick über die Rolle der Leukotriene bei verschiedenen Krankheitszuständen.

In vielen Krankheitsmodellen ging die Hemmung der Leukotriensynthese mit einer Besserung des pathologischen Zustandes einher. Am Mausmodell der Lupusnephritis wurde eine signifikant erhöhte Leukotrienbildung festgestellt, deren Höhe dem funktionellen und histopathologischen Schweregrad der Nierenerkrankung proportional war. In diesem Modell führte die Rezeptorhemmung der Peptidoleukotriene zu einer signifikanten Besserung der renalen Hämodynamik [Langenbach et al., 1999 a]. An Rattenmodellen der membranösen Nephropathie [Rahman et al., 1988] und der nephrotoxischen Serumnephri-

tis [Lianos, 1988] fanden sich erhöhte renale LTB$_4$-Konzentrationen. Beim letztgenannten Modell verhinderte ein spezifischer LTD$_4$-Rezeptorantagonist die Verschlechterung der glomerulären Hämodynamik [Badr et al., 1988]. Bei der passiven Heymann-Nephritis erwies sich LTD$_4$ als Mediator der Proteinurie und einer gestörten glomerulären Hämodynamik [Katoh et al., 1993], seine Hemmung führte zu einer deutlichen Besserung der Proteinurie und der hämodynamischen Störungen. Am Modell der Cyclosporin-Nephrotoxizität waren Peptidoleukotriene an der Pathogenese der renalen Veränderungen beteiligt; die Blockade ihrer Rezeptoren verhinderte die funktionellen und strukturellen Nierenschäden [Butterly et al., 2000].

Zahlreiche experimentelle Daten stützen die Hypothese, dass die Cyclooxygenasehemmung durch NSAR nicht nur zu einer verminderten Bildung von vasodilatierenden und gastroprotektiven Prostaglandinen führt, sondern die Arachidonsäure auch in den 5-Lipoxygenaseweg umleitet, wodurch vermehrt Leukotriene bzw. Cysteinylleukotriene entstehen [Rainsford, 1987; Rainsford, 1993]. Dies führt zu einer Gefäßverengung in der Magenschleimhaut und einer vermehrten Bildung reaktiver Sauerstoffradikale aus der peroxidativen Spaltung der Hydroxyeicosatetraensäuren [Los et al., 1995], mit der Folge einer weiteren Schleimhautschädigung. In der

Tat ließ sich zeigen, dass die NSAR-induzierten Läsionen von Magen- und Darmschleimhaut durch gleichzeitige Verabreichung von 5-Lipoxygenasehemmern verhindert werden [Rainsford, 1987; Rainsford, 1993].

Die biologischen Eigenschaften der Leukotriene und ihre Bildung bei einer Vielzahl von Krankheiten lassen vermuten, dass Hemmstoffe der 5-Lipoxygenase (LOX-Hemmer) bei vielen allergischen und entzündlichen Zuständen wie Asthma, rheumatoide Arthritis, Colitis ulcerosa usw. eine therapeutische Bedeutung erlangen könnten.

## 2.7   Lipoxine

Lipoxine (LX) gehören zur Eicosanoid-Familie bioaktiver Lipidmediatoren und sind durch eine Trihydroxytetraenstruktur charakterisiert. Lipoxine werden im Säugerorganismus vor allem über interzelluläre Wechselwirkungen mittels transzellulärer Biosynthesewege gebildet; inzwischen weiß man, dass solche Mechanismen von großer Bedeutung für die Bildung und Synthesesteigerung von Lipidmediatoren sind [Serhan, 1997]. Die Lipoxine leiten sich wie die anderen Eicosanoide von der Arachidonsäure ab (Abb. 2.**9** und 2.**10**), die durch verschiedene Stimuli aus der Zellmembran freigesetzt wird. Es stehen drei Biosynthesewege zur Verfügung, die unabhängig

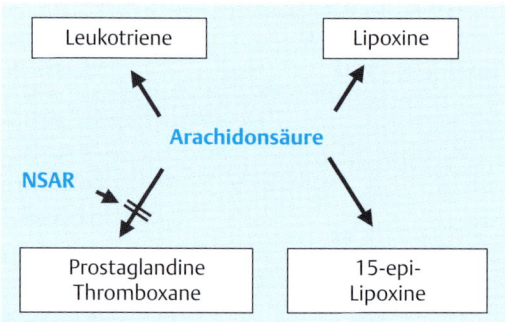

**Abb. 2.9** Nichtsteroidale Antirheumatika (NSAR) hemmen nur die Bildung von Prostaglandinen und Thromboxanen. Die Synthese von Leukotrienen und Lipoxinen aus der Arachidonsäure bleibt unbeeinflusst.

voneinander oder gemeinsam genutzt werden können:
– der 15-LOX-Syntheseweg,
– der 5-LOX- Syntheseweg,
– ein durch Acetylsalicylsäure gestarteter 15-epi-Lipoxin-Weg.

Schlüsselenzyme sind die Lipoxygenasen, die für die Synthese von zwei Lipoxinen, LXA$_4$ und LXB$_4$, verantwortlich sind. Auslöser für die Lipoxinbildung sind bestimmte Zytokine.

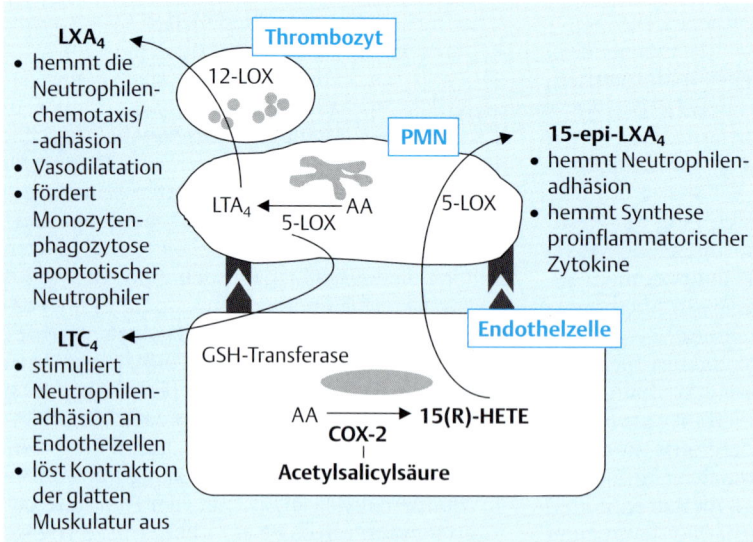

**Abb. 2.10** Transzelluläre Biosynthesewege der Lipoxine (LX) unter Beteiligung von Cyclooxygenasen und Lipoxygenasen aus Thrombozyten, Leukozyten (polymorphkernigen Zellen, PMN) und Endothelzellen (nach: Godson und Brady, 2000).

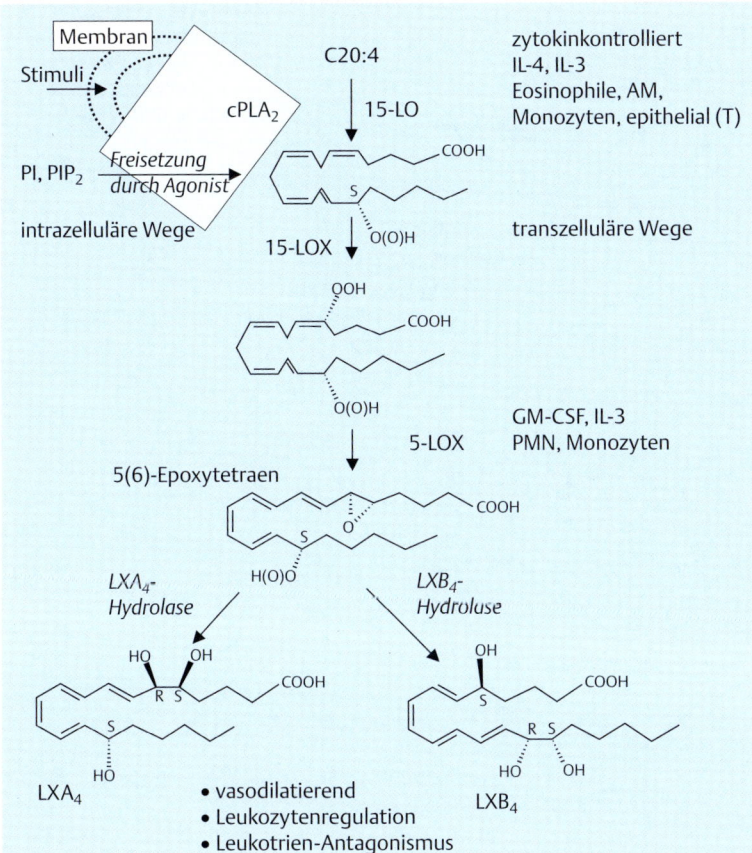

Abb. 2.**11** 15-Lipoxy-genase-Syntheseweg der Lipoxine (LX). Die Synthese kann in einem Zelltyp (intrazellulär) oder transzellulär ablaufen (nach: Serhan, 1997).

### 15-LOX-Syntheseweg

Dieser Syntheseweg (Abb. 2.**11**) wird durch 15-LOX katalysiert und ist immer dann von Bedeutung, wenn polymorphkernige Zellen (PMN) mit Schleimhautoberflächen in Wechselwirkung treten. Das Enzym fügt am Kohlenstoff 15 der Arachidonsäure molekularen Sauerstoff in das Molekül ein, wobei 15-HPETE und/oder 15 $S$ – HETE entstehen; diese Verbindungen sind Substrate der 5-LOX. Die genannten Reaktionen können alle innerhalb eines Zelltyps ablaufen, aber auch transzellulär. Anschließend wird das 5-LOX-Produkt rasch in ein 5,6-Epoxytetraen umgewandelt, das durch entsprechende Hydrolasen in LXA$_4$ und/oder LXB$_4$ überführt wird. Während der Biosynthese der Lipoxine wird die Leukotriensynthese auf der Ebene der 5-LOX blockiert [Claria et al., 1996], so dass die LT- und LX-Synthese in einem umgekehrt proportionalen Verhältnis zueinander stehen. Wenn also Neutrophile durch Umwandlung von 15-HETE Lipoxine bilden und freisetzen, steht die Leukotriensynthese still.

### 5-LOX-Syntheseweg (LTA$_4$-Route)

Dieser Syntheseweg beruht auf der 5-LOX in den menschlichen Neutrophilen und der 12-LOX, die in großen Mengen in den Thrombozyten vorkommt (Abb. 2.**12**) [Fiore und Serhan, 1990; Lindgren und Edenius, 1993]. Dieser Weg wird im Gefäßsystem vor allem dann eingeschlagen, wenn der Glutathiongehalt der Thrombozyten erschöpft ist. Zunächst setzt 5-LOX aus den Leukozyten LTA$_4$ frei, das anschließend von den Thrombozyten aus dem extrazellulären Raum aufgenommen und durch 12-LOX zu den Lipoxinen LXA$_4$ and LXB$_4$ umgewandelt wird. Die Thrombozyten können selbstständig keine Lipoxine bilden, sondern sind auf die Zusammenarbeit mit polymorphkernigen Zellen angewiesen [Serhan, 1997].

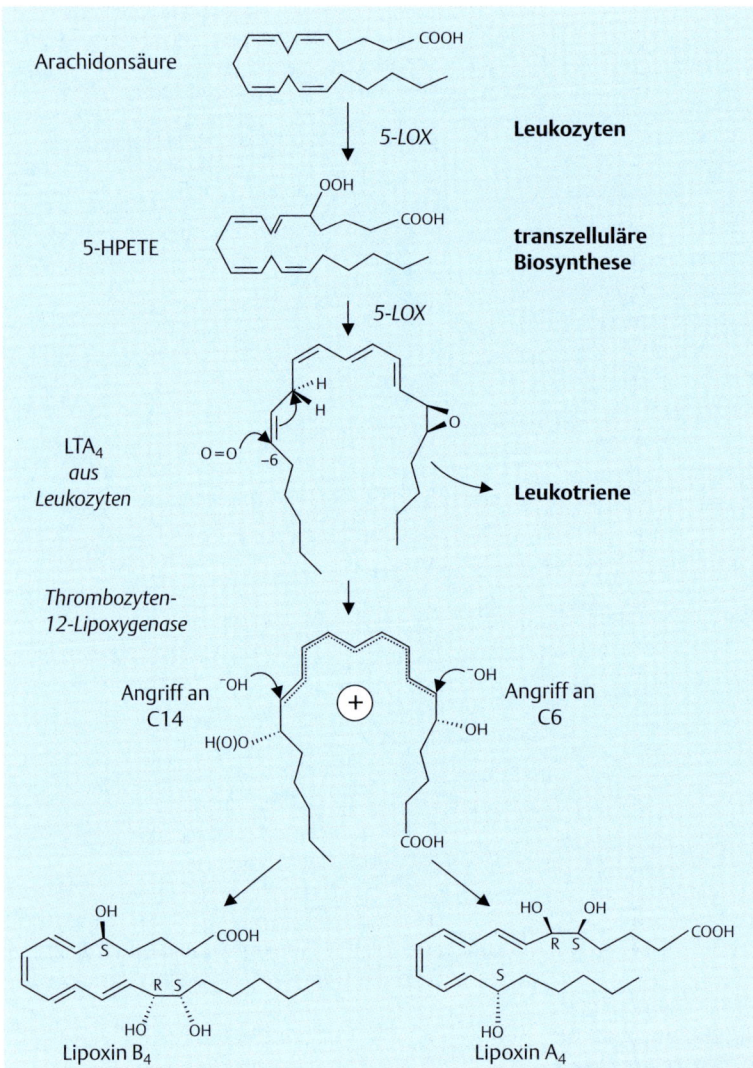

Abb. 2.**12** Transzelluläre Biosynthese der Lipoxine durch Wechselwirkung von 5-LOX und 12-LOX (nach: Serhan, 1997).

Beide bisher besprochenen Lipoxin-Synthesewege werden durch Acetylsalicylsäure und andere NSAR nicht gehemmt.

### Acetylsalicylsäure-getriggerter 15-epi-Lipoxin-Weg

Der dritte Syntheseweg der Lipoxine ist bedingt durch die Anwesenheit von Acetylsalicylsäure. Sie ist der Auslöser für die Bildung der so genannten acetylsalicylsäuregetriggerten Lipoxine (ATL). Auch diese Synthese ist abhängig von interzellulären Wechselwirkungen (Abb. 2.**13**). Die Koaktivierung von Neutrophilen und bestimmten mit

Acetylsalicylsäure behandelten Epithelzellen führt zur Bildung von 15-Epi-Lipoxinen, durch die die zellulären Interaktionen zwischen PMN und Endothelzellen sowie die epithelialen Zellfunktionen herunterreguliert werden [Serhan, 1995; Gewirtz et al., 1998].

Acetylsalicylsäure hemmt beide Cyclooxygenasen, COX-1 und COX-2, irreversibel durch Acetylierung. Während jedoch die acetylierte COX-1 inaktiv ist, besitzt die acetylierte COX-2 noch eine Restaktivität und verwandelt in Epithel- und Endothelzellen Arachidonsäure in 15-HETE, wobei sich in dieser Verbindung die Hydroxylgruppe an Position C15 in der *R*-Konfiguration befindet

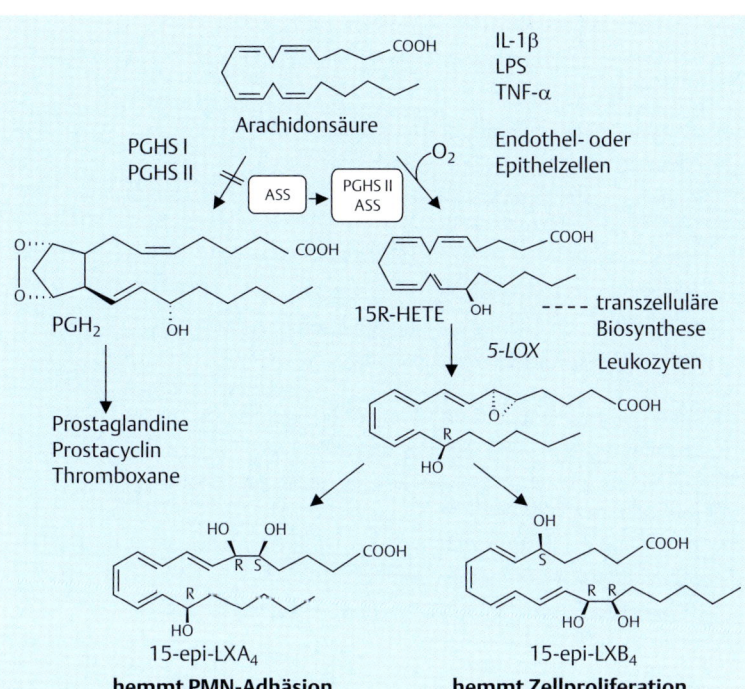

[Claria und Serhan, 1995; Mancini et al., 1997]. Dies ist das Ergebnis einer ungewöhnlichen L-förmigen Umknickung der Arachidonsäure im Substratkanal der COX-2 [Rowlinson et al., 2000], der bei diesem Isoenzym erweitert ist. 15 R-HETE wird anschließend freigesetzt und über transzelluläre Synthesewege durch adhäsive Leukozyten in die Lipoxine 15-epi-LXA₄ und 15-epi-LXB₄ umgewandelt. 15-epi-LXA₄ ist stärker und länger wirksam als LXA₄, da es weniger rasch metabolisch inaktiviert wird [Serhan, 1995]. 15-epi-LXB₄ scheint ein Proliferationshemmer zu sein [Claria et al., 1996]. Insgesamt könnte die durch Acetylsalicylsäure getriggerte Biosynthese von Lipoxinen zur antiinflammatorischen Wirkung dieser Substanz beitragen.

15 R-HETE kann auch durch P450-vermittelte Oxygenierung der nativen Arachidonsäure gebildet werden, d. h. die Synthese von 15-epi-Lipoxinen kann auch in Abwesenheit von Acetylsalicylsäure in Geweben stattfinden, die reich an P450 sind.

### Lipoxinbildung in vivo

Bei Erkrankungen des Menschen werden Lipoxine in den Atemwegen, in Niere, Gelenken, Leber und Blutgefäßen gebildet. In Tab. 2.7 sind (ohne Anspruch auf Vollständigkeit) einige pathologische Situationen aufgeführt, in denen Lipoxine in vivo gefunden wurden [Serhan, 1997]. Unter diesen klinischen Bedingungen sind Lipoxine wahrscheinlich leichter nachweisbar, da die Zy-

Tabelle 2.**7** Nachweis von Lipoxinen in vivo bei verschiedenen Krankheitszuständen

- Plaqueruptur bei Angioplastie
- Acetylsalicylsäure-Asthma
- Asthma bronchiale
- normaler Knochenmarkdefekt bei chronischer myeloischer Leukämie
- aktiviertes Vollblut
- Glomerulonephritis
- Sarkoidose
- Pneumonie
- Nasenpolypen
- rheumatoide Arthritis

Tabelle 2.**8**   Wirkungen der Lipoxine an menschlichen Leukozyten [Serhan, 1997]

| Lipoxin | Leukozytentyp | Wirkung |
|---|---|---|
| $LXA_4$ | PMN | Hemmung von Emigration, Transmission und Chemotaxis |
| | | Niederregulation von CD 11/18, $IP_3$, $Ca^{2+}$ |
| | | Hemmung von Interaktionen zwischen PMN und Endothelzellen und zwischen Epithelzellen |
| | Eosinophile | Hemmung der Chemotaxis (PAF, FMLP) |
| | NK-Zellen | Hemmung der Zytotoxizität |
| | Monozyten | Stimulation von Chemotaxis und Adhäsion |
| | | Stimulation myeloider Vorläuferzellen |
| $LXB_4$ | PMN | Hemmung von Emigration, Transmission und Chemotaxis |
| | | Niederregulation von CD 11/18, $IP_3$, $Ca^{2+}$ |
| | | Hemmung von Interaktionen zwischen PMN und Endothelzellen und zwischen Epithelzellen |
| | NK-Zellen | Hemmung der Zytotoxizität |
| | Monozyten | Stimulation von Chemotaxis und Adhäsion |
| | | Stimulation myeloider Vorläuferzellen |

PMN = polymorphkernige Zellen; NK-Zellen = natürliche Killerzellen

tokinproduktion und interzelluläre Wechselwirkungen besonders ausgeprägt sind.

### Wirkungen der Lipoxine

Lipoxine werden schnell gebildet, sie wirken vor Ort und werden rasch inaktiviert. Ihre Wirkung ist antiinflammatorisch. Lipoxine sind also körpereigene Entzündungshemmer, die bereits im Nanomolbereich selektiv und stereospezifisch die Motilität von PMN, Eosinophilen und Monozyten regulieren. Wahrscheinlich dienen sie als eine Art endogenes Stoppsignal für spezifische Leukozyten, die einem lokalen Entzündungsprozess entgegentreten [Serhan und Oliw, 2001]. Ihre Wirkung konstrastiert also mit der anderer Lipidmediatoren, die in erster Linie proinflammatorische Effekte vermitteln. Die Wirkungen der Lipoxine auf menschliche Leukozyten sind in Tab. 2.**8** und die möglichen systemischen antiinflammatorischen Wirkungen in Tab. 2.**9** aufgeführt.

Lipoxine wirken außerdem vasodilatierend und relaxierend an Aorta und Pulmonalarterie [Serhan, 1997]. Diese Wirkung ist endothelvermittelt und kann prostaglandinabhängig oder -unabhängig ablaufen. In bestimmten Geweben können Lipoxine beispielsweise die Bildung von Prostacyclin stimulieren, was zur Gefäßerweiterung führt [Brezinsky et al., 1989]. Diese prostanoidabhängigen Wirkungen lassen sich durch COX-Hemmer inhibieren [Dahlen et al., 1988]; sie zeigen, dass Lipoxine auch die Bildung anderer Mediatoren induzieren können.

Die Wirkungen der Lipoxine werden entsprechend den anderen Eicosanoiden über verschiedene Rezeptoren vermittelt.

## 2.8   5-LOX-Hemmung

Die biologischen Eigenschaften der Leukotriene und der Umstand, dass sie bei einer Vielzahl von pathologischen Zuständen gebildet werden, lassen für 5-Lipoxygenase-Inhibitoren (LOX-Hemmer) ein erhebliches therapeutisches Potenzial erwarten. Das gilt vor allem für allergische und entzündliche Erkrankungen wie Asthma bronchiale, rheumatoide Arthritis, Colitis ulcerosa usw.

Außerdem besteht offenbar die Gefahr, dass die Leukotrienbildung durch Hemmung der COX während einer Behandlung mit NSAR gesteigert wird, da in diesem Fall wie oben erwähnt die Arachidonsäure in den 5-LOX-Syntheseweg umgeleitet wird [Rainsford, 1987; Rainsford, 1993]. Es könnte daher von Interesse sein, auch diese Route zu blockieren, um unerwünschte Wirkungen an Magen, Darm und Niere zu verhindern.

Die Suche nach selektiven 5-LOX-Inhibitoren verlief insgesamt allerdings recht enttäuschend [McMillan und Walker, 1992; Steinhilber, 1999]. Diese Substanzgruppe wird eingeteilt in Redox-Inhibitoren, Eisen-Chelatbildner, kompetitive 5-LOX-Inhibitoren und FLAP-Inhibitoren.

**Redox-Inhibitoren.** Das aktive Zentrum der 5-LOX enthält ein Nichthäm-Eisen mit His-367, His-372, His-550 und dem carboxyterminalen Ile-673 als Liganden. Im Ruhezustand liegt das Eisen in der zweiwertigen Form vor. Bei Aktivierung der 5-LOX durch Hydroperoxid wird das Eisen zur dreiwertigen Form oxidiert, wodurch das Enzym in den Katalysezyklus eintreten kann. Das Nichthäm-Eisen-Zentrum wechselt während des Katalysezyklus zwischen der zwei- und dreiwertigen Form. 5-LOX und die entsprechenden Enzyme des Arachidonsäurestoffwechsels (COX) lassen sich durch Verbindungen mit niedrigem Redoxpotenzial hemmen. Solche „Redox-Inhibitoren", wie diese Verbindungen etwas ungenau genannt werden, besitzen, gemessen an ihrer COX-Hemmwirkung, nur eine geringe Selektivität zu 5-LOX. Außerdem sind sie trotz ihrer hohen In-vitro-Aktivität oft nur schwache Inhibitoren oder gänzlich unwirksam, wenn sie in vivo oral verabreicht werden. Prototypen dieser Wirkstoffklasse sind Phenidon und BW 755 C. Weitere Vertreter sind Indazolinonderivate wie ICI 207 968, das neben einer hohen Selektivität für den 5-LOX-Stoffwechselweg auch eine gute In-vivo-Wirkung besitzt ($ED_{50}$ = 3 mg/kg) [Bruneau et al., 1991]. Aber auch natürlich vorkommende Substanzen wie Coumarine (z. B. Esculetin) und Flavonoide (z. B. Cirsiliol) sind Redox-Inhibitoren.

Diese Redox-Inhibitoren können allerdings auch leicht mit anderen biologischen Redoxsystemen in Wechselwirkung treten. Eine der daraus resultierenden Nebenwirkungen besteht in der Bildung von Methämoglobin, auch werden viele Redoxenzyme der Leber beeinflusst.

**Eisen-Chelatbildner.** Auch Substanzen, die mit Eisen Chelatkomplexe bilden, sind Hemmstoffe der 5-LOX. Einer der stärksten Metallliganden ist die Hydroxamsäure-Gruppe. Die Hydroxamsäuren und ihre Abkömmlinge, die N-Hydroxyharnstoffe (Zileuton; ABT-761), weisen eine mäßige (10–40fache) inhibitorische Selektivität für die 5-Lipoxygenase in Relation zu den Cyclooxygenasen auf [Carter et al., 1991; Jackson et al., 1988].

**Tabelle 2.9** Postulierte antiinflammatorische Wirkungen der Lipoxine in vivo [Serhan, 1997]

| Lipoxin | Wirkung |
|---|---|
| $LXA_4$ | Hemmung der Bronchokonstriktion beim Asthma bronchiale |
| | Hemmung der PMN-Diapedese aus den postkapillaren Venolen |
| | Hemmung des PMN-Eintritts in entzündetes Nierengewebe |
| | Regulation der $LTB_4$-vermittelten allergischen Spätreaktion |
| | Antagonist der $LTD_4$-Wirkungen auf die renale Hämodynamik |
| $LXB_4$ | schlaffördernde Wirkung |

Zileuton führt zu einer signifikanten Besserung der allergisch bedingten nasalen Kongestion. Es hemmt bei Patienten mit allergischer Rhinitis nach Provokation mit spezifischen Allergenen selektiv die Leukotrienfreisetzung in die nasale Lavageflüssigkeit [Knapp, 1990]. In anderen Untersuchungen dagegen, bei rheumatoider Arthritis und Colitis ulcerosa, zeigte sich für die Substanz kein signifikanter Unterschied zu Plazebo [Weinblatt et al., 1992; Collawn et al., 1992; Hawkey et al., 1997].

5-LOX-Inhibitoren, die keine redox- oder chelatbildenden Eigenschaften besitzen, entfalten ihre Hemmwirkung aufgrund enantiospezifischer Wechselwirkungen mit dem Enzym. Das Methoxyalkylthiazol ICI 211965 ist ein wirksamer Inhibitor der 5-Lipoxygenase und hemmt nicht die Cyclooxygenasen [Bird et al., 1991; McMillan et al., 1991]. Das Derivat ICI-D 2138 (ZD2138) ist mindestens 10-mal wirksamer ($ED_{50}$ ex vivo für die 5-LOX-Hemmung = 1 mg/kg nach oraler Verabreichung), und selbst in Konzentrationen, die 20 000-mal höher lagen als die wirksame 5-LOX-Hemmkonzentration, war keine COX-Hemmwirkung feststellbar [McMillan und Walker, 1992]. Andere, weniger wirksame 5-Lipoxygenase-Inhibitoren dieser Wirkstoffklasse sind REV 5901 und WY 50295 [McMillan und Walker, 1992; Kreft et al., 1991].

**FLAP-Inhibitoren.** MK-591, ein Hemmstoff von FLAP, führte bei Patienten mit Glomerulonephritis zu einer Verringerung der Proteinurie, indem es die Selektivität der Glomeruli für die Größe der filtrierten Moleküle wiederherstellte [Gusch et al., 1999]. In einer anderen Studie an

Patienten mit Colitis ulcerosa hemmte MK-591 die Leukotrien-Biosynthese, während sich die klinische Wirkung nicht signifikant von Plazebo unterschied [Roberts et al., 1997].

Alle diese Studien scheinen darauf hinzudeuten, dass die alleinige Anwendung von 5-LOX-Inhibitoren bei entzündlichen Erkrankungen keine ausreichende therapeutische Wirkung zeigt; eine Ausnahme ist das Asthma, bei dem eine Synergie von antiinflammatorischer und bronchospasmolytischer Wirkung dieser Pharmaka zu beobachten ist.

Aufgrund dieser Erkenntnisse erscheint es besonders erfolgversprechend, Wirkstoffe zu entwickeln, die beide Hauptwege des Arachidonsäurestoffwechsels hemmen können.

## 2.9 Zytokine

Zytokine sind Proteine bzw. Glykoproteine, die in vier große Gruppen, die Interferone, die Wachstumsfaktoren, die Interleukine und die Chemokine eingeteilt werden können. Sie bilden ein großes, teilweise redundantes Netzwerk an Transmittern mit unterschiedlichster Wirkung. Sie spielen eine wichtige Rolle bei der Abwehr von Viren, bei der Differenzierung von Leukozyten, bei der Chemotaxis und als Mediatoren in Entzündungsprozessen. Zytokine wirken aufgrund ihrer chemischen Instabilität parakrin oder autokrin. Sie binden an spezifische Rezeptoren und können so eine zelluläre Antwort auslösen. Besonders wichtige proinflammatorische Zytokine sind TNF-$\alpha$ und IL-1$\beta$; diese sollen im Folgenden näher beschrieben werden.

Die Pathophysiologie entzündlicher Vorgänge kann vereinfacht als Gleichgewichtsverschiebung zwischen pro- und antiinflammatorischen Zytokinen beschrieben werden. Abb. 2.**14** zeigt ein vereinfachtes Modell eines möglichen Pathomechanismus für die rheumatoide Arthritis (RA) [Greim, 2002; Kotschenreuther, 2002].

Das krankhafte Geschehen beginnt mit dem Eindringen von antigenaktivierten T-Lymphozyten in die Synovialmembran. Die Interaktion dieser T-Zellen mit Monozyten, Makrophagen und synovialen Fibroblasten führt über die Freisetzung des Zytokins Interleukin-1 (IL-1) zu einer gegenseitigen Aktivierung, die den Prozess nicht nur unterhält, sondern verstärkt. Neben IL-1 werden von diesen Zellen noch Interleukin-6 (IL-6)

und der Tumornekrosefaktor $\alpha$ (TNF-$\alpha$) gebildet. IL-1 aktiviert außerdem verschiedene Metalloproteinasen, die die chondrolytischen und osteolytischen Effekte vermitteln, während TNF-$\alpha$ die Bildung von Prostaglandinen stimuliert und damit den Entzündungsprozess unterhält. Sowohl TNF-$\alpha$ als auch IL-1 sind zudem in der Lage, die Bildung von Inhibitoren der Matrixmetalloproteinasen zu hemmen, und sie unterstützen auf diesem Wege indirekt die Knorpelschädigung. Die Zytokine fördern weiterhin die Expression von Adhäsionsmolekülen an der dem Gefäßlumen zugewandten Zellmembran. Dies ermöglicht das Anheften von vorbeifließenden Lymphozyten an die Endothelzellen der Gefäße und damit das vermehrte Eindringen dieser Zellen in das Synovialgewebe [Otter et al., 1997]. Des Weiteren induzieren Zytokine viele wichtige Enzyme und Mediatoren im Rahmen des Entzündungsgeschehens.

Klinische Befunde weisen auf eine zentrale Rolle von TNF-$\alpha$ und IL-1 bei der RA hin. So können in der Synovialflüssigkeit von RA-Patienten TNF-$\alpha$ und IL-1 nachgewiesen werden [Houssiau, 1995]. Bei Patienten mit aktiver RA sind sowohl die Serum- als auch die Synovialkonzentrationen beider Zytokine erhöht. Außerdem stützen viele experimentelle Daten die Bedeutung der Zytokine TNF-$\alpha$ und IL-1$\beta$ als wichtige Entzündungsmediatoren bei der RA [Saxne et al., 1988; Chikanza et al., 1995].

### Interleukin-1

Interleukin-1 wird in zwei unterschiedlichen Formen im menschlichen Organismus gebildet. IL-1$\alpha$ und IL-1$\beta$ werden unter physiologischen Bedingungen im Verhältnis 1 : 10 gebildet. Beide IL-1-Formen binden an denselben Rezeptor und unterscheiden sich kaum in ihren physiologischen und pathophysiologischen Funktionen. Die Homologie zwischen IL-1$\alpha$ und IL-1$\beta$ auf Proteinebene beträgt 26 %.

IL-1 wird infolge einer Stimulation durch bakterielle Antigene (LPS), andere Zytokine, aktivierende Komplementfaktoren, UV-Strahlung und Zellschädigung von Monozyten, Makrophagen, Endothelzellen und vielen anderen Zellen synthetisiert. IL-1$\alpha$ und IL-1$\beta$ werden auf Chromosom 2 q13 kodiert und werden zunächst als 31 kDa bzw. 33 kDA Precursor-Proteine gebildet. Während die 31 kDa Precursor-Form von IL-1$\alpha$ bereits biologische Aktivität besitzt, ist pro-IL-1$\beta$ biologisch inaktiv, da pro-IL-1$\beta$ nicht an IL-1-Re-

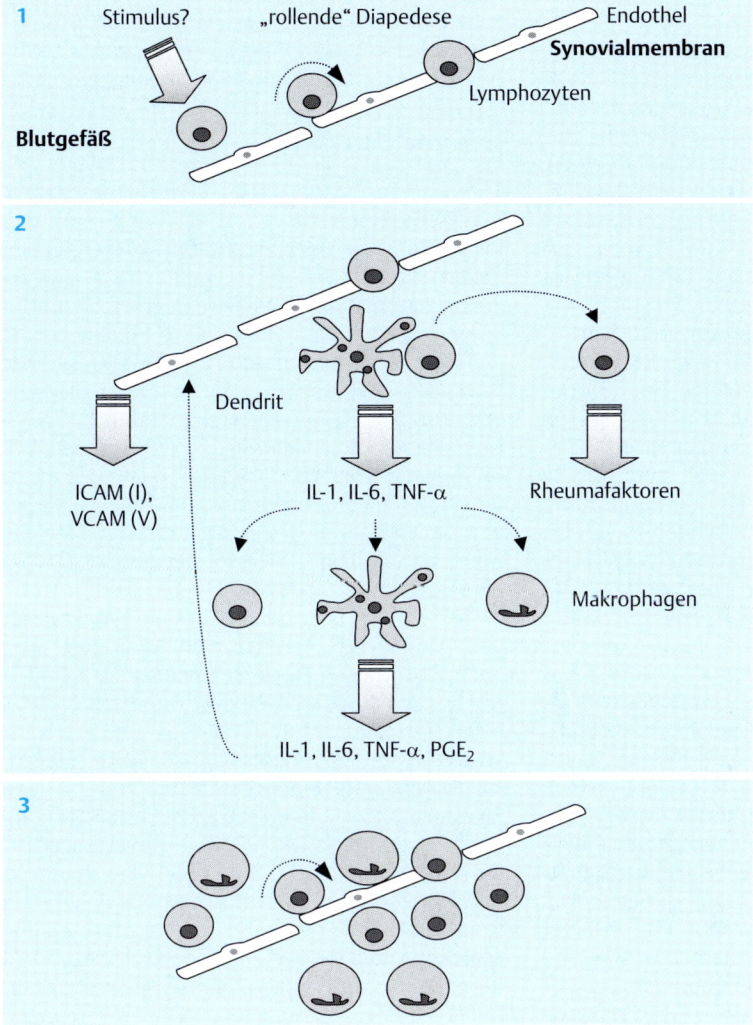

Abb. 2.**14** Schematische Darstellung des hypothetischen Pathomechanismus der rheumatoiden Arthritis.

zeptoren binden kann [Mosley et al., 1987]. Pro-IL-1β muss, um biologische Aktivität zu erlangen, durch die Cysteinprotease Caspase-1 (ICE, interleukin-1 converting enzyme) in die 17,5 kDa-Form überführt werden [Thornberry et al., 1992; Cerretti et al., 1992]. ICE wird als 45 kDa Propolypeptid gebildet, das durch proteolytische Spaltung in eine 10 kDa- und eine 20 kDa-Untereinheit gespalten wird [Thornberry et al., 1992; Ayala et al., 1994]. Die aktive Form von ICE stellt ein Heterotetramer aus je zwei 10 kDa- und zwei 20 kDa-Untereinheiten dar [Wilson et al., 1994]. Der Aktivierungsmechanismus für die proteolytische Spaltung von pro-Caspase-1 ist im Detail noch nicht eindeutig geklärt. Involviert sind ei-

nerseits andere Caspasen und andererseits rezeptorassoziierte zytosolische Komplexe und andere zytosolische Adaptorproteine (z.B. APAF-1).

Pro-IL-1α wird nicht durch ICE in IL-1α (17 kDa) überführt [Howard et al., 1991]. Pro-IL-1α wird vermutlich durch calpainartige Proteasen proteolytisch gespalten [Carruth et al., 1991]. Lokalisiert sind beide Precursor-Formen von IL-1 im Zytoplasma der Zellen. Während IL-1β unmittelbar nach Spaltung in die aktive 17,5-kDa-Form durch die Membran der Zellen hindurch in den extrazellulären Raum sezerniert wird, findet sich IL-1α auch intrazellulär im Zytosol der Zellen. An der Sekretion von IL-1β sind neben verschiedenen extrazellulären Enzymen [Dinarello, 1996] auch ABC-(ATP binding cassette-)Transporter beteiligt [Hamon et al., 1997].

IL-1α und IL-1β binden an spezifische IL-1-Rezeptoren. Bisher sind 2 verschiedene IL-1-Rezeptoren, IL-1RI und IL-1RII, identifiziert. Sie gehören zum Typ IV der Zytokinrezeptorfamilie. Humaner IL-1RI ist auf Astrozyten, Chondrozyten, Fibroblasten, Keratinozyten, Endothelzellen und T-Zellen exprimiert. IL-1RI ist ein aus 552 Aminosäuren bestehendes, 80 kDa großes Transmembran-Glykoprotein. IL-1RII, ein aus 385 Aminosäuren bestehendes 60–68-kDa-Glykoprotein, ist auf B-Zellen, Keratinozyten, Monozyten, Neutrophilen und T-Zellen lokalisiert. Beide Rezeptoren weisen jedoch nur eine Homologie von 28 % der Aminosäuren auf. Insbesondere unterscheiden sie sich in den zytosolischen Domänen. IL-1RI besitzt eine 213 Aminosäure große zytosolische Domäne, die von IL-1RII ist nur 29 Aminosäuren kurz. Beide Rezeptoren unterscheiden sich in ihrer Bindungsaffinität für IL-1α und IL-1β [Dower et al., 1992]. IL-1α bindet bevorzugt an IL-1RI, IL-1β weist größere Affinität für IL-1RII auf. IL-1RII scheint ein IL-1-aktivitätsreduzierender Rezeptor zu sein, während IL-1RI in Signaltransduktionswege involviert ist [Sims et al., 1993; Sims et al., 1994; Colotta et al., 1994]. Essenziell für die Aktivierung des Signaltransduktionswegs über IL-1RI scheint ein Komplex aus IL-1, IL-1RI und ILRAcP zu sein. IL-1RAcP (IL-1 Receptor Accessory Protein) ist ein Transmembran-Glykoprotein, welches nur mit IL-1RI interagiert. Für die Signaltransduktion bindet zunächst IL-1 an den IL-1RI, anschließend wird IL-1RAcP rekrutiert [Volpe et al., 1997]. Dieser Komplex führt anschließend zur Aktivierung von intrazellulären Signaltransduktionskaskaden, wie z. B. des p38-MAP-Kinase-Signaltransduktionsweges. Neben den membrangebundenen IL-1-Rezeptoren können im Serum auch lösliche IL-1RI und IL-1RII nachgewiesen werden [Svenson et al., 1993]. Diese gehen durch proteolytische Spaltung aus IL-1RI und IL-1RII hervor.

Die biologischen Aktivitäten von IL-1α und IL-1β sind sehr ähnlich. IL-1 induziert die Synthese von Akute-Phase-Proteinen und wirkt als endogenes Pyrogen. Von besonderer Bedeutung ist, dass IL-1 zusammen mit TNF-α maßgeblich an der Entstehung und Aufrechterhaltung chronisch entzündlicher Erkrankungen wie rheumatoider Arthritis beteiligt ist. IL-1 steigert die Expression weiterer proinflammatorischer Zytokine wie IL-6 und IL-8, aktiviert die Bildung von Metalloproteinasen wie Stromelysin und die Expression von Adhäsionsproteinen (ICAM, VCAM) in Endothelzellen. IL-1 aktiviert den Arachidonsäurestoffwechsel in Makrophagen und Synovialzellen und somit die Freisetzung von Prostaglandinen.

### Tumornekrosefaktor

Tumornekrosefaktor (TNF) gehört zur Gruppe der Zytotoxine. TNF ist an der Zerstörung von körperfremden oder entarteten körpereigenen Zellen direkt oder durch Aktivierung anderer Zellen beteiligt. TNF existiert in einer α- und in einer β-Form. TNF-α und TNF-β binden an die gleichen Rezeptoren und weisen das gleiche Wirkungsspektrum auf. Die dreidimensionale Struktur beider TNF-Formen ist ähnlich, TNF-α und TNF-β sind jedoch nur zu 30% homolog. Der Bildungsort von TNF-α und TNF-β ist gleich, beide Zytokine werden jedoch von zwei verschiedenen Genen kodiert. TNF-α ist wahrscheinlich das für entzündliche Prozesse bedeutendere von beiden.

TNF-α wird nach Stimulation von Makrophagen, Monozyten, T-Zellen und NK-Zellen, aber auch Endothelzellen und Fibroblasten gebildet. Als Stimuli fungieren Lipopolysaccharide (LPS), Viren, Pilze, IL-1 und autokrines TNF-α. TNF-α wird zunächst als membranassoziiertes Precursor-Protein mit einem Molekulargewicht von 26 kDa gebildet und im intrazellulären Raum akkumuliert. Mittels TACE (TNF-α converting enzyme) [Black et al., 1997] wird pro-TNF-α in die aktive 17-kDa-Form überführt und aus den Zellen freigesetzt. TACE ist eine membrangebundene Metalloproteinase, die zur Gruppe der ADAM-(a disintegrin and metalloprotease-)Proteinasefamilie gehört. Extrazellulär liegt TNF-α meist als nichtglykosyliertes, nicht kovalent gebundenes Trimer vor, der aktivsten Form von TNF-α.

TNF-α bindet wie TNF-β an TNF-spezifische Rezeptoren, die ubiquitär im Organismus vorkommen. Es existieren zellständige Rezeptoren für TNF (TNF-RI Rezeptor, 55 kDA, und TNF-RII Rezeptor mit 75 kDA) und lösliche TNF-Rezeptoren (sTNF-RI und sTNF-RII). Lösliche TNF-Rezeptoren haben den gleichen Aufbau wie die extrazellulären Domänen zellständiger TNF-Rezeptoren. Nach Binden von TNF an Rezeptoren folgt die rasche Internalisierung des TNF-Rezeptor-Komplexes und der intrazelluläre Abbau.

TNF-α ist an der Abwehr von Infektionen und der Verstärkung der Entzündungsreaktion beteiligt und beeinflusst die Wundheilung. TNF-α ist für die normale humorale und zelluläre Immun-

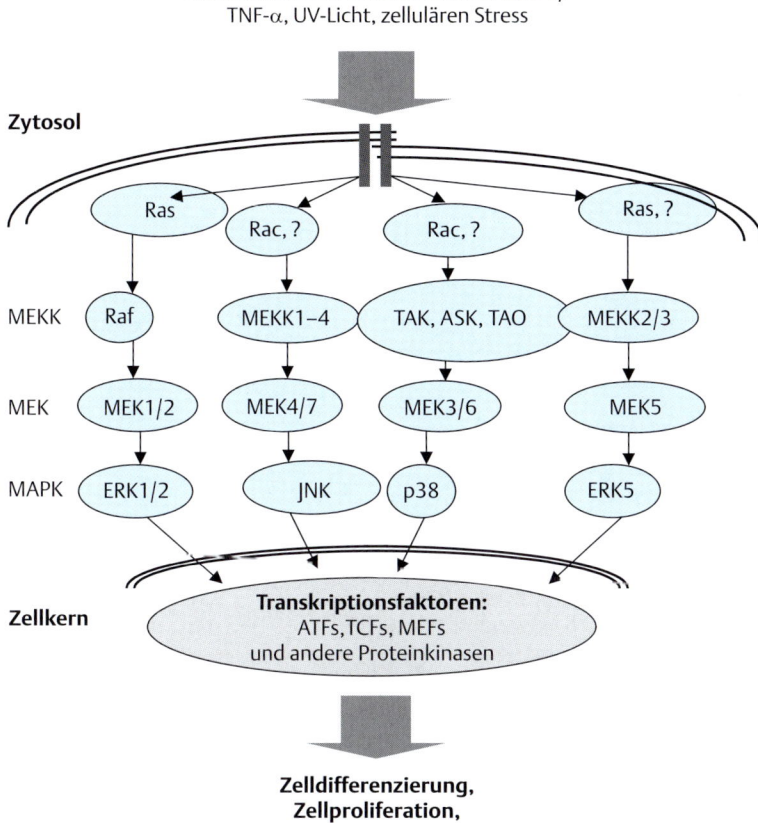

extrazelluläre Stimulation durch LPS, IL-1β
TNF-α, UV-Licht, zellulären Stress

**Zytosol**

Ras · Rac, ? · Rac, ? · Ras, ?

MEKK · Raf · MEKK1–4 · TAK, ASK, TAO · MEKK2/3

MEK · MEK1/2 · MEK4/7 · MEK3/6 · MEK5

MAPK · ERK1/2 · JNK · p38 · ERK5

**Zellkern**

**Transkriptionsfaktoren:**
ATFs, TCFs, MEFs
und andere Proteinkinasen

**Zelldifferenzierung,
Zellproliferation,
Apoptose, zelluläre Antworten**

Abb. 2.**15**   Übersicht der verschiedenen MAP-Kinase-Signaltransduktionswege.

antwort unbedingt notwendig. Im Mittelpunkt des Interesses steht die Einbindung in Autoimmunerkrankungen wie beispielsweise multiple Sklerose und RA [Moreland, 2001], aber auch Kachexie [Torti et al., 1985] und LPS-induzierter septischer Schock [Suitters et al., 1994]. Bei diesen Erkrankungen scheint TNF-α eine Schlüsselrolle zu spielen.

Von besonderer Bedeutung ist bei der RA:
- die Aktivierung des Arachidonsäurestoffwechsels,
- die Stimulation der Biosynthese proinflammatorischer Zytokine wie IL-1, IL-6 und TNF-α,
- die Induktion der Biosynthese von Kollagenasen in Endothelzellen und Synovialzellen, die den Knochen-, Gewebe- und Knorpelabbau verursachen,
- die Stimulation der Expression von Adhäsionsmolekülen wie VCAM, ICAM, Selektinen und Integrinen auf Endothelzellen.

### MAP-Kinasen

Mitogenaktivierte Protein-Kinasen (MAP-Kinasen) regulieren die verschiedensten zellulären Prozesse wie Embryogenese, Zelldifferenzierung, Zellproliferation, Zelltod, Homöostase und zelluläre Antworten [Chen et al., 2001].

Derzeit sind drei verschiedene MAP-Kinase-Kaskaden in Säugetierzellen ausführlich beschrieben und untersucht worden: der durch die extrazelluläre signalregulierte Kinase (ERK1/2) vermittelte Signaltransduktionsweg, der durch die c-Jun N-terminale Kinase (JNK) vermittelte Signaltransduktionsweg und der p38-MAP-Kinase-Signaltransduktionsweg. Hinzu kommen die bislang wenig untersuchten ERK3-, ERK5- und ERK7-Signaltransduktionswege.

Die verschiedenen MAP-Kinase-Signaltransduktionswege sind in vergleichbarer Weise aufgebaut. Eine Übersicht bietet Abb. 2.**15**.

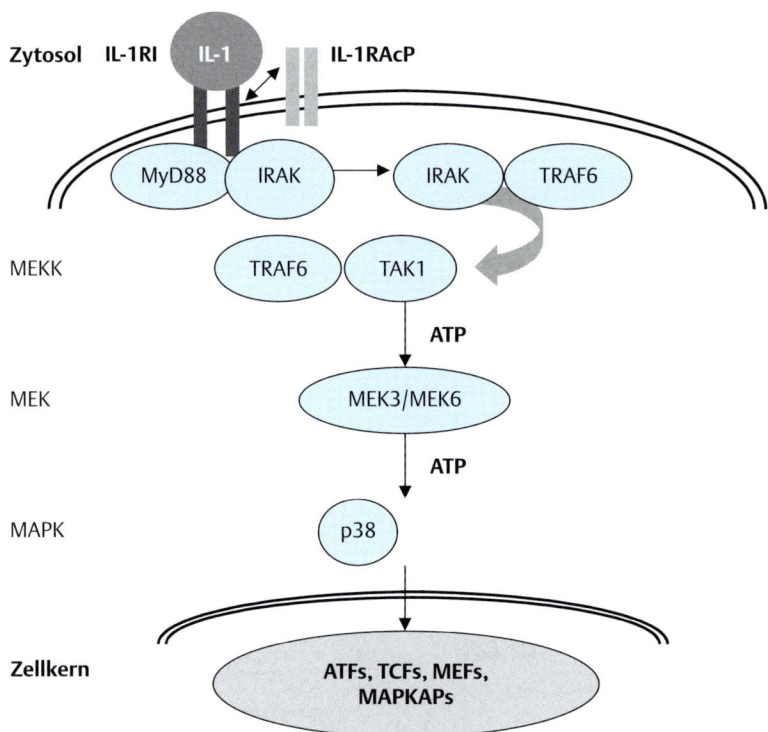

Die Aktivierung von MAP-Kinasen erfolgt durch Proteinkinase-Kaskaden, die mindestens zwei weitere Kinasen enthalten. Die Regulation der Aktivität von MAP-Kinasen erfolgt durch ihren Phosphorylierungsstatus. Bei der Aktivierung der MAP-Kinasen kommt es zur Phosphorylierung an Tyrosin und Threonin [Payne et al., 1991; Robbins et al., 1993]. Aktivierte MAP-Kinasen aktivieren ihrerseits durch Phosphorylierung beispielsweise nachgeschaltete Kinasen und Transkriptionsfaktoren. Inaktiviert werden MAP-Kinasen durch Serin/Threoninphosphatasen, Tyrosinphosphatasen und duale Phosphatasen, die beides dephosphorylieren [Lewis et al., 1998; Cobb, 1999].

Der für die Bildung von proinflammatorischen Zytokinen und das Fortschreiten chronisch entzündlicher Erkrankungen wie rheumatoider Arthritis bedeutendste Pfad ist der p38-MAP-Kinase-Signaltransduktionsweg.

Von p38-MAP-Kinase sind derzeit vier Subtypen bekannt: p38$\alpha$, p38$\beta$, p38$\delta$ und p38$\gamma$. Diese Subtypen besitzen unterschiedliche Homologie zu anderen MAP-Kinasen. p38 $\alpha$-MAP ist zu 50 % homolog mit ERK2, während p38$\beta$, p38$\delta$ und p38$\gamma$ nur zu 47–42 % homolog mit ERK2 sind.

Auch innerhalb der Subtypen der p38-MAP-Kinase ist die Sequenzhomologie sehr unterschiedlich. p38$\beta$, p38$\gamma$ und p38$\delta$ sind nur zu 75 %, 62 % und 64 % mit p38$\alpha$ identisch. p38$\alpha$ und p38$\beta$ werden ubiquitär im menschlichen Organismus exprimiert. p38$\gamma$ kommt in der Skelettmuskulatur vor [Lechner et al., 1996], p38$\delta$ kann in Lungengewebe, Niere und endokrinen Organen nachgewiesen werden [Hu et al., 1999]. Aufgrund der unterschiedlichen Expressionsorte, verschiedener Aktivierungswege und ihrer Substratspezifität unterscheiden sich p38$\alpha$, p38$\beta$, p38$\gamma$ und p38$\delta$ in ihrer physiologischen Funktion. Beispielsweise vermittelt p38$\alpha$ spezifisch die LPS-induzierte Bildung von TNF-$\alpha$ und Adhäsionsmolekülen und die Aktivierung von NF-$\kappa$B [Nick et al., 1999]. p38$\beta$ ist an der hypertrophischen Reaktion in Kardiomyozyten beteiligt [Wang et al., 1998]. Die unterschiedlichen Isoenzyme der p38-MAP-Kinase besitzen aber gleichzeitig wie auch andere MAP-Kinasen überlappende physiologische Funktionen.

p38-MAP-Kinase kann sowohl im Zytoplasma als auch im Zellkern nachgewiesen werden [Raingeaud et al., 1995]. Untersuchungen von Lee et al. (2000) am Gehirn von Mäusen zeigen,

Tabelle 2.**10**    Die vier bekannten Klassen von Matrixmetalloproteinasen

| Gruppe | Name | Molekular-gewicht, kDa | | Substrat |
|---|---|---|---|---|
| 1 | *Interstitielle Kollagenase* | 48/42 | aktiv | Kollagen Typ I, II, III, VII, X |
| | MMP-1 (EC 3. 4. 24.7) | 57/52 | sezerniert | Gelatinen |
| | Typ-I-Kollagenase | | | |
| | Fibroblasten-Kollagenase | | | |
| | *PMN-Kollagenase* | 65 | aktiv | Kollagen Typ I, II, III |
| | MMP-8 | 75 | sezerniert | |
| 2 | *72-kDa-Gelatinase* | 66 | aktiv | Gelatine Typ I |
| | MMP-2 | 72 | sezerniert | Kollagen Typ IV, V, VII, X |
| | Typ-IV-Kollagenase | | | Fibronectin, Elastin |
| | *92-kDa-Gelatinase* | 84 | aktiv | Gelatine Typ I, V |
| | MMP-9 | 92 | sezerniert | Kollagen Typ IV, V |
| | Typ-V-Kollagenase | | | |
| 3 | *Stromelysin-1* | 50/48 | aktiv | Proteoglykan, Fibronectin |
| | MMP-3 (EC 3.4.24.17) | | | Laminin |
| | Transin | 60/57 | sezerniert | Gelatine Typ I, III, IV, V |
| | Proteoglykanase | | | Kollagen Typ III, IV, V, IX |
| | Prokollagen-Aktivator | | | Prokollagen, Prokollagenase |
| | Kollagenase-Aktivator-Protein | | | Elastin (schwach) |
| | *Stromelysin-2* | 47 | aktiv | Gelatine Typ I, III, IV, V |
| | MMP-10 | 53 | sezerniert | Kollagen Typ III, IV, V (schwach) |
| | Transin-2 | | | Prokollagenase, Fibronectin |
| 4 | *Uterus-MMP* | 21/19 | aktiv | Gelatine Typ I, III, IV, V |
| | PUMP-1 | 28 | sezerniert | Proteoglykan |
| | MMP-7 | | | Prokollagenase, Fibronectin |

dass die unterschiedliche zelluläre Lokalisation der Subtypen von p38-MAP-Kinase mitverantwortlich ist für die unterschiedlichen physiologischen Funktionen der Subtypen.

Die p38-MAP-Kinase-Kaskade wird wie alle anderen Kinase-Kaskaden durch extrazelluläre Signale aktiviert. Die effektivsten Stimuli sind proinflammatorische Zytokine wie IL-1 und TNF-$\alpha$ sowie bakterielle Endotoxine [Nick et al., 1999; Kanakaraj et al., 1998; Liu et al., 1996]. Auch verschiedene physikalische und chemische Reize wie oxidativer Stress [Brewster et al., 1993], osmotischer Schock oder UV-Licht [Hazzalin et al., 1996] aktivieren den p38-MAP-Kinase-Signaltransduktionsweg (Abb. 2.**16**).

Exemplarisch für die verschiedenen Stimuli wird an dieser Stelle die Aktivierung des p38-MAP-Kinase-Signaltransduktionswegs durch IL-1 näher beschrieben. IL-1 bindet an IL-1-Rezeptoren an der Zelloberfläche. Daraufhin wird IL-1RAcP rekrutiert. Es bildet sich ein Komplex aus IL-1, IL-1RI und IL-1RAcP. Hierdurch wird im Zellinneren die IL-1-rezeptorassoziierte Kinase (IRAK) aus dem Komplex Rezeptor-IRAK-MyD88 freigesetzt. IRAK bindet nun an den TNF-rezeptorassoziierten Faktor 6 (TRAF6). Daraus resultiert eine Interaktion zwischen TRAF 6 und TAK-1. TAK-1 phosphoryliert seinerseits MEKs und reguliert somit p38-MAP-Kinase [Kanakaraj et al., 1998; Muzio et al., 1997; Burns et al., 1998].

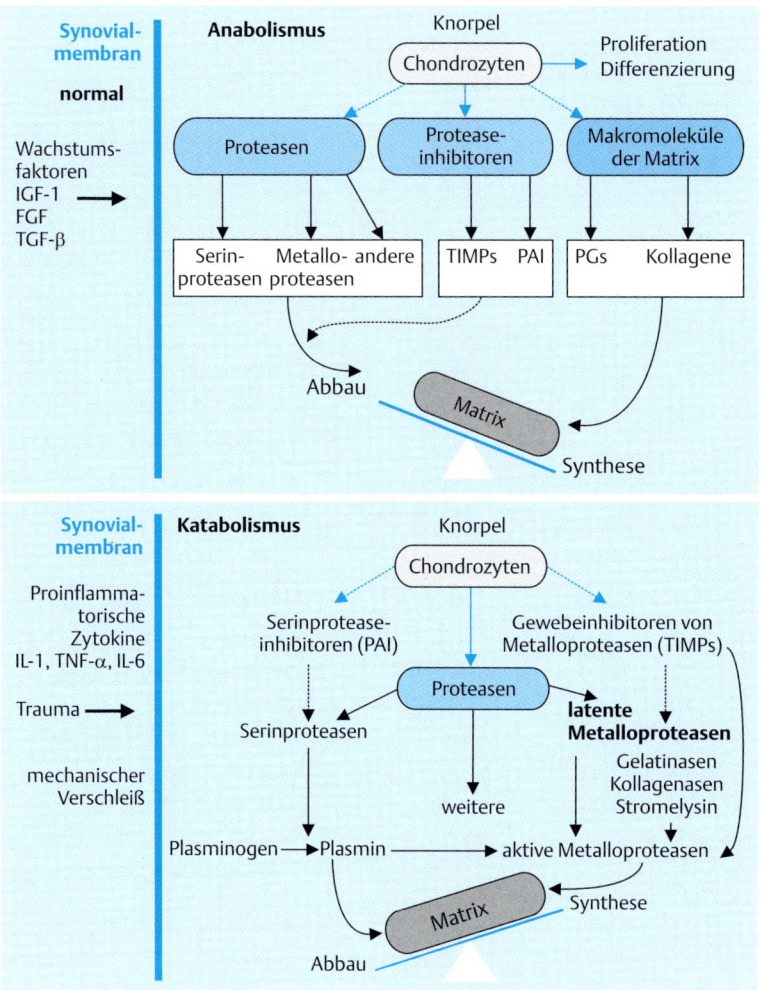

Abb. 2.**17** Das Matrix-Remodelling ist ein Gleichgewicht zwischen Aufbau und Abbau des Knorpels. Je nach Überwiegen anaboler (**a**) oder kataboler (**b**) Faktoren kann sich dieses Gleichgewicht in die eine oder andere Richtung verschieben.

Die Aktivierung des p38-MAP-Kinase-Signaltransduktionswegs führt zur Phosphorylierung einer Vielzahl verschiedener Faktoren. Verschiedene zytosolische Proteine, z.B. zytosolische Phospholipase A$_2$ (cPLA$_2$) [Kramer et al., 1996], werden durch Phosphorylierung durch p38-MAP-Kinase aktiviert. p38-MAP-Kinase phosphoryliert und steigert somit die Aktivität einer Vielzahl von Transkriptionsfaktoren wie ATF1/2 [Hazzalin et al., 1996], NF-κB [Huang et al., 1998], CHOP und MAX. p38 reguliert die AP-1-Aktivität durch Induktion von c-jun und c-fos und aktiviert weitere Proteinkinasen wie MAP-KAP-Kinase 2, 3, 5, die ihrerseits wiederum Transkriptionsfaktoren phosphorylieren. Des Weiteren reguliert p38-MAP-Kinase die Genexpression und Proteinsekretion von IL-1β und TNF-α [Gar-cia et al., 1998], die Produktion von IL-6 in Synoviozyten [Miyazawa et al., 1998] und von IL-8 in Monozyten [Marie et al., 1999]. p38-MAP-Kinase beeinflusst die Stabilität zytokinspezifischer mRNA [Wang et al., 2000]. p38-MAP-Kinase reguliert weiterhin die Genexpression von COX-2 in Monozyten [Subbaramaiah et al., 2000], von induzierbarer NO-Synthase in Chondrozyten [Shalom-Barak et al., 1998] und die Bildung von Adhäsionsmolekülen wie VCAM-1 in Endothelzellen [Pietersma et al., 1997].

## 2.10 Matrixmetalloproteinasen

Als Matrixmetalloproteinasen (MMP) wird eine Gruppe zinkhaltiger Enzyme bezeichnet, die mindestens eine Komponente der extrazellulären Matrix spalten. Eine Übersicht ist in Tab. 2.**10** dargestellt [Matrisian, 1990].

MMP werden als inaktive Zymogene sezerniert und durch proteolytische Abspaltung einer Prodomäne aktiviert (Plasmin). Sie besitzen eine hohe Homologie sowohl auf Aminosäure- als auch auf cDNA-Ebene. Besonders die zinkbindende Region sowie die Aktivierungsstelle ist hochkonserviert. Einmal freigesetzt, können MMP nur durch stöchiometrische Mengen von Tissue Inhibitors of MMPs (TIMPs) gehemmt werden.

MMP werden auf Transkriptionsebene reguliert. Wachstumsfaktoren, Zytokine und Tumorpromotoren induzieren die mRNA, beteiligte Transkriptionsfaktoren sind c-fos und c-jun.

MMP spielen eine wichtige Rolle im Bindegewebsstoffwechsel und beim Umbau des Gelenkknorpels (Abb. 2.**17a** und **b**), des Weiteren in der Embryonalentwicklung, der Schwangerschaft, beim Wachstum und bei der Wundheilung. Expression und Aktivität sind streng reguliert.

In der Pathophysiologie von Arthrose und RA sind MMP-3 und -8 wesentlich am Knorpelabbau beteiligt. Besonders Proteoglykane und Kollagen Typ II werden vermehrt gespalten. MMP-8 ist überexprimiert in Synovialzellen, und die MMP-3-Aktivität ist erhöht in den fibroblastenähnlichen Zellen des Synovialgewebes.

MMP sind ferner essenziell in allen Phasen von Tumorerkrankungen (invasives Wachstum, Metastasierung und Vaskularisierung). Gelatinasen und Kollagenasen sind in vielen Tumorarten überexprimiert. Hemmstoffe von MMP sind deshalb interessante Ansätze sowohl für antirheumatische als auch antineoplastische Arzneistoffentwicklungen [Brown et al., 1994; Beckett et al., 1996].

## 2.11 Literatur

Arend WP, Dayer JM. Inhibition of the production and effects of interleukin-1 and tumor necrosis factor alpha in rheumatoid arthritis. Arthritis Rheum 1995; 38: 151–160

Austin SC, Funk CD. Insight into prostaglandin, leukotriene and other eicosanoid functions using mice with targeted gene disruptions. Prostaglandins Lipid Mediat 1999; 58: 231–252

Ayala JM, Yamin TT, Egger LA, et al. IL-1 beta-converting enzyme is present in monocytic cells as an inactive 45-kDa precursor. J Immunol 1994; 153: 2592–2599

Badr KF, Schreiner GF, Wasserman M, Ichikawa I. Preservation of the glomerular ultrafiltration coefficient during rat nephrotoxic serum nephritis by a specific leukotriene D4 receptor antagonist. J Clin Invest 1988; 81: 1702–1709

Ballou LR, Blatteis CM, Raghow R. Elucidation of the pathophysiological functions of prostaglandins using cyclooxygenase gene deficient mice. In: Vane JR, Botting J (eds). Therapeutic roles of selective COX-2 inhibitors. London: William Harvey Press 2001: 128–167

Beckett RP, Davidson AH, Drummond AH. Recent advances in matrix metalloproteinase inhibitor research. Drug Discovery Today 1996; 1: 16–26

Bertolini A, Ottani A, Sandrini M. Pharmacol Res 2001; 44

Bird TGC, Bruneau P, Crawley GC, et al. Methoxyalkylthiazoles: a new series of potent, selective, and orally active 5-lipoxygenase inhibitors displaying high enantioselectivity. J Med Chem 1991; 34: 2176–2186

Black RA, Rauch CT, Kozlosky CJ, et al. A metalloproteinase disintegrin that releases tumour-necrosis factor-alpha from cells. Nature 1997; 385: 729–733

Bonventre JH, Huang Z, Taheri MR, et al. Reduced fertility and postischaemic brain injury in mice deficient in cytosolic phospholipase A2. Nature 1997; 390: 622–625

Bozza PT, Yu WG, Penrose JF, et al. Eosinophil lipid bodies: specific, inducible intracellular sites for enhanced eicosanoids formation. J Exp Med 1997; 186: 909–920

Brady HR, Papayianni A, Serhan CN. Leukocytes adhesion promotes biosynthesis of lipoxygenase products by transcellular route. Kidney Int 1994; 45: S90–S97

Brahn E. Animal models of rheumatoid arthritis. Clues to etiology and treatment. Clin Orth Rel Res 1991; 265: 42–53

Brewster JL, de Valoir T, Dwyer ND, Winter E, Gustin MC. An osmosensing signal transduction pathway in yeast. Science 1993; 259: 1760–1763

Brezinsky ME, Gimbrone MA, Nicolaou KC, Serhan CN. Lipoxins stimulate prostacyclin generation by human endothelial cells. FEBS Lett 1989; 263: 167–172

Brock T, McNish R, Peters-Golden M. Arachidonic acid is preferentially metabolised by cyclooxygenase-2 to prostacyclin and prostaglandin E2. J Biol Chem 1999; 274: 11660–11666

Brown FK, Brown PJ, Bickett DM, et al. Matrix metalloproteinase inhibitors containing a (carboxyalkyl) amino zinc ligand: modification of the P1 and P2 residues. J Med Chem 1994; 37: 674

Bruneau P, Delvare C, Edwards MP, McMillan RM. Indazolinones, a new series of redox-active 5-lipoxygenase inhibitors with built-in selectivity and oral activity. J Med Chem 1991; 34: 1028–1036

Buckland AG, Wilton DC. The antibacterial properties of secreted phospholipases A(2). Biochim Biophys Acta 2000; 1488: 71–82

Burns K, Martinon F, Esslinger C, et al. MyD88, an adapter protein involved in interleukin-1 signaling. J Biol Chem 1998; 273: 12,203–12,209

Butterly DW, Spurney RF, Ruiz P, Griffiths R, Albrightson C, Coffman TM. A role for leukotrienes in cyclosporine nephrotoxicity. Kidney Int 2000; 57: 2586–2593

Carruth LM, Demczuk S, Mizel SB. Involvement of a calpain-like protease in the processing of the murine interleukin 1 alpha precursor. J Biol Chem 1991; 266: 12,162–12,167

Carter GW, Young PR, Albert DH, et al. 5-lipoxygenase inhibitory activity of zileuton. J Pharm Exp Ther 1991; 256: 929–937

Cerretti DP, Kozlosky CJ, Mosley B, et al. Molecular cloning of the interleukin-1 beta converting enzyme. Science 1992; 256: 97–100

Chen LY, Watanabe K, Hayashi O. Purification and characterization of prostaglandin F synthase from bovine liver. Arch Biochem Biophys 1992; 296: 17–26

Chen Z, Gibson TB, Robinson F, et al. MAP Kinases. Chem Rev 2001; 101: 2449–2476

Chikanza IC, Jawed S, Naughton D, Blake DR. Why do we need treatments for rheumatoid arthritis. J Pharm Pharmacol 1998; 50: 357–369

Chikanza IC, Kingsley G, Panayi GS. Peripheral blood and synovial fluid monocyte expression of interleukin 1 alpha and 1 beta during active rheumatoid arthritis. J Rheumatol 1995; 22: 600–606

Chulada PC, Thompson MB, Mahler JF, et al. Genetic disruption of Ptgs-1, as well as Ptgs-2, reduces intestinal tumorigenesis in Min mice. Cancer Res 2000; 60: 4705–4708

Cirino G. Multiple controls in inflammation. Extracellular and intracellular Phospholipase A2, inducible and costitutive cyclooxygenase, and inducible nitric oxide synthase. Biochem Pharmacol 1998; 55: 105–111

Claria J, Lee MH, Serhan CN. Aspirin-triggered lipoxins (15-epi-LX) are generated by the human lung adenocarcinoma cell line (A549)-neutrophil interactions and are potent inhibitors of cell proliferation. Mol Med 1996; 2: 583–596

Claria J, Serhan CN. Aspirin triggers previously undescribed bioactive eicosanoids by human endothelial cell-leukocyte interactions. Proc Natl Acad Sci USA 1995; 92: 9475–9479

Cobb MH. MAP kinase pathways. Prog Biophys Mol Biol 1999; 71: 479–500

Coleman R, Smith WL, Narumiya S. International Union of Pharmacology classification of prostanoid receptors: properties, distribution and structure of the receptors and their subtypes. Pharmacol Rev 1994; 46: 205–229

Collawn C, Rubin P, Perez N, et al. Phase II study of the safety and efficacy of a 5-lipoxygenase inhibitory in patients with ulcerative colitis. Am J Gastroenterol 1992; 87: 342–346

Colotta F, Mantovani A. Induction of the interleukin-1 decoy receptor by glucocorticoids. Trends Pharmacol Sci 1994; 15: 138–139

Colville-Nash PR, Qureshi SS, Willis D, Willoughby DA. Inhibition of inducible nitric oxide synthase by peroxisome proliferator-activated receptors agonists: correlation with induction of heme oxygenase 1. J Immunol 1998; 161: 978–984

Crofford L. COX-1 and COX-2 tissue expression: implication and predictions. J Reumatol 1997; 24 (Suppl 49): 15–19

Dahlen SE, Franzen L, Raud J, et al. Action of lipoxin A4 and related compounds in smooth muscle preparations and on microcirculation in vivo. Adv Exp Med Biol 1988; 229: 107–130

Denzlinger C. Biology and pathophysiology of leukotrienes. Crit Rev Oncol Hematol 1996; 23: 167–223

Dinarello CA. Biologic basis for interleukin-1 in disease. Blood 1996; 87: 2095–2147

Dinchuck JE, Car BD, Focht RJ, et al. Renal abnormalities and an altered inflammatory response in mice lacking cyclooxygenase II. Nature 1995; 378: 406–409

Dixon RA, Diehl RE, Opas E, et al. Requirement of a 5-lipoxygenase-activating protein for leukotriene synthesis. Nature 1990; 343: 282–284

Dower SK, Sims JE, Cerretti DP, Bird TA. The interleukin-1 system: receptors, ligands and signals. Chem Immunol 1992; 51: 33–64

Drazen JM, Elliot I, O'Bryen PM. Drug therapy: treatment of asthma with drugs modifying the leukotriene pathway. N Engl J Med 1999; 640: 197–206

Dubois RN, Abramson SB, Crofford L, et al. Cyclooxygenase in biology and disease. FASEB J 1998; 12: 1063–1073

Edenius C, Heidvall K, Lindgren JA. Novel transcellular interaction: conversion of granulocyte-derived leukotriene A4 to cysteinyl-containing leukotrienes by human platelets. Eur J Biochem 1988; 178: 81–86

Feinmark SJ, Cannon PJ. Endothelial cell leukotriene C4 synthesis results from intercellular transfer of leukotriene A4 synthesised by polymorphonuclear leukocytes. J Biol Chem 1986; 343: 282–284

Ferreira SH, Vane JR. Mode of action of anti-inflammatory agents which are prostaglandin synthetase inhibitors. In: Vane JR, Ferreira SH (eds). Anti-inflammatory drugs. Berlin: Springer, 1979: 348–398

Fiore S, Serhan CN. Formation of lipoxins and leukotrienes during receptor-mediated interactions of human platelets and recombinant human granulocyte/macrophage colony-stimulating factor-primed neutrophils. J Exp Med 1990; 172: 1451–1457

Ford-Hutchinson AW, Gresser M, Young RN. 5-lipoxygenase. Ann Rev Biochem 1994; 63: 383–417

Ford-Hutchinson AW. Regulation of leukotriene biosynthesis. Cancer Metastasis Rev 1994; 13: 257–267

Forman BM, Tontonoz P, Chen J, et al. 15-Deoxy-delta 12,14-prostaglandin J2 is a ligand for adipocyte determination factor PPAR gamma. Cell 1995; 83: 803–812

Fu JY, Masferrer JL, Seibert K, Needleman P. The induction and suppression of prostaglandin H2 synthase in human monocytes. J Biol Chem 1990; 265: 16737–16740

Garavito RM. The three-dimensional structure of cyclooxygenases. In: Vane J, Botting J, Botting R (eds). Improved non-steroid anti-inflammatory drugs: COX-2 enzyme inhibitors. Dordrecht: Kluwer Academic Publishers; 1996: 29–43

Garcia J, Lemercier B, Roman-Roman S, Rawadi G. A mycoplasma fermentans-derived synthetic lipopeptide induces AP-1 and NF-κB activity and cytokine secretion in macrophages via the activation of mitogen-activated protein kinase pathways. J Biol Chem 1998; 273: 34391–34398

Gewirtz AT, McCormick B, Neish AS, et al. Pathogen-induced chemokine secretion from model intestinal epithelium is inhibited by lipoxin A₄ analog. J Clin Invest 1998; 101: 1860–1869

Gilroy DW, Colville-Nash PR, Willis D, et al. Inducible cyclooxygenase may have anti-inflammatory properties. Nat Med 1999; 5: 698–701

Giron MA, Spencer DM, Siddiqi AR, Bonventre JV, Leslie CC. Cytosolic phospholipase A2 is required for macrophage arachidonic acid release by agonists that do and do not mobilize calcium. Novel role of mitogen-activated protein kinase pathways in cytosolic phospholipase A2 regulation. J Biol Chem 2000; 275: 20146–20156

Godson C, Brady HR. Curr Opin Ivestig Drugs 2000

Greim C. Dissertation, Universität Tübingen 2002

Gross G, Imamura T, Luedke C, et al. Opposing actions of prostaglandins and oxytocin determine the onset of murine labor. Proc Natl Acad Sci USA 1998; 95: 11875–11879

Gross G, Imamura T, Vogt SK, et al. Inhibition of cyclooxygenase-2 prevents inflammation-mediated preterm labor in the mouse. Am J Physiol Regul Integr Comp Physiol 2000; 278: 1415-1423

Guasch A, Zayas CF, Badr KF. MK-591 acutely restores glomerular size selectivity and reduces proteinuria in human glomerulonephritis. Kidney Int 1999; 56: 261–267

Haeggstrom JZ. Structure, function and regulation of leukotriene A₄ hydrolase. Am J Respir Crit Care Med 2000; 161: S25–S31

Halushka PV, Mais DE, Mayeux PR, Morinelli TA. Thromboxane, prostaglandin and leukotriene receptors. Annu Rev Pharmacol Toxicol 1989; 29: 213–219

Hamon Y, Luciani MF, Becq F, et al. Interleukin-1 beta secretion is impaired by inhibitors of the Atp binding cassette transporter, ABC1. Blood 1997; 90: 2911–2915

Hawkey CJ, Dube LM, Rountree LV, Linnen PJ, Lancaster JF. A trial of zileuton versus mesalazine or placebo in the maintenance of remission of ulcerative colitis. Gastroenterology 1997; 112: 718–724

Hawkey CJ. COX-2 inhibitors. Lancet 1999; 353: 307–314

Hazzalin CA, Cano E, Cuenda A, et al. p38/RK is essential for stress-induced nuclear responses: JNK/SAPKs and c-Jun/ATF-2 phosphorylation are insufficient. Curr Biol 1996; 6: 1028–1031

He W, Pelletier JP, Martel-Pelletier J, Laufer S, Di B. Synthesis of interleukin 1 beta, tumor necrosis factor-alpha, and interstitial collagenase (MMP-1) is eicosanoid dependent in human osteoarthritis synovial membrane explants: interactions with antiinflammatory cytokines. J Rheumatol 2002; 29: 546–553

Heller A, Koch T, Schmeck J, van Ackern K. Lipid mediators in inflammatory disorders. Drugs 1998; 55: 487–496

Houssiau FA. Cytokines in rheumatoid arthritis. Clin Rheumatol 1995; 14 (Suppl 2): 10–13

Howard AD, Kostura MJ, Thornberry N, et al. IL-1-converting enzyme requires aspartic acid residues for processing of the IL-1 beta precursor at two distinct sites and does not cleave 31-kDa IL-1 alpha. J Immunol 1991; 147: 2964–2969

Hu MC, Wang YP, Mikhail A, Qiu WR, Tan TH. Murine p38-delta mitogen-activated protein kinase, a developmentally regulated protein kinase that is activated by stress and proinflammatory cytokines. J Biol Chem 1999; 274: 7095–7102

Huang C, Chen N, Ma WY, Dong Z. Vanadium induces AP-1- and NFκB-dependent transcription activity. Int J Oncol 1998; 13: 711–715

Jackson WP, Islip PJ, Kneen G, Pugh A, Wates PJ. Acetohydroxamic acids as potent, selective, orally active 5-lipoxygenase inhibitors. J Med Chem 1988; 31: 500–503

Jakobsson PJ, Thoren S, Morgenstern R, Samuelsson B. Identification of human prostaglandin E synthase: a microsomal, glutathione-dependent, inducible, enzyme, constituting a potent novel drug target. Proc Natl Acad Sci USA 1999; 96: 7220–7225

Jang C, Ting AT, Seed B. PPAR gamma agonists inhibit production of monocyte inflammatory cytokines. Nature 1998; 391: 82–86

Kanakaraj P, Schafer PH, Cavender DE, et al. Interleukin (IL)-1 receptor-associated kinase (IRAK) requirement for optimal induction of multiple IL-1 signaling pathways and IL-6 production. J Exp Med 1998; 187: 2073–2079

Katoh T, Lianos EA, Fukunaga M, Takahashi K, Badr KF. Leukotriene D4 is a mediator of proteinuria and glomerular hemodynamic abnormalities in passive Heymann nephritis. J Clin Invest 1993; 91: 1507–1515

Kennedy BP, Payette P, Mudgett J, et al. A natural disruption of the secretory group II phospholipase A2 gene in inbred mouse strains. J Biol Chem 1995; 270: 22,378–22,385

Knapp HR. Reduced allergen-induced nasal congestion and leukotriene synthesis with orally active 5-lipoxygenase inhibitor. N Engl J Med 1990; 323: 1745 – 1748

Komhoff M, Wang JL, Cheng HF, et al. Cyclooxygenase-2 selective inhibitors impair glomerulogenesis and renal cortical development. Kidney Int 2000; 57: 414 – 422

Kotschenreuther D. Dissertation, Universität Tübingen 2002

Kramer RM, Roberts EF, Um SL, et al. p38 mitogen-activated protein kinase phosphorylates cytosolic phospholipase A2 (cPLA2) in thrombin-stimulated platelets Evidence that proline-directed phosphorylation is not required for mobilization of arachidonic acid by cPLA2. J Biol Chem 1996; 271: 27 723 – 27 729

Kreft AF, Failli AA, Musser JH, et al. Conversion of a cyclooxygenase (CO) inhibitor into a 5-lipoxygenase (LO) inhibitor: a general route to novel orally active anti-inflammatory and anti-allergy drugs. Drugs Exp Clin Res 1991; 17: 381 – 387

Kuchinde W, Barski O, Watanabe K, Hayaishi O. A long type prostaglandin F synthase is expressed in bovine liver: cDNA sequence and expression in E. coli. Biochem Biophys Res Commun 1992; 183: 1236 – 1246

Kudo I, Tanioka T, Nakatani Y, et al. Identification of two distinct PGE2 synthases that display different functional coupling with two cyclooxygenases. Abstract 11th International Conference on Advances in Prostaglandin, Leukotriene Research, Florence, Italy, June 4 – 8, 2000: 23

Kujubu DA, Fletcher BS, Varnum BC, Lim RW, Herschman HR. TIS10, a phorbol ester tumour promoter-inducible mRNA from Swiss 3T3 cells, encodes a novel prostaglandin synthase/cyclooxygenase homologue. J Biol Chem 1991; 266: 12 866 – 12 872

Kurumbail RG, Stevens AM, Gierse JK, et al. Structural basis for selective inhibition of cyclooxygenase 2 by anti-inflammatory agents. Nature 1996; 384: 644 – 648

Langenbach R, Morham SG, Tiano HF, et al. Prostaglandin synthase 1 gene disruption in mice reduces arachidonic acid-induced inflammation and indomethacin-induced gastric ulceration. Cell 1995; 83: 483 – 492

Langenbach R, Morham SG, Tiano HF, et al. Disruption of the mouse cyclooxygenase 1 gene. Characteristics of the mutant and areas of future study. Adv Exp Med Biol 1997; 407: 87 – 92

Langenbach R, Loftin CD, Lee C, Tiano HF. Cyclooxygenase knockout mice: models for elucidating isoform-specific functions. Biochem Pharmacol 1999 a; 58: 1237 – 1246

Langenbach R, Loftin CD, Lee C, Tiano H. Cyclooxygenase-deficient mice. A summary of their characteristics and susceptibilities to inflammation and carcinogenesis. Ann N Y Acad Sci 1999 b; 889: 52 – 61

Lanzo CA, Beechmen JM, Talley J, Marnett LJ. Investigation of the binding of isoform-selective inhibitors to endoperoxide synthase using fluorescence spectroscopy. Biochemistry 1998; 37: 217 – 226

Lechner C, Zahalka MA, Giot JF, Moller NP, Ullrich A. ERK6, a mitogen-activated protein kinase involved in C2C12 myoblast differentiation. Proc Natl Acad Sci USA 1996; 93: 4355 – 4359

Lee SH, Park J, Che Y, Han PL, Lee JK. Constitutive activity and differential localization of p38alpha and p38beta MAPKs in adult mouse brain. J Neurosci Res 2000; 60: 623 – 631

Lehmann JM, Lenhard JM, Oliver BB, Ringold GM, Kliewer SA. Peroxisome proliferator-activated receptors alfa and gamma are activated by indomethacin and other non-steroidal anti-inflammatory drugs. J Biol Chem 1997; 272: 3406 – 3410

Lehr M. Phospholipase $A_2$ inhibitors in inflammation. Expert Opin Ther Patents 2001; 11: 1123 – 1136

Lewis RA, Austen R. The biologically active leukotrienes. J Clin Invest 1984; 73: 889 – 897

Lewis TS, Shapiro PS, Ahn NG. Signal transduction through MAP kinase cascades. Adv Cancer Res 1998; 74: 49 – 139

Lianos EA. Synthesis of hydroxyeicosatetraenoic acids and leukotrienes in rat nephrotoxic serum nephritis. J Clin Invest 1988; 82: 427 – 435

Lim H, Paria BC, Das SK, et al. Multiple female reproductive failures in cyclooxygenase 2-deficient mice. Cell 1997; 91: 197 – 208

Lim H, Gupta RA, Ma WG, et al. Cyclo-oxygenase-2-derived prostacyclin mediates embryo implantation in the mouse via PPAR delta. Genes Dev 1999; 13: 1561 – 1574

Lin LL, Lin AY, Knopf JL. Cytosolic phospholipase A2 is coupled to hormonally regulated release of arachidonic acid. Proc Natl Acad Sci USA 1992; 89: 6147 – 6151

Lindgren JA, Edenius C. Transcellular biosynthesis of leukotrienes and lipoxins via leukotriene $A_4$ transfer. Trends Pharmacol Sci 1993; 14: 351 – 354

Lipsky PE. Role of cyclooxygenase-1 and -2 in health and disease. Am J Orthop 1999; 28 (Suppl 3): 8 – 12

Lipsky PE, Brooks P, Crofford LJ, et al. Unresolved issues in the role of cyclooxygenase-2 in normal physiologic processes and disease. Arch Intern Med 2000; 160: 913 – 920

Liu ZG, Hsu H, Goeddel DV, Karin M. Dissection of TNF receptor 1 effector functions: JNK activation is not linked to apoptosis while NF-κB activation prevents cell death. Cell 1996; 87: 565 – 576

Loftin CD, Trivedi DB, Tiano HF, et al. Failure of ductus arteriosus closure and remodeling in neonatal mice deficient in cyclooxygenase-1 and -2. Proc Natl Acad Sci USA 2001; 98: 1059 – 1064

Los M, Schenk H, Hexel K, et al. IL-2 gene expression and NF-κB activation through CD28 requires reactive oxygen production by 5-lipoxygenase. EMBO J 1995; 14: 3731 – 3740

Luong C, Miller A, Barnett J, et al. Flexibility of the NSAID binding site in the structure of human cyclooxygenase-2. Nature Struct Biol 1996; 3: 927 – 933

Mancini JA, Vickers PJ, O'Neill GP, et al. Altered sensitivity of aspirin-acetylated prostaglandin G/H synthase-2 inhibition by non-steroidal anti-inflammatory drugs. Mol Pharmacol 1997; 51: 52–60

Marie C, Roman-Roman S, Rawadi G. Involvement of mitogen-activated protein kinase pathways in interleukin-8 production by human monocytes and polymorphonuclear cells stimulated with lipopolysaccharide or mycoplasma fermentans membrane lipoproteins. Infect Immun 1999; 67: 688–693

Marnett LJ, Kalgutkar AS. Cyclooxygenase-2 inhibitors: discovery and future. TIPS 1999; 20: 465–469

Matrisian LM. Metalloproteinases and their inhibitors in matrix remodeling. Trends Genet 1990; 6: 121–125

Mayer RJ, Marshall LA. New insights on mammalian phospholipase A2(s); comparison of arachidonoyl-selective and -nonselective enzymes. FASEB J 1993; 7: 339–348

McMillan RM, Walker ER. Designing therapeutically effective 5-lipoxygenase inhibitors. TIPS 1992; 13: 323–330

McMillan RM, Bird TG, Crawley GC, et al. Methoxyalkyl thiazoles: a novel series of potent, orally active and enantioselective inhibitors of 5-lipoxygenase. Agents Actions 1991; 34: 110–112

Miyazawa K, Mori A, Miyata H, et al. Regulation of interleukin-1 beta-induced interleukin-6 gene expression in human fibroblast-like synoviocytes by p38 mitogen-activated protein kinase. J Biol Chem 1998; 273: 24832–24838

Moreland LW. Tumor necrosis factor inhibitors: new options for treating rheumatoid arthritis. Isr Med Assoc J 2001; 3: 686–690

Morham SG, Langenbach R, Loftin CD, et al. Prostaglandin synthase 2 genedisruption causes severe renal pathology in the mouse. Cell 1995; 83: 473–482

Morrow JD. Section IV. Chapter 26. In: von Goodman A, Hardman JG, eds. Goodman & Gilman's The Pharmacological Basis of Therapeutics. 10th edition. New York: McGraw-Hill; 2001

Mosley B, Urdal DL, Prickett KS, et al. The interleukin-1 receptor binds the human interleukin-1 alpha precursor but not the interleukin-1 beta precursor. J Biol Chem 1987; 262: 2941–2944

Murakami M, Austen KF, Bingham CO, et al. Interleukin-3 regulates development of the 5-lipoxygenase/leukotriene C4 synthase pathway in mouse mast cells. J Biol Chem 1995; 270: 22653–22656

Murakami M, Kambe T, Shimbara S, Kudo I. Functional coupling between various phospholipase A2s and cyclooxygenases in immediate and delayed prostanoid biosynthetic pathways. J Biol Chem 1999; 274: 3103–3115

Murakami M, Naraba H, Tanioka T, et al. Regulation of prostaglandin E2 biosynthesis by inducible membrane-associated prostaglandin E2 synthase that acts in concert with cyclooxygenase-2. J Biol Chem 2000; 275: 32783–32792

Muzio M, Ni J, Feng P, Dixit VM. IRAK (Pelle) family member IRAK-2 and MyD88 as proximal mediators of IL-1 signaling. Science 1997; 278: 1612–1615

Naraba H, Murakami M, Matsumoto H, et al. Segregated coupling of PLA2, cyclooxygenases and terminal prostanoid synthases in different phases of prostanoid biosynthesis in rat peritoneal macrophages. J Immunol 1998; 160: 2974–2982

Nevalainen TJ, Haapamaki MM, Gronroos JM. Roles of secretory phospholipase $A_2$ in inflammatory diseases and trauma. Biochim Biophys Acta 2000; 1488: 83–90

Nick JA, Avdi NJ, Young SK, et al. Selective activation and functional significance of p38alpha mitogen-activated protein kinase in lipopolysaccharide-stimulated neutrophils. J Clin Invest 1999; 103: 851–858

Nusing R, Schneider-Voss S, Ullrich V. Immunoaffinity purification of human thromboxane synthase. Arch Biochem Biophys 1990; 280: 325–330

Otter K, Schröder JO, Ziegler A. Rheumatoide Arthritis. DAZ 1997; 137: 46–53

Patrignani P, Panara MR, Greco A, et al. Biochemical and pharmacological characterization of the cyclooxygenase activity of human blood prostaglandin endoperoxide synthases. J Pharmacol Exp Ther 1994; 271: 1705–1712

Payne DM, Rossomando AJ, Martino P, et al. Identification of the regulatory phosphorylation sites in pp42/mitogen-activated protein kinase (MAP kinase). EMBO J 1991; 10: 885–892

Picot D, Loll PJ, Garavito M. The X-ray crystal structure of the membrane protein prostaglandin H2 synthase. Nature 1994; 367: 243–249

Pietersma A, Tilly BC, Gaestel M, et al. p38 mitogen activated protein kinase regulates endothelial VCAM-1 expression at the post-transcriptional level. Biochem Biophys Res Commun 1997; 230: 44–48

Prescott SM, White RL. Self promotion? Intimate connections between APC and prostaglandin H synthase-2. Cell 1996; 87: 783–786

Radmark OP. The molecular biology and regulation of 5-lipoxygenase. Respir Crit Care Med 2000; 161: S11–S15

Rahman MA, Nakazawa M, Emancipator SN, Dunn MJ. Increased leukotriene B4 synthesis in immune injured rat glomeruli. J Clin Invest 1988; 81: 1945–1952

Raingeaud J, Gupta S, Rogers JS, et al. Pro-inflammatory cytokines and environmental stress cause p38 mitogen- activated protein kinase activation by dual phosphorylation on tyrosine and threonine. J Biol Chem 1995; 270: 7420–7426

Rainsford KD. The effects of 5-lipoxygenase inhibitors and leukotriene antagonists on the development of gastric lesions induced by nonsteroidal anti-inflammatory drugs in mice. Agent and Actions 1987; 21: 16–319

Rainsford KD. Leukotrienes in the pathogenesis of NSAID-induced gastric and intestinal mucosal damage. Agent and Actions 1993; 39: C24–C26

Ricote M, Li AC, Wilson TM, Kelly CJ, Glass CK. The peroxisome proliferator-activated receptors gamma is a negative regulator of macrophage activation. Nature 1998; 391: 79–82

Riddick CA, Serio KJ, Hodulik CR, et al. TGF-β increases leukotriene $C_4$ synthase expression in the monocyte-like cell line, THP-1. J Immunol 1999; 162: 1101–1107

Robbins DJ, Zhen E, Owaki H, et al. Regulation and properties of extracellular signal-regulated protein kinases 1 and 2 in vitro. J Biol Chem 1993; 268: 5097–5106

Roberts WG, Simon TJ, Berlin RG, et al. Leukotrienes in ulcerative colitis: results of a multicenter trial of a leukotriene biosynthesis inhibitor MK-591. Gastroenterology 1997; 112: 725–732

Rowlinson SW, Crews BC, Goodwin DC, et al. Spatial requirements for 15-(R)-hydroxy-5 Z,8 Z,11 Z,13E-eicosatetraenoic acid synthesis within he cyclooxygenase active site of murine COX-2. J Biol Chem 2000; 275: 6586–6591

Sala A, Bolla M, Zarini S, Muller-Peddinghaus R, Folco G. Release of leukotriene $A_4$ versus $B_4$ from human polymorphonuclear leukocytes. J Biol Chem 1986; 271: 17944–17948

Sala A, Testa G, Folco G. Leukotriene $A_4$ and not Leukotriene $B_4$ is the main 5-lipoxygenase metabolite released by bovine leukocytes. FEBS Lett 1996; 388: 94–98

Saxne T, Palladino MA, Heinegard D, Talal N, Wollheim FA. Detection of tumor necrosis factor alpha but not tumor necrosis factor beta in rheumatoid arthritis synovial fluid and serum. Arthritis Rheum 1988; 31: 1041–1045

Scoggan KA, Ford-Hutchinson AW, Nicholson DW. Differential activation of leukotriene biosynthesis by granulocyte-macrophage colony stimulating factor and interleukin-5 in an eosinophilic substring of HL-60 cells. Blood 1995; 86: 3507–3516

Serhan CN. Lipoxins and novel aspirin-triggered 15-epi-lipoxins (ATL): a jungle of cell-cell interactions or a therapeutic opportunity? Prostaglandins 1997; 53: 107–137

Serhan CN, Maddox JF, Petasis NA, et al. Design of lipoxin $A_4$ stable analogs that block transmigration and adhesion of human neutrophils. Biochemistry 1995; 34: 14609–14615

Serhan CN, Oliw E. Unorthodox routes to prostanoid formation: new twists in cyclooxygenase-initiated pathways. J Clin Invest 2001; 107: 1481–1489

Shalom-Barak T, Quach J, Lotz M. Interleukin-17-induced gene expression in articular chondrocytes is associated with activation of mitogen-activated protein kinases and NF-κB. J Biol Chem 1998; 273: 27467–27473

Shitashige M, Morita I, Murota S. Different substrate utilization between prostaglandin endoperoxide H synthase-1 and -2 in NIH3T3 fibroblasts. Biochem Biophys Acta 1998; 1389: 57–66

Sims JE, Gayle MA, Slack JL, et al. Interleukin 1 signaling occurs exclusively via the type I receptor. Proc Natl Acad Sci USA 1993; 90: 6155–6159

Sims JE, Giri JG, Dower SK. The two interleukin-1 receptors play different roles in IL-1 actions. Clin Immunol Immunopathol 1994; 72: 9–14

Six DA, Dennis EA. The expanding superfamily of phospholipase $A_2$ enzymes: classification and characterization. Biochim Biophys Acta 2000; 1488: 1–19

Smith W L, Langenbach R. Why there are two cyclooxygenase isoenzymes. J Clin Invest 2001; 1: 1491–1495

Smith WL, DeWitt DL, Allen ML. Bimodal distribution of the prostaglandin $I_2$ synthase antigen in smooth muscle cells. J Biol Chem 1983; 258: 5922–5926

Smith WL, Garavito RM, DeWitt DL. Prostaglandin endoperoxide H synthases (cyclooxygenase)-1 and -2. J Biol Chem 1996; 271: 33,157–33,160

Smith WL, Dewitt DL, Garavito RM. Cyclooxygenases: structural, cellular and molecular biology. Annu Rev Biochem 2000; 69: 149–182

Spencer AG, Woods JW, Arakawa T, Singer II, Smith WL. Subcellular localization of prostaglandin endoperoxide H synthases-1 and –2 by immunoelectron microscopy. J Biol Chem 1998; 273: 9886–9893

Spencer AG, Woods JW, Arakawa T, Singer II, Smith WL. Subcellular localization of prostaglandin endoperoxide H synthase-1 and -2 by immunoelectron microscopy. J Biol Chem 1998; 273: 9886–9893

Steinhilber D. 5-Lipoxygenase: a target for anti-inflammatory drugs revisited. Curr Med Chem 1999; 6: 71–85

Subbaramaiah K, Hart JC, Norton L, Dannenberg AJ. Microtubule-interfering agents stimulate the transcription of cyclooxygenase-2. Evidence for involvement of ERK1/2 AND p38 mitogen-activated protein kinase pathways. J Biol Chem 2000; 275: 14838–14845

Sugimoto Y, Narumiya S, Ichikawa A. Distribution and function of prostanoids receptors: studies on knockout mice. Progr Lipid Res 2000; 39: 289–314

Suitters AJ, Foulkes R, Opal SM, et al. Differential effect of isotype on efficacy of anti-tumor necrosis factor alpha chimeric antibodies in experimental septic shock. J Exp Med 1994; 179: 849–856

Suzuki-Yamamoto T, Nishizawa M, Fukiu M, et al. cDNA cloning, expression, and characterization of human prostaglandin F synthase. FEBS Lett 1999; 462: 335–340

Svenson M, Hansen MB, Heegaard P, Abell K, Bendtzen K. Specific binding of interleukin 1 (IL-1) beta and IL-1 receptor antagonist (IL-1 ra) to human serum. High-affinity binding of IL-1 ra to soluble IL-1 receptor type I. Cytokine 1993; 5: 427–435

Tanioka T, Nakatami Y, Semmyo N, Murakami M, Kudo I. Molecular identification of cytosolic prostaglandin E2 synthase that is functionally coupled with cyclooxygenase-1 in immediate prostaglandin E2 biosynthesis. J Biol Chem 2000; 275: 32775–32782

Thornberry NA, Bull HG, Calaycay JR, et al. A novel heterodimeric cysteine protease is required for interleukin-1 beta processing in monocytes. Nature 1992; 356: 768–774

Torti FM, Dieckmann B, Beutler B, Cerami A, Ringold GM. A macrophage factor inhibits adipocyte gene expression: an in vitro model of cachexia. Science 1985; 229: 867–869

Uozumi N, Kume K, Nagase T, et al. Role of cytosolic phospholipase A2 in allergic response and parturition. Nature 1997; 390: 618–622

Urade K, Watanabe K, Hayaishi O. Prostaglandin D, E, F synthases. J Lipid Mediat Cell Signal 1995; 12: 257–273

Vane JR, Bakhle YS, Botting RM. Cyclooxygenase-1 and -2. Annu Rev Pharmacol Toxicol 1998; 38: 97–120

Vane JR, Botting RM. Chapter 1. In: Vane JR, Botting J, eds. Therapeutic roles of selective COX-2 inhibitors. London: William Harvey Press; 2001: 1–47

Volpe F, Clatworthy J, Kaptein A, et al. The IL1 receptor accessory protein is responsible for the recruitment of the interleukin-1 receptor associated kinase to the IL1/IL1 receptor I complex. FEBS Lett 1997; 419: 41–44

Wallace JL, Bak A, McKnight W, et al. Cyclooxygenase 1 contributes to inflammatory responses in rats and mice: implications for gastrointestinal toxicity. Gastroenterology 1998; 115: 101–109

Wallace JL, McKnight W, Reuter BK, Vergnolle N. NSAID-induced gastric damage in rats: requirement for inhibition of both cyclooxygenase 1 and 2. Gastroenterology 2000; 119: 706–714

Wang Y, Huang S, Sah VP, et al. Cardiac muscle cell hypertrophy and apoptosis induced by distinct members of the p38 mitogen-activated protein kinase family. J Biol Chem 1998; 273: 2161–2168

Wang YZ, Zhang P, Rice AB, Bonner JC. Regulation of interleukin-1 beta-induced platelet-derived growth factor receptor-alpha expression in rat pulmonary myofibroblasts by p38 mitogen-activated protein kinase. J Biol Chem 2000; 275: 22550–22557

Weinblatt ME, Kremer JM, Coblyn JS, et al. Zileuton, a 5-lipoxygenase inhibitor, in rheumatoid arthritis. J Rheumatol 1992; 19: 1537–1541

Wilson KP, Black JA, Thomson JA, et al. Structure and mechanism of interleukin-1 beta converting enzyme. Nature 1994; 370: 270–275

Winstead MV, Balsinde J, Dennis EA. Calcium-independent phospholipase A(2): structure and function. Biochim Biophys Acta 2000; 1488: 28–39

Wong E, Bayly C, Waterman HL, Riendeau D, Mancini JA. Conversion of prostaglandin G/H synthase-1 into an enzyme sensitive to PGHS-2 selective inhibitor by a double His513 to Arg nd Ile523 to Val mutation. J Biol Chem 1997; 272: 9280–9286

Xie WL, Chipman JG, Robertson DL, Simmons DL. Expression of a nitrogen-responsiveness gene encoding prostaglandin synthase is regulated by mRNA splicing. Proc Natl Acad Sci USA 1991; 88: 2692–2696

Yedgar S, Lichtenberg D, Schnitzer E. Inhibition of phospholipase $A_2$ as a therapeutic target. Biochim Biophys Acta 2000; 1488: 182–187

Yokomizo T, Izumi T, Chang K, Takuwa Y, Shimizu T. G-protein-coupled receptor for leukotriene $B_4$ that mediates chemotaxis. Nature 1997; 387: 620–624

Yokomizo T, Masude K, Kato K, et al. leukotriene B receptor: cloning and intracellular signaling. Am J Respir Crit Care Med 2000; 161: S46–S50

Yokoyama C, Miyata A, Ihara H, Ullrich V, Tanabe T. Molecular cloning of human platelet thromboxane A synthase. Biochem Biophys Res Commun 1991; 178: 1479–1484

# 3 Medikamentöse Therapie heute

Kay Brune

Für die Therapie von Erkrankungen des rheumatischen Formenkreises steht zur Zeit eine Vielzahl von Pharmaka zur Verfügung. Teilweise ist deren Wirkungsspektrum sehr schmal und fast ausschließlich auf Schmerzlinderung (Paracetamol, Opioide) bzw. Entzündungshemmung (Glukokortikoide) begrenzt. Dagegen wirken die nichtsteroidalen Antirheumatika (NSAR) gleichzeitig analgetisch und antiphlogistisch. Die Basistherapeutika schließlich, die auch als langsam wirkende Antirheumatika (SAARD) bezeichnet werden, haben eine sehr komplexe Wirkungsweise, die oft auch eine immunmodulierende bzw. immunsuppressive oder zytostatische Komponente beinhaltet.

– Die entzündlich-rheumatischen Erkrankungen werden meist primär mit nichtsteroidalen Antirheumatika (NSAR) behandelt, Analgetika ohne entzündungshemmende Wirkungskomponente kommen hier nie alleine zum Einsatz, sondern dienen ausschließlich der Unterstützung der Therapie.

– Dagegen stellte das analgetisch und antipyretisch wirksame Paracetamol bei schmerzhaften Arthrosen bis vor kurzem die medikamentöse Therapie der ersten Wahl dar. Heute werden in zunehmendem Umfang die so genannten Cyclooxygenase-2-(COX-2-)selektiven Inhibitoren eingesetzt.

– Bei der chronischen (rheumatoiden) Arthritis kommen neben NSAR und Glukokortikoiden Basistherapeutika zur Anwendung. Sind auch sie unwirksam, können „Biologicals" eingesetzt werden.

Im vorliegenden Kapitel werden schwerpunktmäßig die etablierten Analgetika und Antirheumatika besprochen, die in der rheumatologischen Therapie schon seit längerem gebräuchlich sind. Ferner wird ausführlich auf die modernen COX-2-selektiven Hemmer eingegangen. Neue Therapieansätze, mit denen noch keine oder nur begrenzte klinische Erfahrungen vorliegen, sind Gegenstand des nächsten Kapitels.

## 3.1 Nichtsteroidale Antirheumatika

Die nichtsteroidalen Antirheumatika (NSAR) sind aufgrund ihrer analgetischen, antipyretischen und antiphlogistischen Wirkung bei den meisten schmerzhaften rheumatischen Erkrankungen die Mittel der Wahl. Sie werden bei akuten Arthritiden (einschließlich des Gichtanfalls), bei chronischen Arthritiden (vor allem der rheumatoiden Arthritis), der ankylosierenden Spondylitis und anderen entzündlichen Wirbelsäulenerkrankungen, akuten Reizzuständen bei degenerativen Gelenk- und Wirbelsäulenerkrankungen sowie bei akuten weichteilrheumatischen Schmerzsyndromen eingesetzt.

### Wirkungsmechanismus

Die Wirkung der NSAR beruht im Wesentlichen auf einer Hemmung der Synthese von Prostaglandinen und Thromboxanen, einer Gruppe von Lipidmediatoren, die aus der Arachidonsäure gebildet werden. Die Arachidonsäure wird durch Phospholipase $A_2$ aus den Phospholipiden der Zellmembran freigesetzt und durch die Prostaglandin-$H_2$-($PGH_2$-)Synthase in Prostaglandine umgewandelt. Die $PGH_2$-Synthase ist ein membranständiges Enzym, das im menschlichen Organismus ubiquitär vorkommt. Oftmals wird die $PGH_2$-Synthase vereinfachend mit der Cyclooxygenase gleichgesetzt. Genau genommen handelt es sich aber um ein bifunktionelles Enzym mit der Aktivität einer Cyclooxygenase (COX) und einer Hydroperoxidase (HOX). So entsteht in einem ersten enzymatischen Schritt das Prostaglandin $G_2$, das anschließend sofort in Prostaglandin $H_2$ umgewandelt wird. Der wichtigste Entzündungsmediator, der über den COX-Stoffwechselweg aus Arachidonsäure gebildet wird, ist das Prostaglandin $E_2$ ($PGE_2$). Ein zweites Enzym, die 5-Lipoxygenase, verwandelt Arachidonsäure in Leukotriene und HPETE (Hydroxyperoxyeicosatetraensäuren) (Abb. 3.**1**).

$PGE_2$ ist ein hochwirksamer Dilatator der glatten Gefäßmuskulatur und durch diese Eigenschaft verantwortlich für die charakteristische Rötung und Gefäßerweiterung bei akuten entzündlichen Prozessen. $PGE_2$ löst selbst zwar keine Schmerzen aus, verstärkt aber die Wirkung anderer Mediatoren bei der Entstehung entzündlicher Schmerzen, indem es die afferenten Nervenendigungen gegenüber der Wirkung von Bradykinin und Histamin sensibilisiert [Ferreira, 1972]. $PGE_2$ wird darüber hinaus im ZNS freigesetzt und löst Fieber aus [Saxena et al., 1979].

Neben $PGE_2$ wurden in entzündeten Geweben zahlreiche weitere durch COX gebildete Substanzen entdeckt, z.B. $PGF_{2\alpha}$, $PGD_2$, Prostacyclin ($PGI_2$) und Thromboxan $A_2$ ($TXA_2$). Von diesen hat wahrscheinlich Prostacyclin im Rahmen von Entzündungen die größte Bedeutung, denn es besitzt ebenfalls eine starke gefäßerweiternde Wirkung,

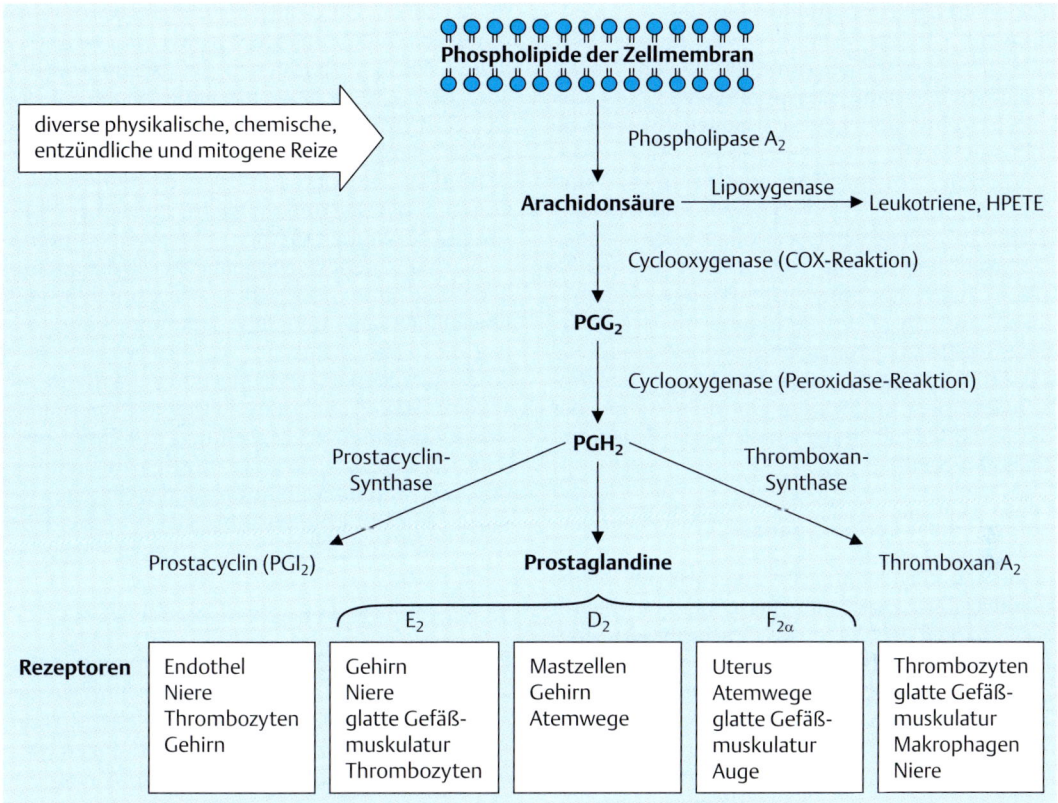

Abb. 3.**1** Prostaglandine, Thromboxane und Leukotriene: Bildung aus Arachidonsäure und gewebsspezifische Wirkung (modifiziert nach FitzGerald und Patrono, 2001).

und seine schmerzverstärkende Eigenschaft ist sogar noch ausgeprägter als die von $PGE_2$. In ihrer Gesamtheit werden Prostaglandine, Thromboxane und Leukotriene als Eicosanoide bezeichnet, da sie sich alle von der hypothetischen Fettsäure Prostansäure mit 20 (griech.: eikosi) Kohlenstoffatomen ableiten lassen. Prostaglandine und Thromboxane werden auch unter dem Begriff Prostanoide zusammengefasst. Die Prostanoide sind wegen ihrer raschen metabolischen Inaktivierung nur für wenige Sekunden bis Minuten am Ort ihrer Bildung wirksam, müssen also ständig neu synthetisiert werden.

Die vom Körper unter physiologischen Bedingungen gebildeten Eicosanoide erfüllen eine Vielzahl von Aufgaben, die sich im Wesentlichen als organ- oder zytoprotektiv beschreiben lassen. So sind Prostaglandine an der Aufrechterhaltung der normalen Funktion der gastrointestinalen Schleimhaut und der Nieren beteiligt, während Thromboxan $A_2$ vasokonstriktorisch wirkt und

im Rahmen des Blutgerinnungssystems für die Plättchenaggregation verantwortlich ist. Prostacyclin ist hinsichtlich der glomerulären Hämodynamik das wichtigste Prostanoid; es fungiert hier offenbar als aggregationshemmender und vasodilatierender Gegenspieler von Thromboxan $A_2$.

Im Gegensatz zu Acetylsalicylsäure, die die Cyclooxygenase durch Transacetylierung irreversibel inaktiviert, sind NSAR wie Indometacin und Ibuprofen kompetitive COX-Hemmer, die mit dem Substrat Arachidonsäure um die Bindungsstelle am Enzym konkurrieren.

Durch die Hemmung der Prostaglandinsynthese sowie stoffliche Besonderheiten lassen sich die klinischen Effekte der NSAR hinreichend erklären. Die sauren NSAR wie beispielsweise Diclofenac reichern sich vor allem in Blut, Leber, Milz und Knochenmark, aber auch in Geweben mit saurem extrazellulären pH-Wert an; zu Letzteren zählen insbesondere entzündete Gewebe, aber auch die Wand des oberen Gastrointestinaltrakts und die Sammelrohre der Nieren. Im entzündeten Gewebe verhindern die sauren NSAR die pathologische Überproduktion von Prostaglandinen und damit die vor allem von $PGE_2$ ausgelösten entzündlichen Reaktionen [Brune und Zeilhofer, 1999].

Neutrale Analgetika (Paracetamol) und schwach basische NSAR (Phenazon und seine Derivate, z. B. Metamizol) verteilen sich dagegen rasch und homogen im Organismus und penetrieren auch die Blut-Hirn-Schranke. Entsprechend sind sie in der Peripherie nur schwache Hemmstoffe der Prostaglandinsynthese, und sie weisen nicht die für saure NSAR typischen Nebenwirkungen im Magen-Darm-Trakt, an der Niere und bei der Blutgerinnung auf [Brune und Zeilhofer, 1999].

### Isoformen der Cyclooxygenase

Lange Zeit ging man davon aus, dass die Menge gebildeter Prostaglandine ausschließlich von der Verfügbarkeit des Substrats Arachidonsäure bestimmt wird. Erst 1990 wurde entdeckt, dass sich durch bakterielles Lipopolysaccharid (LPS) in menschlichen Monozyten die Neusynthese eines COX-Enzyms induzieren ließ [Fu et al., 1990]. Durch Dexamethason konnte diese Induktion verhindert werden. In nachfolgenden Untersuchungen stellte sich dann heraus, dass es sich bei der induzierbaren COX um ein eigenständiges Isoenzym handelt. Es erhielt die Bezeichnung COX-2. Dieses Isoenzym wird von einem anderen Gen kodiert als die konstitutive Form COX-1. Die Homologie in der Aminosäuresequenz beträgt etwa 60 %. Beide Isoenzyme unterscheiden sich in ihrer Gewebeverteilung und der Regulation ihrer Expression. COX-1 kommt ständig in fast allen Zelltypen vor und besitzt eine Art „Hausmeisterfunktion", indem es Prostaglandine für die Regulation der normalen Vorgänge in der Zelle produziert. COX-2 ist kurzlebiger und wird vor allem in besonderen Belastungssituationen produziert, beispielsweise bei Gewebeschädigungen bzw. Entzündungen. So wurden u. a. im Synovialgewebe von Patienten mit rheumatoider Arthritis und Arthrose erhöhte COX-2-Aktivitäten gemessen [Hinz und Brune, 2002].

Aufgrund dieser Befunde wurde die Hypothese aufgestellt, dass die pharmakologische Hemmung der konstitutiven COX-1 für die Nebenwirkungen, die Hemmung der induzierbaren COX-2 jedoch für die therapeutische Wirkung der NSAR verantwortlich ist. Wäre diese Hypo-

these richtig, dann sollte es durch selektive Hemmung der COX-2 möglich sein, die mit konventionellen NSAR verbundenen Behandlungsrisiken, vor allem die Gefahr gastrointestinaler Ulzera, zu vermeiden. Inzwischen wurden mehrere COX-2-spezifische Inhibitoren (so genannte Coxibe) entwickelt, und mit zwei dieser Präparate konnten bereits umfangreiche klinische Erfahrungen gesammelt werden (siehe weiter unten).

Nach den neuesten Ergebnissen ist die anfängliche Euphorie inzwischen der ernüchternden Einsicht gewichen, dass die dichotome Einteilung in „gute" und „schlechte" COX-Isoenzyme doch eine unzulässige Vereinfachung darstellt. So scheint COX-2 auch eine Reihe von physiologischen Aufgaben wahrzunehmen, z. B. bei Wund- bzw. Ulkusheilung, Regulierung des Augeninnendruckes, Nierendurchblutung und weiblichen Reproduktionsfunktionen (Abb. 3.**2**) [Übersicht bei Hinz und Brune, 2002].

### Gemeinsame Nebenwirkungen der NSAR

Durch die pharmakologische Hemmung der physiologischen Prostaglandinsynthese führt die Behandlung mit NSAR zu typischen Nebenwirkungen. Substanzspezifische Nebenwirkungen werden anschließend bei den Einzelwirkstoffen bzw. Wirkstoffgruppen besprochen.

**Hemmung der Plättchenaggregation.** Der Einsatz von NSAR in antiphlogistisch wirksamen Dosen kann die Blutungszeit verlängern. Dieser Effekt beruht in erster Linie auf der Hemmung des von Thrombozyten gebildeten Thromboxan $A_2$ ($TXA_2$). Damit entfällt ein wichtiger Stimulus für die Plättchenaggregation und Vasokonstriktion; beide Vorgänge sind wichtige Voraussetzungen für eine rasche Blutstillung. Das Blutungsrisiko ist bei Patienten mit vorbestehenden Gerinnungsstörungen bzw. unter einer Antikoagulanzientherapie besonders hoch; in solchen Fällen sollten NSAR mit äußerster Zurückhaltung eingesetzt werden.

**Nephrotoxizität.** NSAR haben bei gesundem Herz-Kreislauf-System keinen gesundheitsrelevanten Einfluss auf die Nierenfunktion. Allerdings kommt es unter der Behandlung mit NSAR zu einer geringgradigen Hemmung der Wasser- und Elektrolytausscheidung und zu einer geringen Erhöhung des systolischen und diastolischen Blutdrucks. In Einzelfällen wurde über akutes Nierenversagen berichtet, das aber offenbar durch besondere Umstände begünstigt wurde. Besonders gefährdet erscheinen demnach Patien-

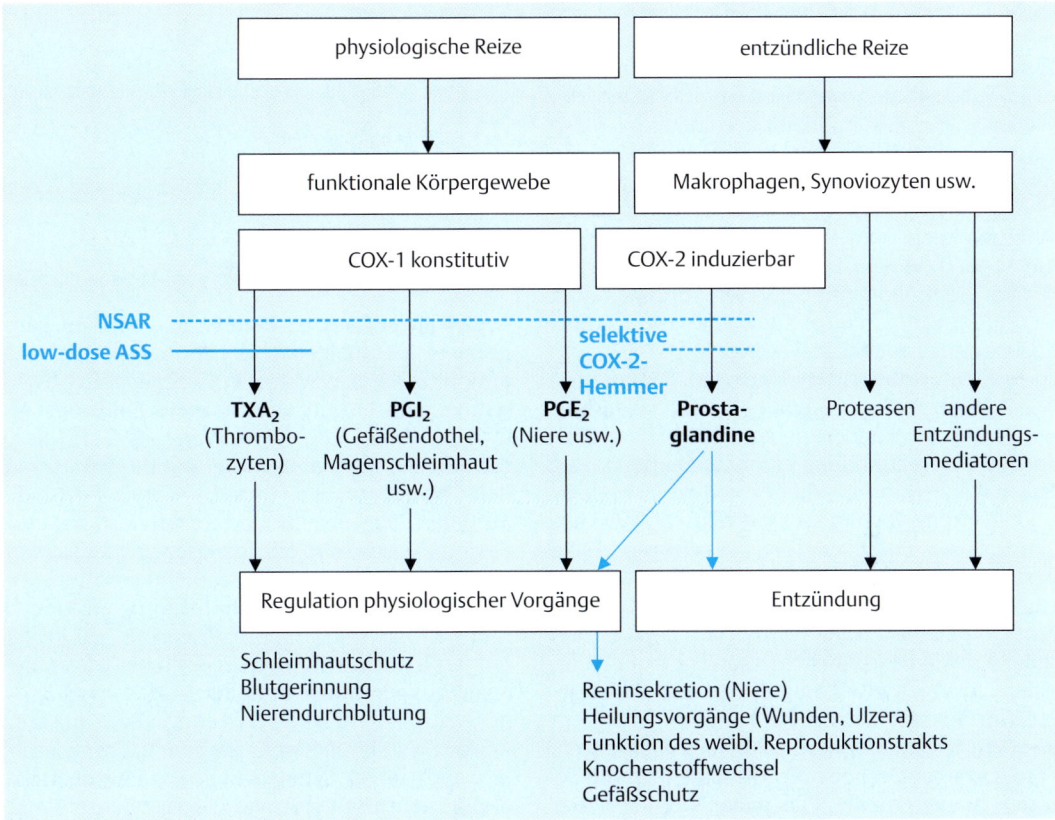

**Abb. 3.2** Physiologische und pathophysiologische Funktionen der beiden Isoenzyme COX-1 und COX-2 (modifiziert nach Vane und Botting, 1996). ----- reversible Hemmung; ⎯⎯ irreversible Hemmung

ten, bei denen eine Nierenerkrankung, Herzinsuffizienz, Hypertonie, Schock oder Volumenmangel vorliegen oder die unter diuretischer Behandlung stehen. Offenbar steuern Prostaglandine ($PGI_2$, $PGE_2$) in Situationen mit erhöhter Renin-, Angiotensin- und Sympathikusaktivität der renalen Vasokonstriktion und der Natrium- und Wasserretention entgegen, um so die Nierendurchblutung aufrechtzuerhalten [Henrich, 1988]. Sollten Patienten mit den genannten Risikofaktoren dennoch mit NSAR behandelt werden, ist das Serumkreatinin engmaschig zu überwachen. Nach Absetzen der NSAR ist die Nephrotoxizität in der Regel reversibel. Die gleichzeitige Anwendung von Diuretika oder ACE-Hemmern kann zu Arzneimittelinteraktionen führen (s. u.).

**Gastrointestinale Toxizität.** Die meisten NSAR sind schwache organische Säuren. Im sauren Milieu des Magensafts liegen sie daher in der undissoziierten Form vor, was ihre Resorption begünstigt. Im Zellinneren mit seinem höheren pH-Wert

dissoziieren sie erneut, so dass der Wiederausstrom erschwert wird. Dadurch können NSAR hohe Konzentrationen in der Magenschleimhaut erreichen und zu Schleimhauterosionen bzw. -ulzera führen. Die COX-Hemmung verstärkt die Läsionen, da sowohl die säuresekretionshemmende Wirkung von $PGE_2$ als auch die schleimhautprotektiven Effekte von $PGI_2$, $PGE_2$ und $PGF_{2\alpha}$ ausgeschaltet werden. Mindestens 10–20% der Patienten klagen daher unter einer Behandlung mit NSAR über mehr oder minder ausgeprägte Magenbeschwerden [Wolfe et al., 1999]. Bei 2–4% der Patienten kommt es zu schwerwiegenden Komplikationen wie blutenden Magen- oder Duodenalulzera oder Perforationen. Die Blutverluste werden durch die $TXA_2$-Hemmung und die damit verbundene Verlängerung der Blutungszeit noch verstärkt.

**Wehenhemmung.** $PGE_2$ und $PGF_{2\alpha}$ sind Stimulatoren der Wehentätigkeit. NSAR können daher zur Wehenhemmung genutzt werden. Die chronische Einnahme von NSAR, vor allem von Acetylsalicylsäure während der Schwangerschaft kann zu vorzeitigen Blutungen, zur Verlängerung der Gestationszeit, verzögertem Einsetzen der Wehen, Geburtskomplikationen und als Folge der $TXA_2$-Synthesehemmung zu postpartalen Blutungen führen.

**Augensymptome.** Im Tierversuch kam es bei Verabreichung von NSAR zu Nebenwirkungen am Auge. Treten deshalb bei einem Patienten unter der Behandlung mit NSAR Sehstörungen oder Veränderungen am Auge auf, sollten diese sofort augenärztlich abgeklärt werden.

**Arzneimittelwechselwirkungen.** Die meisten NSAR besitzen eine hohe Plasmaeiweißbindungsrate. Sie können daher andere Pharmaka aus ihrer Eiweißbindung verdrängen, deren freie Plasmakonzentration erhöhen und deren biologische Wirkung verstärken bzw. toxische Wirkungen auslösen. Ein solches Wechselwirkungsrisiko besteht z.B. bei Antikoagulanzien vom Coumarintyp, Hydantoin, Sulfonamiden und Sulfonylharnstoffen. Viele NSAR werden von hepatischen mikrosomalen Enzymen metabolisiert. Es kann daher zu Wechselwirkungen und zur Substratkonkurrenz mit Pharmaka kommen, die vom gleichen Enzymsystem verstoffwechselt werden. Ferner können Arzneistoffe, die als Enzyminduktoren fungieren, die Plasmahalbwertszeit der NSAR verringern. Antazida schließlich verringern die Bioverfügbarkeit von NSAR, während NSAR ihrerseits die Wirksamkeit von Diuretika vermindern. In allen Fällen, in denen die Möglichkeit einer Arzneimittelinteraktion besteht, sollten die Patienten engmaschig überwacht werden.

Trotz der teilweise engen chemischen Verwandtschaft der verschiedenen NSAR gibt es Unterschiede in der Pharmakokinetik, der Wirksamkeit und Verträglichkeit. Darum sollte durch individuelle Austestung das für jeden Patienten günstigste Präparat herausgefunden werden. Die wichtigsten Vertreter der verschiedenen Substanzklassen werden im Folgenden kurz charakterisiert.

## Salicylate

Zu dieser Substanzklasse von NSAR gehören die Salicylsäure, Natriumsalicylat, Methysalicylate, Acetylsalicylsäure und Diflunisal. Keines dieser Pharmaka ist für die Rheumatherapie heute noch von Bedeutung.

### Acetylsalicylsäure

**Acetylsalicylsäure**

Acetylsalicylsäure ist bereits seit dem 19. Jahrhundert als analgetisches, antipyretisches und antiphlogistisches Mittel in Gebrauch. Erst 1971 wurde jedoch sein Wirkungsmechanismus als COX-Hemmer aufgeklärt [Vane, 1971]; diese bahnbrechende Entdeckung wurde später mit dem Nobelpreis gewürdigt. Acetylsalicylsäure acetyliert das Enzym und inaktiviert dadurch das katalytische Cyclooxygenasezentrum irreversibel; die Peroxidaseaktivität bleibt erhalten.

Die hydrolytische Metabolisierung zu Salicylsäure erfolgt rasch, innerhalb von 15 – 30 Minuten. Salicylsäure ist der eigentliche Träger der analgetischen und – in hoher Dosis (> 3 g/Tag) – der antiphlogistischen Wirkung. Die Substanz wurde in zahlreichen Geweben nachgewiesen, u. a. auch in der Synovia. Salicylsäure penetriert die Blut-Hirn- ebenso wie die Plazentaschranke und geht auch in die Muttermilch über. Die Eliminationsgeschwindigkeit hängt von der Dosis ab; da bei hohen Dosen Salicylsäure langsamer eliminiert als resorbiert wird, kann es zu einer Kumulation kommen. Je nach galenischer Form (Brause, Kautablette, Dragee, Retardtablette) erreicht die Salicylsäure nach 20 Minuten bis 3 Stunden Spitzenkonzentrationen im Plasma.

Acetylsalicylsäure führt bereits in sehr niedrigen Dosen von 50 mg/Tag zu einer selektiven Hemmung der thrombozytären $TXA_2$-Bildung und damit der Plättchenaggregation. Das liegt daran, dass die kernlosen Thrombozyten im Gegensatz zu den meisten anderen Zellen nicht in der Lage sind, das inaktivierte Enzym durch neues zu ersetzen. Dieser Effekt wird klinisch genutzt, um der Entstehung koronarer und zerebraler Thrombosen bei Atherosklerose vorzubeugen. In Dosen bis 3 g/Tag wird Acetylsalicylsäure zur Fiebersenkung und zur Behandlung leichter bis mäßiger Schmerzen genutzt, und erst hohe Dosen von 4 – 8 g täglich wirken stark antiphlogistisch.

Acetylsalicylsäure gehört zu den NSAR mit dem höchsten Risiko von Magen-Darm-Blutungen. Bereits bei gelegentlicher Einnahme in niedriger Dosierung kommt es zu messbaren, allerdings meist harmlosen Blutverlusten. Unter langfristiger Behandlung mit antiphlogistischen Dosen ab 4 g/Tag sind mit Sicherheit Magenblutungen zu erwarten, so dass eine Begleitbehandlung mit einem Protonenpumpenhemmer sinnvoll ist. Als spezifische Nebenwirkung kann Acetylsalicylsäure beim Kind ein Reye-Syndrom auslösen [Pinsky et al., 1988]. Dabei handelt es sich um eine akute Enzephalopathie in Verbindung mit einer fettigen Degeneration der Leber und einer Störung der Mitochondrienfunktion. Sie tritt bei Kindern und Jugendlichen im Alter von 4 bis 16 Jahren zumeist in Verbindung mit akuten Virusinfektionen, z. B. Influenza oder Windpocken, auf. Kinder sollten daher nach Möglichkeit keine Acetylsalicylsäure erhalten.

### Arylpropionsäurederivate

Wirkstoffe wie Flurbiprofen, Ketoprofen, Ibuprofen und Naproxen besitzen zwar alle eine Arylpropionsäuregrundstruktur, doch unterscheiden sich die Moleküle deutlich voneinander. Allen Vertretern dieser Wirkstoffklasse gemeinsam ist eine gute Wirkung bei entzündlichen Gelenkprozessen und eine relativ gute Verträglichkeit.

#### Ibuprofen

**Ibuprofen**

Ibuprofen ist in geringeren, nicht verschreibungspflichtigen Dosen von maximal 3 × 400 mg pro Tag vorwiegend analgetisch und antipyretisch, weniger antiphlogistisch wirksam. In Tagesdosen von 2,4 g entspricht die antiphlogistische Wirkung von Ibuprofen etwa derjenigen von 150 mg Diclofenac. Die Tagesgesamtdosis von Ibuprofen sollte 2400 mg nicht überschreiten.

Ibuprofen wird nach oraler Gabe praktisch vollständig resorbiert, wobei gleichzeitige Nahrungsaufnahme zumeist keinen Einfluss hat. Maximale Plasmaspiegel werden je nach galenischer

Zubereitung nach etwa 20 Minuten bis 2 Stunden erreicht. Ibuprofen ist zu nahezu 100 % an Serumalbumin gebunden. Wegen der kurzen Halbwertszeit von 2 Stunden kann Ibuprofen bei passageren Schmerzen „bei Bedarf" eingesetzt werden. Bei chronischen entzündlichen Beschwerden muss Ibuprofen mehrmals täglich verabreicht werden, um eine gleichmäßige antiphlogistische Wirkung zu erzielen. Ibuprofen wird innerhalb von 24 Stunden praktisch vollständig metabolisiert und renal eliminiert.

Ibuprofen ist im Allgemeinen gut verträglich und wird auch von Patienten toleriert, die unter Acetylsalicylsäure Magenprobleme hatten. In hohen Dosen kann allerdings auch Ibuprofen zu Reizungen und Blutungen der Magenschleimhaut führen. Weiterhin wurde über Hautausschläge, periphere Ödeme, Appetitverlust, Tinnitus, Schwindel und zentralnervöse Erscheinungen wie Angst, Kopfschmerzen, Unruhe und Sehstörungen berichtet. Einzelfälle von schweren Nebenwirkungen wie Agranulozytose, aplastische Anämie, akutes Nierenversagen, interstitielle Nephritis und nephrotisches Syndrom sind berichtet worden – immerhin gehört Ibuprofen zu einem der weltweit meistverwendeten Arzneistoffe. Ibuprofen kann die Plasmaspiegel von Lithium erhöhen, die renale Exkretion von Methotrexat verringern und die natriuretische Wirkung von Furosemid hemmen.

#### Naproxen

**Naproxen**

Das Naphthylpropionsäurederivat Naproxen ist ein gut verträgliches NSAR mittlerer Wirkstärke. Es wird nach oraler Gabe des Natriumsalzes rasch und gut resorbiert, maximale Plasmaspiegel werden bereits nach 1 Stunde erreicht. Antazida beeinträchtigen allerdings die Bioverfügbarkeit. Infolge der langen Serumhalbwertszeit von 13 – 18 Stunden braucht Naproxen auch bei chronischen entzündlichen Schmerzen nur ein- bis zweimal täglich eingenommen zu werden, was bei Patienten mit Complianceproblemen durchaus ein Vorteil sein kann. Bei Erwachsenen sollte eine Tagesgesamtdosis von 1500 mg nicht überschritten werden, empfohlen werden maximal 750–1000 mg täglich. Erfahrungen mit Naproxen bei Kindern bestehen vor allem bei der Behandlung der juvenilen chronischen Arthritis. Typische Nebenwirkungen sind Lethargie und zentralnervöse Störungen.

### Arylessigsäurederivate

Zu den Vertretern dieser Strukturklasse gehören z.B. Diclofenac (Aceclofenac), Lonazolac, Ketorolac und Indometacin (Acemetacin). Aceclofenac und Acemetacin sind „Prodrugs". Lonazolac und Keterolac spielen in Deutschland therapeutisch keine Rolle. (Ähnliches gilt für Flurbiprofen und Ketoprofen, die hinsichtlich ihrer Wirkstärke dem Diclofenac, hinsichtlich ihrer Pharmakokinetik dem Indometacin gleichen.) Alle diese hochwirksamen Substanzen haben eine kurze Halbwertszeit von wenigen Stunden und werden deshalb bei chronischer Polyarthritis 2- bis 3-mal täglich eingenommen. An dieser Stelle kann nur auf Diclofenac und Indometacin näher eingegangen werden.

### Diclofenac

**Diclofenac**

Die Substanz wird nach oraler oder rektaler Verabreichung schnell und fast vollständig resorbiert und erreicht binnen 2–3 Stunden maximale Plasmakonzentrationen. Diclofenac unterliegt allerdings einer erheblichen „First-Pass"-Metabolisierung in der Leber (ca. 50%). Die Plasmaeiweißbindung beträgt nahezu 100%, die Eliminationshalbwertszeit 1–2 Stunden. Diclofenac akkumuliert wie andere NSAR mit kurzer Halbwertszeit in der Synovia und wird aus diesem Kompartiment deutlich langsamer eliminiert als aus dem Plasma. Diclofenac wird in der Leber metabolisiert und zu 90% innerhalb der ersten 1,5 bis 2,5 Stunden ausgeschieden (zu 60% im Urin, zu 40% mit dem Stuhl).

Diclofenac ist ein äußerst wirksamer Hemmstoff der COX, so dass gastrointestinale Blutungen und Ulzerationen zu den häufigsten Nebenwirkungen zählen. Auch mäßige Anstiege der Transaminasen wurden regelmäßig beobachtet, die allerdings selten mit klinischen Leberfunktionsstörungen einhergingen.

### Indometacin

**Indometacin**

Indometacin ist ebenfalls ein hochwirksames NSAR. Es wird schnell und vollständig aus dem Gastrointestinaltrakt resorbiert und zu fast 100% an Plasmaproteine gebunden. Maximale Plasmaspiegel werden nach 0,5 bis 3 Stunden erreicht. Als Folge einer enterohepatischen Rezirkulation variiert die Plasmahalbwertszeit in einem weiten Bereich (2–11 Stunden). Im Normalfall werden ca. 30% der Substanz unverändert im Urin und weitere 30% in metabolisierter Form im Stuhl ausgeschieden. Bei schwerer Niereninsuffizienz wird Indometacin mit verlangsamter Geschwindigkeit vorwiegend biliär und intestinal ausgeschieden; eine Kumulation des Wirkstoffs ist möglich.

Obwohl auch analgetisch wirksam, wird Indometacin vor allem zur Entzündungshemmung eingesetzt, und zwar bei Arthritiden ebenso wie bei extraartikulären Entzündungen. Die potente Inhibition der Eicosanoidproduktion führt zu einer Hemmung der Einwanderung von polymorphkernigen Leukozyten in das Entzündungsgebiet. Durch diese Eigenschaft eignet sich Indometacin hervorragend zur Behandlung des akuten Gichtanfalls. Auch zur Unterdrückung vorzeitiger Wehen wird Indometacin mit Erfolg eingesetzt. Zwar sollte Indometacin im Säuglings- und Kindesalter möglichst nicht angewandt werden, doch hat es sich bei Neugeborenen zur Schließung eines offenen Ductus arteriosus Botalli bewährt. An der Pathogenese dieser

Anomalie sind vasodilatatorisch wirksame Prostaglandine beteiligt.

Die Indometacinbehandlung ist mit einer relativ hohen Rate gelegentlich letaler Nebenwirkungen belastet. Die Patienten müssen daher unbedingt über die Risiken aufgeklärt und sorgfältig überwacht werden. Die häufigsten Symptome von Seiten des Gastrointestinaltrakts sind abdominelle Schmerzen, Übelkeit, Erbrechen und Ulzera in Magen und Duodenum. An zentralnervösen Nebenwirkungen kann es zu schweren Kopfschmerzen im Stirnbereich, zu Schwindel, Benommenheit und depressiven sowie psychotischen Reaktionen kommen. Aufgrund dieser Toxizität ist die Anwendung von Indometacin auf kürzere Zeit zu begrenzen.

### Keto-Enol-Säuren

**Piroxicam**

**Phenylbutazon**

Die Oxicame **Piroxicam** oder **Tenoxicam** haben eine extrem lange Halbwertszeit von 40 bzw. 70 Stunden. Bei der üblichen einmal täglichen Anwendung von 20 mg werden erst nach einigen Tagen konstante Plasmaspiegel erreicht, so dass sich diese Präparate bevorzugt zur Behandlung intensiver, chronisch andauernder Schmerzen, z.B. bei chronischer Polyarthritis, eignen. Sofern keine Leberfunktionsstörung vorliegt, kommt es auch bei längerer Behandlung nicht zu einer relevanten (weiteren) Kumulation. Allerdings muss

wegen der längeren Verweildauer im Organismus mit einem höheren Risiko von Nebenwirkungen im Gastrointestinaltrakt und in der Niere gerechnet werden. Die Eliminationshalbwertszeit des neueren Oxicams **Lornoxicam** beträgt nur 4 Stunden, so dass die Substanz zwei- oder dreimal täglich verabreicht werden kann (2 × 8 mg oder 3 × 4 mg). Andererseits erlaubt die kurze Eliminationshalbwertszeit auch den Einsatz bei passageren Schmerzen. Nebenwirkungen und Interaktionen entsprechen denen anderer NSAR, doch treten aufgrund der fehlenden enterohepatischen Zirkulation seltener Ulzerationen der unteren Darmabschnitte auf. In einer vergleichenden Studie an Patienten mit chronischer Polyarthritis erwies sich Lornoxicam der Behandlung mit Diclofenac als ebenbürtig.

**Phenylbutazon** ist ein wirksames Antiphlogistikum mit sehr langsamer Elimination (> 3 Tage!). Aufgrund seiner möglichen schweren Nebenwirkungen (Störungen der Hämatopoese, Hautreaktionen, Natrium- und Wasserretention mit Ödembildung, Leber- und Nierenfunktionsstörungen) darf Phenylbutazon nur kurzzeitig bzw. nach Ausschöpfung anderer Therapiealternativen eingesetzt werden. Der Anwendungsschwerpunkt liegt dementsprechend bei Gichtanfällen und akuten entzündlichen Schüben einer chronischen Polyarthritis oder eines Morbus Bechterew.

### Selektive COX-2-Hemmer (Coxibe)

Die Entwicklung der Coxibe, einer neuen Gruppe entzündungshemmender Wirkstoffe, war eine Reaktion auf das unbefriedigende Nebenwirkungsprofil der klassischen NSAR. Sowohl NSAR als auch Coxibe hemmen die Prostaglandin-G/H-Synthase, jenes Enzym, das die Umwandlung der Arachidonsäure in Prostaglandine und Thromboxane katalysiert. Während allerdings die NSAR beide bekannten Isoformen des Enzyms, COX-1 und COX-2, hemmen, sind die Coxibe selektive Inhibitoren von COX-2. Hiervon erwartete man sich vor allem eine deutlich bessere gastrointestinale Verträglichkeit. Bislang sind in Deutschland zwei Präparate auf dem Markt, Celecoxib und Rofecoxib. Mehrere weitere wie Etoricoxib, Valdecoxib und das gut wasserlösliche und daher auch injizierbare Valdecoxib-Prodrug Parecoxib sind in der Zulassung.

**Celecoxib**

Celecoxib            Rofecoxib

Celecoxib wurde 1999 zunächst auf dem amerikanischen Markt eingeführt und ist seit Mai 2000 auch in Deutschland für die Behandlung der rheumatoiden Arthritis und der aktivierten Arthrose zugelassen. Die COX-2-Spezifität, definiert als Quotient der $IC_{50}$-Hemmkonzentrationen für COX-2 und COX-1 im humanen Vollblut-Assay, beträgt für Celecoxib 7,6 [Riendeau et al., 2001]. Nach oraler Verabreichung werden nach 2–3 Stunden maximale Plasmakonzentrationen erreicht. Wird Celecoxib zusammen mit einer fettreichen Mahlzeit eingenommen, verzögert sich das Plasmaspiegelmaximum um ca. 1 Stunde. Die orale Bioverfügbarkeit beträgt etwa 60–70%. Die Plasmabindung liegt über 90%. Celecoxib passiert die Plazentaschranke und geht in die Muttermilch über. Bei einer Eliminationshalbwertszeit von 8–12 Stunden werden nach 2 Behandlungstagen Steady-State-Konzentrationen erreicht. Viele Angaben zur Pharmakokinetik von Celecoxib sind allerdings zur Zeit noch widersprüchlich und unverständlich. Celecoxib wird durch CYP2C9-Enzyme des hepatischen Cytochrom-P450-Systems metabolisiert – ein Grund für die große Variabilität der Elimination [Werner et al., 2002] und die Möglichkeit für Interaktionen mit beispielsweise Betablockern und Psychopharmaka. Die Ausscheidung erfolgt zu 99% biliär und über die Fäzes. Bei mittelgradig eingeschränkter Leberfunktion (Serumalbumin 25–35 g/l) ist die Dosis von Celecoxib auf die Hälfte zu reduzieren, bei schwerer Niereninsuffizienz sollte Celecoxib nicht angewandt werden.

**Rofecoxib**

Rofecoxib wurde 1999 in den Vereinigten Staaten und Deutschland in den Handel gebracht; auch dieser selektive COX-2-Hemmer ist für die Indikationen aktivierte Arthrose und rheumatoide Arthritis zugelassen. Die COX-2-Selektivität ist mit 35 höher als die von Celecoxib [Riendeau et al., 2001]. Rofecoxib wird gut und vollständig resorbiert, das Plasmaspiegelmaximum wird ohne Beeinflussung durch eine gleichzeitige Nahrungsaufnahme nach 2–3 Stunden erreicht, die Eliminationshalbwertszeit liegt bei 17 Stunden. Die Metabolisierung ist nahezu vollständig und erfolgt weitgehend unabhängig vom Cytochrom-P450-System in der Leber. Die Metaboliten werden überwiegend renal ausgeschieden.

**Bewertung des Wirkungs- und Nebenwirkungspotenzials von Celecoxib und Rofecoxib**

Inzwischen sind beide COX-2-Hemmer in zahlreichen klinischen Studien auf ihre Wirksamkeit und Verträglichkeit bei der Behandlung von Patienten mit Arthrose und rheumatoider Arthritis hin untersucht worden. Darunter befanden sich auch zwei groß angelegte randomisierte Studien zur gastrointestinalen Sicherheit der Präparate, an denen jeweils mehr als 8000 Patienten teilnahmen. In der CLASS-Studie (Celecoxib Long-term Arthritis Safety Study) wurde Celecoxib an Patienten mit Arthrose oder rheumatoider Arthritis mit konventionellen NSAR (Diclofenac oder Ibuprofen) verglichen. Für die VIGOR-Studie (Vioxx Gastrointestinal Outcomes Research) wurden nur Patienten mit rheumatoider Arthritis zugelassen und die Vergleichstherapie bestand aus Naproxen.

**Wirksamkeit.** Nach den bisher vorliegenden Ergebnissen besitzen beide spezifischen COX-2-Hemmer eine gute analgetische und (etwas weniger gute) antiphlogistische Wirkung, die der anderer NSAR vergleichbar, aber nicht überlegen ist.

**Gastrointestinale Verträglichkeit.** Die COX-2-Hemmer reduzieren das Risiko schwerer gastrointestinaler Komplikationen wie Blutungen, Perforationen und Obstruktionen auf etwa die Hälfte. So betrug die Zahl solcher Ereignisse in der VIGOR-Studie mit Rofecoxib 0,6 und mit Naproxen 1,4 pro 100 Patientenjahre [Bombardier et al., 2000] und in der CLASS-Studie mit Celecoxib 2,08 und mit den Vergleichs-NSAR (Ibuprofen oder Diclofenac) 3,54 Ereignisse pro 100 Patientenjahre [Silverstein et al., 2000]. Beide Unterschiede waren statistisch signifikant. Die Berechnungen zu Celecoxib beruhen allerdings nur auf den Ergebnissen der ersten 6 Monate der Studie; die vollständigen Daten nach 1-jährigem Follow-up wurden nur der amerikanischen Zulassungsbehörde FDA vorgelegt; diese lassen keinen gesicherten Vorteil zugunsten von Celecoxib erkennen. Die präsentierten Zahlen machen in jedem Fall deutlich, dass schwerwiegende gastrointestinale Komplikationen auch unter Behandlung mit COX-2-Hemmern nicht ausgeschlossen sind, so dass nicht alle Risikopatienten von einem COX-2-Hemmer profitieren.

Die allgemeine gastrointestinale Verträglichkeit von Coxiben ist besser als die konventioneller NSAR, aber schlechter als z. B. die von Paracetamol. Solche „banalen" Nebenwirkungen wie Abdominalschmerzen, Dyspepsie, Übelkeit und Diarrhö sind es aber, die in der Praxis dazu führen, dass die Patienten die Therapie mit NSAR abbrechen. In der CLASS-Studie gaben 14,4 % der mit Celecoxib behandelten Patienten dyspeptische Beschwerden (16,1 % mit Naproxen) und 9,7 % abdominelle Schmerzen (13,1 % mit Naproxen) an; insgesamt hatten 31,4 % der Patienten mit Celecoxib (36,8 % mit Ibuprofen/Diclofenac) gastrointestinale Nebenwirkungen. In einer 24-wöchigen Studie an Arthrosepatienten hatten unter Behandlung mit 25 bzw. 50 mg/Tag Rofecoxib 8,3 % bzw. 9,5 % der Patienten abdominelle Schmerzen, in der Ibuprofen-Gruppe 7,6 % [Laine et al., 1999].

Zu klären bleibt auch, ob Coxibe möglicherweise die Abheilung bestehender gastroduodenaler Ulzera beeinträchtigen; dies könnte eintreten, wenn von einem herkömmlichen NSAR auf ein Coxib umgestellt wird. Am Rand von Ulzera wurde eine vermehrte Expression von COX-2 gefunden, und bei Mäusen verzögerten COX-2-Hemmer die Ulkusheilung [Mizuno et al., 1997]. Eindeutige klinische Hinweise für eine solche Wirkung ließen sich bislang aber noch nicht finden.

**Kardiovaskuläre Nebenwirkungen.** Nach den Ergebnissen der VIGOR-Studie wird diskutiert, ob COX-2-Hemmer möglicherweise das Risiko schwerer thrombotischer Ereignisse wie Herzinfarkt, instabile Angina pectoris, Herzstillstand oder ischämischen Schlaganfall erhöhen könnten [Mukherjee et al., 2001]. Die publizierten Daten weisen für Patienten, die trotz kardiovaskulärer Vorerkrankungen gleichzeitig mit Rofecoxib keine Acetylsalicylsäure einnahmen, eine erhöhte Herzinfarktrate aus [Bombardier et al., 2000]. Erklären ließe sich dieses Phänomen dadurch, dass COX-2-Hemmer nur die vaskulären Prostazykline hemmen, nicht aber die von COX-1 gebildeten aggregationshemmenden Eicosanoide der Thrombozyten; dies könnte zu einem Ungleichgewicht der pro- und antithrombotischen Eicosanoide führen. In der CLASS-Studie wurde für Celecoxib im Vergleich mit Ibuprofen oder Diclofenac (die eine ge-

ringere plättchenaggregationshemmende Wirkung besitzen als Naproxen) kein solcher Überhang kardiovaskulärer Ereignisse beobachtet [White et al., 2002]. Die Ergebnisse der VIGOR-Studie können also auch auf einem protektiven Effekt des Naproxens beruhen oder das Resultat des Zufalls sein. Hier sind also weitere prospektive Untersuchungen erforderlich, um zu einer abschließenden Bewertung kommen zu können.

Denkbar ist, dass die blutdruckerhöhende Wirkung der COX-2-Hemmer zu einer Steigerung des kardiovaskulären Risikos beiträgt. So verursachte Rofecoxib in der VIGOR-Studie eine Blutdrucksteigerung von 4,6 mm Hg systolisch und 1,7 mm Hg diastolisch (mit Naproxen 1,0/0,1 mm Hg) [Mukherjee et al., 2001], was durchaus in einem klinisch relevanten Bereich liegt.

**Nephrotoxizität.** Nach den vorliegenden klinischen und experimentellen Daten beeinflussen die selektiven COX-2-Hemmer die Nierenfunktion nicht weniger als konventionelle NSAR [Komers et al., 2001]. Sie können eine Natrium-, Kalium- und Wasserretention, Nierenfunktionsstörungen, Ödeme und einen Blutdruckanstieg hervorrufen. Diese Nebenwirkungen sind bei Patienten mit Volumen- und/oder Natriumdepletion besonders ausgeprägt. In einer randomisierten Kurzzeituntersuchung an gesunden älteren Probanden (60–80 Jahre), die eine salzarme Diät einhielten, war der Einfluss von Rofecoxib auf die Nierenfunktion dem von Indometacin vergleichbar; in beiden Gruppen nahm die glomeruläre Filtrationsrate um ca. 12 % ab [Swan et al., 2000]. In einer anderen Studie bewirkte Celecoxib unter den Bedingungen der Salzrestriktion die gleiche Salz- und Wasserretention wie Naproxen [Rossat et al., 1999]. Daneben wurden bei Risikopatienten unter Rofecoxib und Celecoxib auch Fälle von Herzinsuffizienz und akutem Nierenversagen dokumentiert [Perazella und Tray, 2001]. Schwartz et al. (2002) konnten zeigen, dass alle renalen Effekte von Naproxen auch von Celecoxib und Rofecoxib ausgelöst werden. Abweichungen ergeben sich nur aus der unterschiedlichen Wirkdauer der Pharmaka. Damit gelten für die selektiven COX-2-Hemmer die gleichen Vorsichtsmaßnahmen und Kontraindikationen wie für die konventionellen NSAR.

### Schlussfolgerungen

Entgegen früheren Vorstellungen wird das Isoenzym COX-2 auch unter physiologischen Bedingungen in zahlreichen Zellsystemen und Organen exprimiert und nimmt dort offenbar komplexe Aufgaben wahr. Um die Sicherheit der Coxibe zuverlässig beurteilen zu können, bedarf es daher in zukünftigen Studien einer umfassenden Überwachung der Patienten. Insbesondere sind aber kontrollierte Studien erforderlich, um Nutzen und Gefahren dieser Präparate bei Risikopatienten mit Nierenerkrankungen, Hypertonie, Herz-Kreislauf-Erkrankungen und Herzinsuffizienz zu evaluieren. Besonderes Augenmerk ist auch auf das reproduktive System, Endothelfunktionen und die Wundheilung zu richten. Andererseits zeichnen sich für die spezifischen COX-2-Hemmer auch interessante neue Einsatzmöglichkeiten ab, z.B. bei verschiedenen Tumoren und der Alzheimer-Krankheit; entsprechende Studien sind bereits angelaufen [Hinz und Brune, 2002].

## Antipyretische Analgetika ohne antiphlogistische Wirkung

### Paracetamol

**Paracetamol**

Paracetamol gehört weltweit zu den am häufigsten angewendeten Medikamenten. Es besitzt eine gute antipyretische und analgetische, aber keine nennenswerte antiphlogistische Wirkung. Dementsprechend sind Fieber sowie Schmerzen von geringer bis mittelschwerer Intensität das Hauptanwendungsgebiet. Selbst bei schweren, mit Opiaten behandelten Schmerzzuständen lässt sich der analgetische Effekt durch zusätzlich verabreichtes Paracetamol (oder NSAR) noch steigern. Wegen seiner ausgezeichneten Verträglichkeit gilt Paracetamol bei Kindern, schwangeren Frauen, älteren Patienten, unkomplizierten Kopfschmerzen, Arthrose und nicht entzündlich bedingten Schmerzen des Bewegungsapparats als Mittel der Wahl. Insbesondere eignet sich Paracetamol auch zur Behandlung von Patienten, bei denen NSAR kontraindiziert sind, z.B. wegen Acetylsalicylsäure-Asthma oder erhöhtem gastrointestinalen Komplikationsrisiko. Oft aller-

dings reicht die Wirksamkeit von Paracetamol bei erlaubter Dosierung nicht aus. In diesem Fall müssen andere Wirkstoffe eingesetzt werden; keinesfalls darf die Dosis weiter erhöht werden, da es sonst zum akuten Leberversagen kommen kann!

Paracetamol ist der aktive Metabolit von Phenacetin, das wegen seiner Nephrotoxizität (interstitielle Nephritis) aus dem Verkehr gezogen wurde. Paracetamol wird rasch und vollständig aus dem Gastrointestinaltrakt resorbiert und erreicht nach etwa 30–60 Minuten maximale Plasmakonzentrationen. Die mittlere Plasmahalbwertszeit liegt bei ca. 2 Stunden. Paracetamol wird in der Leber metabolisiert und hauptsächlich als Glucuronid und Sulfat renal eliminiert. Die Metabolisierung wird erst bei schwerer akuter oder chronischer Leberinsuffizienz in klinisch relevantem Maße beeinträchtigt und die Halbwertszeit verlängert.

Der Wirkungsmechanismus von Paracetamol ist trotz umfangreicher Untersuchungen noch nicht befriedigend geklärt. Paracetamol ist nur ein schwacher Hemmstoff der beiden COX-Isoenzyme COX-1 und COX-2. Entgegen früheren Vorstellungen nimmt man heute an, dass die Wirkung von Paracetamol nicht auf peripheren Mechanismen, sondern auf der Hemmung der Prostaglandin-Biosynthese im Hypothalamus und Rückenmark beruht. Für die zentrale Wirkungshypothese sprechen zahlreiche Fakten: Paracetamol beeinflusst die Plättchenaggregation oder die Hämostase nicht, es hat eine niedrige Plasmaeiweißbindung, das Molekül liegt bei physiologischem pH-Wert in undissoziierter Form vor und die Blut-Hirn-Schranke ist für Paracetamol gut durchlässig.

In neueren Untersuchungen an Ratten zeigte sich, dass Paracetamol bei intraperitonealer Verabreichung die durch periphere Schmerzreize induzierte Freisetzung von $PGE_2$ im Hinterhorn des Rückenmarks reduziert [Muth-Selbach et al., 1999]. Da sich die Ausscheidung der Prostanoide im Urin der Tiere nicht veränderte, scheint der antinozizeptive Effekt nicht auf eine periphere Prostaglandin-Synthesehemmung zurückzuführen zu sein. Mittlerweile gibt es Hinweise auf eine indirekte Hemmung von COX-2, fälschlich gelegentlich als „COX-3" bezeichnet. Dieser Effekt wird durch konventionelle NSAR nur unwesentlich, durch Paracetamol aber signifikant gehemmt [Simmons et al., 1999].

Die empfohlene Tageshöchstdosis von Paracetamol liegt zwischen 2 und 4 g. In diesem Dosisbereich führt Paracetamol kaum zu Nebenwirkungen; insbesondere fehlt die für NSAR typische gastrointestinale Toxizität. Selten ist es nach langfristiger Anwendung in therapeutischen Dosen zu Nierenfunktionsstörungen gekommen. Auch Exantheme und schwere Überempfindlichkeitsreaktionen sind äußerst selten. Die therapeutische Breite von Paracetamol ist allerdings gering. So kann es nach hohen Dosen von > 4 bis 7 g/Tag zu Leberfunktionsstörungen bis hin zu irreversiblen Leberzellnekrosen und Leberkoma kommen. Bei Intoxikationen hat sich der SH-Gruppendonor N-Acetylcystein als Antidot bewährt, vorausgesetzt die Verabreichung erfolgt innerhalb von 16 Stunden nach Einnahme der Überdosis. Zu beachten ist, dass mikrosomale Enzyminduktoren wie Phenobarbital die Lebertoxizität von Paracetamol steigern. Auch Patienten mit hohem Alkoholkonsum scheinen vermehrt gefährdet. Bei Patienten mit eingeschränkter Nierenfunktion muss die Dosis reduziert werden, Patienten mit Lebervorschädigung und chronisch Alkoholabhängige sollten kein Paracetamol erhalten. Paracetamol hat zwar keinen direkten Einfluss auf die Plättchenaggregation bzw. die Blutgerinnung, kann aber bei laufender Warfarintherapie durch Interaktion die Blutungszeit verlängern.

**Metamizol**

Metamizol

Metamizol ist ein Prodrug des Phenazonderivats Methylaminophenazon (eine schwache Base). Es ist in Deutschland bereits seit 1921 auf dem Markt. Es ist bezüglich seiner analgetischen und antipyretischen Wirkung sowohl Acetylsalicylsäure als auch Paracetamol überlegen. Es besitzt darüber hinaus eine spasmolytische Wirkung an der glatten Muskulatur des Magen-Darm-Trakts und der Harnwege. Metamizol kann aufgrund

seiner guten Wasserlöslichkeit auch intravenös eingesetzt werden, sollte dann allerdings wegen der Gefahr von Schockreaktionen langsam injiziert werden. Nach oraler Gabe werden je nach Darreichungsform bereits nach ca. 20 Minuten (Tropfen) bis 1 Stunde (Tabletten) maximale Plasmaspiegel erreicht. Die Tageshöchstdosis beträgt 4 g. Trotz unselektiver COX-1- und COX-2-Hemmung kommt es unter Metamizol nicht zu Magen-Darm-Schäden, Flüssigkeitsretention und Hemmung der Blutgerinnung. Das Risiko einer Agranulozytose wird inzwischen mit 1 zu einer Million angegeben. Bei rechtzeitiger Verabreichung von GM-CSF sind die Blutbildveränderungen reversibel. Sehr selten können auch schwere allergische Hautreaktionen und Hypotonien auftreten. Insgesamt ist jedoch das Risiko einer letalen Nebenwirkung mit Metamizol geringer einzuschätzen als mit den gängigen NSAR (Magen-Darm-Blutungen!).

## 3.2 Opiate/Opioide

Die Anwendung narkotischer Analgetika stellt in der Reihenfolge schwache – starke Wirkstoffe die letzte Eskalationsstufe der Therapie akuter und chronisch persistierender Schmerzen dar, wenn NSAR und Analgetika ohne antiphlogistische Wirkungskomponente nicht mehr ausreichend wirksam sind.

Die narkotischen Analgetika bilden eine höchst heterogene Gruppe von Wirkstoffen, bestehend aus pflanzlichen Alkaloiden (den Opiaten Morphin, Codein usw.), einer Reihe synthetischer Verbindungen (den so genannten Opioiden) sowie einer großen Zahl natürlich vorkommender Peptide (β-Endorphine, Enkephaline, Dynorphine) im Zentralnervensystem von Mensch und Säugetieren. Die pharmakologische Wirkung der exogenen, als Analgetika therapeutisch eingesetzten Opiate/Opioide beruht darauf, dass sie die Wirkung der endogenen Botenstoffe an den Enkephalinrezeptoren nachahmen: es handelt sich ausnahmslos um enkephalinerge (partielle) Agonisten.

Neben ihrer analgetischen Wirkung verfügen die Opioide über ein breites Spektrum weiterer erwünschter und unerwünschter Wirkungen, wobei allerdings zwischen einzelnen synthetischen Opioiden und Morphin Unterschiede bestehen können. Zu den zentral dämpfenden Wirkungen der Opioide gehören neben der Analgesie eine atemdepressive, sedierende, anxiolytische, antitussive und antiemetische Wirkung. Außerdem wirken Opioide euphorisierend (zentral aktivierender Effekt). Zu den wichtigsten peripheren Wirkungen gehören Obstipation, Harn- und Galleverhaltung, Wehenhemmung und Blutdruckabfall.

Zwei weitere, oftmals problematische Eigenschaften der Opioide kommen erst bei längerfristiger Anwendung zum Tragen: Zum einen unterliegen die zentralen Wirkungen der Opioide (nicht aber die peripheren Wirkungen) einer Toleranz. Das bedeutet, dass die analgetische Wirkung mit Fortdauer der Behandlung nachlassen kann und durch eine Dosiserhöhung kompensiert werden muss. Zum zweiten führt die regelmäßige Anwendung zur Ausbildung einer körperlichen (in geringerem Maße auch psychischen) Abhängigkeit. Beide Probleme sind bei chronischen Schmerzpatienten unter konstanter Opiat-/Opioid-Dosierung selten.

Nach ihrer Wirkstärke lassen sich schwache und starke Opiate/Opioide unterscheiden:
- **Schwach wirksame Opiate/Opioide** sind beispielsweise Codein, Dextropropoxyphen, Tilidin (+ Naloxon) und Tramadol.
- **Stark wirksame Opiate/Opioide** sind Buprenorphin, Fentanyl, Levomethadon, Morphin, Pentazocin, Pethidin und Piritramid.

Allen Opioiden gemeinsam ist ihr basischer pK-Wert. Die Proteinbindung variiert zwischen < 10 und 90 % je nach lipophilem Charakter des Moleküls. Außerdem gibt es beträchtliche Unterschiede in oraler Bioverfügbarkeit und Eliminationshalbwertszeit. **Dextropropoxyphen** (Develin® retard) wird schnell resorbiert und ist bei einer mittleren Halbwertszeit von 12 Stunden zweimal täglich (morgens und abends) zu verabreichen (2 × 150 bis maximal 2 × 300 mg). **Tramadol** kann für ältere Arthrosepatienten eine sinnvolle Ergänzung zur Langzeitbehandlung mit NSAR sein, da es weder deren kardiovaskuläre Nebenwirkungen besitzt (Verschlimmerung von Hypertonie und Herzinsuffizienz) noch Magen-Darm-Ulzera hervorruft [Katz, 1996]. Die opioidtypischen Nebenwirkungen wie Atemdepression und Obstipation sind bei Tramadol klinisch kaum relevant und das Abhängigkeitspotenzial gering. Zwar kann es bei Behandlungsbeginn zu Übelkeit kommen, doch lassen sich die Beschwerden durch langsame Steigerung („Titration") der Dosis abmildern. Bei chronischen Schmerzen kann auf ein Retardpräparat (z. B. Tramal® long) zurückgegriffen werden, das nur

**Dextropropoxyphen**

zweimal täglich eingenommen werden muss (jeweils 100 – 200 mg morgens und abends).

Stark wirksame Opiate/Opioide haben in der Therapie von Schmerzen des Bewegungsapparats (ausgenommen Tumorschmerzen) nur in seltenen Ausnahmefällen einen Platz.

## 3.3 Glucocorticoide

Glucocorticoide sind die effektivsten derzeit verfügbaren entzündungshemmenden Medikamente. Sie haben keine direkte analgetische Wirkung. Die bei Arthritispatienten unter einer Corticoidtherapie eintretende Schmerzlinderung beruht auf der abklingenden Entzündungsaktivität und der Hemmung der COX-2-Bildung. Bei rein degenerativ bedingten arthrotischen Schmerzen haben Corticoide meist keine Berechtigung.

Außer der Entzündungshemmung haben Glucocorticoide zahlreiche weitere pharmakologisch nutzbare Wirkungen. Sie wirken u.a.
- antiallergisch,
- antiproliferativ,
- exsudationshemmend und
- immunsuppressiv.

Der Wirkungsmechanismus ist entsprechend komplex und noch nicht in allen Einzelheiten verstanden. Vereinfacht kann angenommen werden, dass Corticoide passiv durch die Zellmembran diffundieren und an spezifische zytoplasmatische Rezeptoren binden, die in fast allen Körperzellen zu finden sind. Der Steroid-Rezeptor-Komplex wandert in den Zellkern und induziert dort die Transkription einer Reihe von mRNAs, die für zahlreiche Proteine kodieren. Dadurch wird u. a. die Bildung von proinflammatorischen Zytokinen wie IL-1, IL-6 und TNF-$\alpha$ verringert. Ein weiterer Mechanismus, der zu der antiphlogistischen Wirkung von Glucocorticoiden beiträgt, besteht in der Hemmung der Expression der induzierbaren Cyclooxygenase-2 (COX-2). Dies reduziert die Bildung von Prostaglandinen. Alle diese genomvermittelten Wirkungen setzen verzögert ein und erreichen ihr Maximum erst nach 1 – 8 Stunden. Daneben gibt es auch schnelle steroidinduzierte Effekte. Sind nach hohen Dosen eines Glucocorticoids, z.B. 200 – 300 mg Prednisolon, sämtliche Corticoidrezeptoren besetzt, treten innerhalb von Sekunden bis Minuten unspezifische nichtgenomische Wirkungen wie etwa Permeabilitätsveränderungen von Gefäßendothelzellen auf, die sich durch physikalisch-chemische Interaktionen mit Zellmembranen erklären lassen.

Durch die Synthese von Derivaten der körpereigenen Nebennierenrindenhormone Cortison und Cortisol konnten zwar Glucocorticoide mit deutlich stärkerer entzündungshemmender und geringerer mineralocorticoider Wirkung entwickelt werden, doch es gelang nicht, die teilweise schweren unerwünschten Wirkungen völlig abzukoppeln (Tab. 3.**1**). Deshalb müssen die Patienten vor allem während einer Langzeittherapie mit Glucocorticoiden regelmäßig und sorgfältig überwacht werden:

– **vor Therapiebeginn** müssen aktive/akute Infektionen ausgeschlossen werden;
– **alle 2 Wochen** (bei niedrigdosierter Langzeittherapie alle 1 – 2 Monate) muss der Patient anamnestisch und körperlich auf Nebenwirkungen untersucht werden (inkl. Messung der Vitalfunktionen);
– **alle 3 Monate** müssen Blutsenkung, Blutbild, Urinsediment und Blutzucker kontrolliert und der Patient augenärztlich untersucht werden;
– **alle 6 Monate** sind eine kardiologische Untersuchung und eine Kontrolle der Lipidwerte angezeigt.

Das aktuelle Nebenwirkungsrisiko einer Glucocorticoidtherapie hängt von der Art des Präpa-

**Prednisolon**

**Tabelle 3.1** Unerwünschte Wirkungen der antiphlogistischen Therapie mit Glucocorticoiden

Nebenwirkung

- Suppression der endogenen Cortisolproduktion (Nebennierenrindenatrophie)
- Cushing-Syndrom bei längerer hochdosierter Therapie (Vollmondgesicht, Stammfettsucht, Haut- und Muskelatrophie)
- Hemmung der Proteinsynthese (katabol)
- Osteoporose (Hemmung der Osteoblasten, Stimulation der Osteoklasten, Hemmung der Kalziumresorption und der renalen Kalziumrückresorption) und Osteonekrose
- Wachstumshemmung bei Kindern
- Menstruations- und Potenzstörungen
- Hirsutismus
- prodiabetische Wirkungen (Reduktion der Glucoseaufnahme in die Zelle, Steigerung der Gluconeogenese)
- psychotrope Wirkungen (akute Stimmungs- und Antriebsschwankungen, Psychosen)
- Hemmung der zellulären Immunabwehr (erhöhtes Infektionsrisiko)
- Steigerung der ulzerogenen Wirkung von NSAR
- Wasser- und Natriumretention, vermehrte Kaliumausscheidung (Ödeme, Blutdrucksteigerung, Verschlechterung einer Herzinsuffizienz)
- Pankreatitis
- Katarakt und Glaukom

rats, der Dosierung, der Dauer der Therapie, zusätzlich verabreichten Medikamenten und patientenseitigen Faktoren (Geschlecht, Alter, Begleitkrankheiten usw.) ab. Heute werden in der systemischen Therapie vor allem **Prednison** und **Prednisolon** sowie deren nichtfluorierte Abkömmlinge eingesetzt. Die fluorierten Präparate führen wegen ihrer meist längeren Eliminationshalbwertszeit zu einer stärkeren Suppression des adrenalen Regelkreises, so dass ihre Anwendung weitgehend auf die topische Behandlung begrenzt bleibt. In Tab. 3.**2** sind die Äquivalenzdosen für verschiedene Glucocorticoide angegeben.

Um das Nebenwirkungsrisiko möglichst gering zu halten, wurden spezielle Therapieformen entwickelt:

– **Hochdosierte intravenöse Stoßtherapie.** Bei akuten und potenziell bedrohlichen Zuständen (z.B. schwere Systemerkrankungen, Kom-

Tabelle 3.**2** Äquivalenzdosen der wichtigsten Glucocorticoide [nach Miehle, 2000]

| Corticoid | Dosis |
|---|---|
| **zum Vergleich: Cortisol** | **25 mg** |
| Prednison | 5 mg |
| Prednisolon | 5 mg |
| Prednyliden | 6 mg |
| 6-Methylprednisolon | 4 mg |
| Cloprednol | 2,5 – 5 mg |
| Deflazacort | 6 – 9 mg |
| Fluocortolon | 5 mg |
| Triamcinolon | 4 mg |
| Dexamethason | 0,75 mg |
| Betamethason | 0,75 mg |

plikationen einer Riesenzellarteriitis, schwere
Schübe einer rheumatoiden Arthritis u. ä.)
werden für kurze Zeit (stationär!) hohe bis
höchste Dosen verabreicht: 500 – 1000 mg
Prednisolon als i.v. Infusion an 1 bis 5 aufeinanderfolgenden Tagen. Wiederholung evtl.
jeden Monat, bei entzündlichen Gelenkveränderungen im Intervall eine kontinuierliche
niedrigdosierte orale Corticoidtherapie. Die
Stoßtherapie kann auch oral mit 1 – 1,5 mg/
kg/Tag Prednisolon durchgeführt werden.
– **„Low-dose"-Therapie.** Chronische, langfristig
behandlungsbedürftige Krankheiten werden
mit der niedrigsten noch wirksamen Corticoiddosis behandelt. Diese Dosis muss indivi-
duell austitriert werden. Dazu wird die Anfangsdosis langsam – eventuell über mehrere
Monate hinweg – in Abbauschritten von 1
und zuletzt 0,5 mg/Tag Prednisolon gesenkt.
Bei den meisten entzündlich-rheumatischen
Erkrankungen ist eine Tagesdosis von 5 mg
Prednisolon offenbar ausreichend wirksam.
Tagesdosen von 30 mg und darunter sollten
von Erwachsenen nach Möglichkeit morgens
auf einmal eingenommen werden (wenn das
bei schwerer Symptomatik nicht ausreicht ⅔
morgens, ⅓ nachmittags). Bei Kindern im
Wachstumsalter dürfen Corticoide grundsätzlich nur alle 48 Stunden eingenommen werden (alternierende Therapie).

Immer wenn möglich sollten Corticoide **lokal**
(ggf. auch **intraartikulär**) angewendet werden.
Diese Applikationsform erlaubt lang anhaltende

Therapieerfolge weitgehend ohne systemische
Nebenwirkungen. Es sollte allerdings ein möglichst schwer lösliches Präparat verwendet werden, das langfristig wirksame intraartikuläre
und gleichzeitig geringe systemische Konzentrationen erzeugt. Besonders empfiehlt es sich wegen möglicher kristallinduzierter Reizwirkungen
auf Produkte mit modernen Galeniken wie z.B.
Lipidmikrosphären zurückzugreifen.

Wegen des deutlich erhöhten Ulkusrisikos unter der Kombinationstherapie sollten während
einer Corticoidtherapie möglichst **keine NSAR**
verabreicht werden. Unter einer Langzeitbehandlung mit Corticoiden sollte jeder Patient eine
**Osteoporose-Prophylaxe** betreiben: Tägliche
Kalziumzufuhr 1000 – 1500 mg (bei älteren Patienten mit schlechter Ernährung oder geringer
Sonnenexposition zusätzlich 400 – 1000 IE Vita-
min D), körperliche Aktivität und bei Frauen in
der Postmenopause Hormonsubstitution; bei Risikopatienten und/oder bestehender Osteoporose sind weitergehende Therapiemaßnahmen erforderlich (Bisphosphonate).

## 3.4 Basistherapeutika und „Biologicals"

Die so genannten Basistherapeutika oder langsam wirkenden Antirheumatika (SAARD) werden
nicht dem Anspruch gerecht, die Pathogenese der
rheumatischen Erkrankungen, zu deren Behandlung sie eingesetzt werden (zumeist die rheumatoide Arthritis) grundlegend zu beeinflussen oder
gar kurativ wirksam zu sein. Sie können allerdings die Progression kurz- oder mittelfristig,
manchmal sogar langfristig verlangsamen und
gelegentlich erstaunliche klinische und laborchemische Besserungen bis hin zu längeren Kom-
plettremissionen bewirken (Biologicals). Nach
heutigen Vorstellungen sollten Basistherapeutika
deshalb möglichst früh nach Diagnosestellung
eingesetzt werden, um die Gelenkdestruktion
aufzuhalten.

Da Basistherapeutika nicht unmittelbar antiphlogistisch und analgetisch wirken und ihre er-
wünschten Effekte oft erst nach Wochen bis Monaten einsetzen (Tab. 3.3), müssen sie zumeist
mit NSAR und/oder Glucocorticoiden kombiniert
werden.

Im Gegensatz zu anderen Antirheumatika hält
die Wirkung der Basistherapeutika (mit einigen
Ausnahmen) nach ihrem Absetzen noch eine
Zeitlang an. Das Absetzen birgt aber immer ein
Risiko, da auch eine längere erfolgreiche Therapie

Tabelle 3.**3**   Wirkungseintritt verschiedener Basistherapeutika

nach wenigen Tagen oder Wochen
- Leflunomid
- Etanercept

nach 1 – 3 Monaten
- Methotrexat
- Ciclosporin
- Cyclophosphamid
- Sulfasalazin
- Azathioprin

nach 4 bis > 6 Monaten
- Chloroquin
- Hydroxychloroquin
- Aurothioglucose
- Auranofin
- D-Penicillamin
- OM-8980 (Subreum)?

keine Gewähr bietet, dass der Patient bei einer Wiederaufnahme der Behandlung erneut auf das gleiche Basistherapeutikum anspricht. Eher sollte nach längerfristiger Teil- oder Vollremission eine vorsichtige Dosisreduktion versucht werden.

Ist nach etwa halbjähriger Behandlung mit einem Basistherapeutikum keine Besserung erkennbar, ist der Behandlungsversuch abzubrechen. Es kann dann auf ein anderes Präparat umgestellt werden.

Zu den Basistherapeutika zählt man eine Reihe chemisch höchst unterschiedlicher Substanzen mit teilweise gravierenden Nebenwirkungen. Eine Basistherapie setzt daher immer die Kooperationsbereitschaft des Patienten und eine engmaschige klinische und laborchemische Überwachung voraus. Bezüglich des Wirkungsmechanismus der Basistherapeutika liegen teilweise nur rudimentäre Kenntnisse vor. Die Auswahl des Präparats orientiert sich an der entzündlichen Aktivität und der zu erwartenden Prognose. Während bei der rheumatoiden Arthritis prinzipiell alle Basistherapeutika eingesetzt werden können, kommen einzelne Präparate bevorzugt bei bestimmten Krankheitsbildern zur Anwendung, z. B. Methotrexat und Sulfasalazin bei chronifizierten reaktiven Arthritiden und Methotrexat, Chloroquin/Hydroxychloroquin und Azathioprin bei Kollagenosen.

**Antimalariamittel**

**Chloroquin**

**Präparate:** Chloroquin, Hydroxychloroquin

**Bewertung:** Sicherste verfügbare Basistherapeutika, aber nicht sehr effektiv. Erfolgsrate ca. 25% bei rheumatoider Arthritis.

**Wirkungsmechanismen:** Anreicherung in Lysosomen und Hemmung der Antigenprozessierung (verminderte Antikörperbildung, Hemmung natürlicher Killerzellen, verminderte Freisetzung von IL-1, IL-2 und TNF-$\alpha$); Immunsuppression über verschiedene Mechanismen.

**Pharmakokinetik:** Rasche und vollständige Resorption; teilweise hohe Anreicherung in Blutzellen, inneren Organen und Auge (Retina, Uvea); terminale Halbwertszeit > 40 Tage wegen langsamer Entleerung der Gewebespeicher; langsame Ausscheidung, zu 40 – 70% unverändert im Urin, der Rest über Leber und Gallenwege mit dem Stuhl.

**Indikationen:** Lupus erythematodes ohne gravierenden Organbefall, z.B. kutaner diskoider Lupus erythematodes (ggf. in Kombination mit einem Immunsuppressivum wie Azathioprin); rheumatoide Arthritis, vor allem wenig aktive Frühfälle.

**Wirklatenz:** lang (bis 6 Monate).

**Dosierung:** Chloroquin 250 mg (max. 4 mg/kg), Hydroxychloroquin 200 – 300 mg (max. 6 mg/kg).

**Nebenwirkungen (Auswahl):** *Häufig* gastroenterologisch (Übelkeit, Appetitlosigkeit, Diarrhö), *selten* dermatologisch (Exanthem, Pigmentanomalien, Pruritus), kardiologisch (Blutdruckabfall, T-Negativierung im EKG), neurologisch (Kopfschmerzen, Schwindel, Parästhesien, Schlafstörungen, Neuromyopathie, Krampfanfälle), ophthalmologisch (Akkommodationsstörungen,

Korneaeinlagerungen, Lichtempfindlichkeit, Störungen des Farbsehens, sehr selten irreversible Retinopathie: Frühsymptom = Ausfall des Rotsehens), *sehr selten* hämatologisch (Thrombozytopenie, Agranulozytose, Panzytopenie).

**Kontrollen:** Vor Therapiebeginn augenärztliche Untersuchung. Kontrollen anfangs alle 14 Tage, nach dem 4. Monat alle 2 Monate (Befragung und klinisch-laborchemische Untersuchungen auf Nebenwirkungen); augenärztliche Untersuchung alle 4–6 Monate.

## Sulfasalazin

**Sulfasalazin**

**Bewertung:** In den ersten zwei Jahren der Behandlung gute Erfolge bei der rheumatoiden Arthritis, langfristige Beeinflussung der radiologischen Progredienz eher fraglich.

**Wirkungsmechanismen:** Immunmodulierende Wirkung durch Senkung der Immunglobulinspiegel (insbesondere IgA), Hemmung der mitogenstimulierten Lymphozytenproliferation und Reduktion diverser Zytokine; Hemmung der IgE-induzierten Mastzelldegranulation und der Proliferation von Endothelzellen; antiphlogistisch durch Hemmung der Leukotrien-$B_4$-Bildung.

**Pharmakokinetik:** Resorption von 10–20% der oral verabreichten Dosis. Teilweise Eingang in den enterohepatischen Kreislauf, nach biliärer Exkretion Aufspaltung im Dickdarm in die beiden Wirkstoffe Sulfapyridin und 5-Aminoacetylsalicylsäure. Plasmahalbwertszeit zwischen 5,5 und 15 Stunden in Abhängigkeit vom genetischen Acetylier-Phänotyp.

**Indikationen:** Frühe Stadien der rheumatoiden Arthritis (geringe bis mittelschwere Aktivität), chronifizierte reaktive Arthritiden, Spondarthritiden mit peripherer Gelenkbeteiligung.

**Wirklatenz:** mittellang (2–3 Monate).

**Dosierung:** Therapiebeginn mit 500 mg/Tag, Steigerung in wöchentlichen 500-mg-Schritten auf 2 g/Tag (maximal 3 g/Tag).

**Nebenwirkungen (Auswahl):** *Häufig* gastrointestinal (Übelkeit, Erbrechen, Dyspepsie), zentralnervös (Kopfschmerzen, Müdigkeit, Verwirrtheit), Allergien, dermatologisch (Exanthem, Juckreiz), *selten* Leberenzymanstieg, hämatologisch (Leukopenie, Thrombozytopenie, MCV-Anstieg), *sehr selten* schwerwiegende Nebenwirkungen wie Stevens-Johnson- oder Lyell-Syndrom, aplastische Anämie, Agranulozytose, Leber-, ZNS-, Nierenschäden.

**Kontrollen:** Anfangs alle 14 Tage, vom 4. bis 6. Monat alle 4 Wochen, danach alle 3 Monate (Befragung und klinisch-laborchemische Untersuchungen auf Nebenwirkungen).

## Orale Goldtherapie

**Auranofin**

$$R = -O-\overset{\displaystyle O}{\overset{\displaystyle \|}{C}}-CH_3$$

**Präparat:** Auranofin

**Bewertung:** Schwächer wirksam als parenterales Gold, etwas besser als die Antimalariamittel (Erfolgsrate 30–50% bei rheumatoider Arthritis).

**Wirkungsmechanismen:** Hemmung zellulärer und humoraler Immunvorgänge, Hemmung von Prostaglandinwirkung und Thrombozytenaggregation, Bindung von Sauerstoffradikalen.

**Pharmakokinetik:** Resorption von 25% der oralen Dosis. Plasmabindung 60% (vor allem an Serumeisen). Plasmahalbwertszeit 11–31 Tage, Gesamtkörperhalbwertszeit 81 Tage (Retention von ca. 59 mg Gold nach 6-monatiger Therapie). Zu 95% Ausscheidung im Stuhl.

**Indikationen:** Alle Fälle von rheumatoider Arthritis, die nicht mehr mit Antimalariamitteln behandelbar sind, auch Psoriasisarthritis und

Spondylarthritiden mit peripherer Gelenkbeteiligung.

**Wirklatenz:** lang (ca. 4 Monate).

**Dosierung:** Initial und als Dauertherapie 1–2 Tabl. à 3 mg pro Tag; nur bei ausbleibender Wirkung (nach 4–6 Monaten) Erhöhung auf 3 Tabl. täglich.

**Nebenwirkungen (Auswahl):** *Häufig* gastroenterologisch (Diarrhö, Übelkeit) und dermatologisch (Dermatitis, Stomatitis, Juckreiz), *selten* hämatologisch (Granulozytopenie, Thrombozytopenie, Eosinophilie, Anämie), pneumologisch (Bronchiolitis, Lungenfibrose), Nierenschäden.

**Kontrollen:** Anfangs alle 2 Wochen, ab. 4. Monat alle 4 Wochen (Befragung und klinisch-laborchemische Untersuchungen auf Nebenwirkungen).

## Parenterale Goldtherapie

$$S - Au$$
$$|$$
$$HC - COONa$$
$$|$$
$$H_2C - COONa$$

**Aurothiomalat-Natrium**

**Präparat:** Natriumaurothiomalat

**Bewertung:** Höhere Wirksamkeit, allerdings auch höhere Nebenwirkungsrate als bei den Antimalariamitteln. Gesicherter therapeutischer Stellenwert bei rheumatoider Arthritis (Ansprechrate ca. 65%).

**Wirkungsmechanismen:** Immunmodulierend und antiphlogistisch ähnlich oralen Goldsalzen.

**Pharmakokinetik:** 6–8 Wochen nach wöchentlichen i.m. Injektionen werden stabile Goldspiegel von 300–400 µg/dl erreicht, unter Erhaltungstherapie 75–125 µg/dl. 80-90% jeder i.m. Golddosis werden über die Nieren, der Rest im Stuhl ausgeschieden. Besondere Affinität von Goldsalzen zu entzündeten Geweben, z.B. Synovialis.

**Indikationen:** Wie bei der oralen Goldtherapie. Wegen Allergisierungsgefahr nicht bei lupoiden Verlaufsformen der rheumatoiden Arthritis und beim systemischen Lupus erythematodes.

**Wirklatenz:** lang (3–6 Monate).

**Dosierung:** Initial Testdosis von 10 mg i.m. (Allergietestung), 1 Woche später 20 mg i.m. (Aufsättigung), danach 1 × wöchentlich 50 mg i.m. bis zur 20. Woche, anschließend Erhaltungstherapie mit 50 mg i.m. alle 2–4 Wochen je nach Aktivität der Erkrankung.

**Nebenwirkungen (Auswahl):** Ähnlich der oralen Goldtherapie; zusätzlich häufig Ablagerungen in Kornea und Linse (harmlos).

**Kontrollen:** Anfangs alle 2 Wochen, ab 4. Monat alle 4 Wochen (Befragung und klinisch-laborchemische Untersuchungen auf Nebenwirkungen).

## D-Penicillamin

$$H_3C \quad CH_3$$
$$C$$
$$C - COOH$$
$$HS \quad NH_2$$

**Penicillamin**

**Bewertung:** Zur Zeit nur zweite Wahl wegen hoher Toxizität und sehr spätem Wirkungseintritt; insgesamt schlechteres Nutzen-Risiko-Verhältnis als bei anderen Basistherapeutika.

**Wirkungsmechanismen:** Zerlegung und Verminderung zirkulierender Immunkomplexe, Beschleunigung des Zytokinabbaus, Hemmung von T-Zellfunktionen, antiangiogenetische und antifibrotische Wirkung.

**Pharmakokinetik:** Resorptionsrate 40–70% (vermindert bei gastrointestinalen Erkrankungen); Plasmahalbwertszeit 70–100 Stunden, Anreicherung in kollagenreichem Gewebe; zu 75–80% renale Elimination der Metaboliten, der Rest im Stuhl.

**Indikationen:** Ähnlich der Goldtherapie; wegen der antifibrotischen Wirkung auch progressive systemische Sklerose.

**Wirklatenz:** lang (3 – 6 Monate).

**Dosierung:** Langsame Dosissteigerung mit 150 mg/Tag in den ersten beiden Wochen, 300 mg/Tag in der 3. und 4. Woche, 450 mg/Tag in der 5. und 6. Woche und 600 mg/Tag bis zur 16. Woche. Bei unzureichender Wirkung kann die Dosis weiter gesteigert werden. Die Erhaltungsdosis beträgt ca. 450 – 600 mg/Tag.

**Nebenwirkungen (Auswahl):** *Häufig* dermatologisch (Exanthem, Stomatitis, Juckreiz), gastroenterologisch (Übelkeit, Erbrechen), Thrombozytopenie, Myasthenie, Proteinurie, Hypo-/Ageusie; viele weitere seltenere Nebenwirkungen.

**Kontrollen:** Anfangs alle 2 Wochen, ab dem 4. Monat alle 4 Wochen (Befragung und klinisch-laborchemische Untersuchungen auf Nebenwirkungen).

### Methotrexat

**Methotrexat**

**Bewertung:** Untypisches Basistherapeutikum (keine die Einnahme überdauernde Wirkung, inkonsistente Beeinflussung der Entzündungsparameter) mit schnell einsetzender Wirkung und Wirksamkeit bei pathogenetisch sehr unterschiedlichen Erkrankungen. Infolge der vergleichsweise sehr guten Compliance ist eine lange Behandlungsdauer möglich.

**Wirkungsmechanismen:** Antimetabole und proliferationshemmende Wirkung durch Suppression der Tetrahydrofolsäurebildung. Unklar ist, ob dieser Mechanismus auch ausschließlich für die therapeutische Wirkung bei der rheumatoiden Arthritis verantwortlich ist. Bedeutsamer ist möglicherweise die Beeinflussung von Zytokinen (z.B. IL-1), die antiphlogistische Wirkung durch Hemmung der Chemotaxis von Neutrophilen und der Adhäsion von Leukozyten sowie die antiangiogenetische Wirkung.

**Pharmakokinetik:** Bioverfügbarkeit nach oraler und parenteraler Gabe im Durchschnitt 70%, allerdings mit großer interindividueller Schwankungsbreite (Grund für gelegentliche Nonresponse bei oraler Therapie?). Eliminationshalbwertszeit 6 – 8 Stunden, manchmal deutlich länger; variable enterohepatische Rezirkulation.

**Indikationen:** Rheumatoide Arthritis des Erwachsenen, juvenile chronische Arthritis, Psoriasisarthritis und Psoriasis, zunehmend auch andere rheumatische Erkrankungen und systemischer Lupus erythematodes.

**Wirklatenz:** kurz (4 – 8 Wochen).

**Dosierung:** Einmal wöchentlich in individueller, körpergewichtsorientierter Dosierung von 7,5 bis 25 mg gewöhnlich oral, bei Complianceproblemen oder hoher Krankheitsaktivität auch i.v., i.m. oder s.c.

**Nebenwirkungen (Auswahl):** *Häufig* dermatologisch (Stomatitis, Alopezie), gastroenterologisch (Übelkeit, Erbrechen), Transaminasenanstieg. Teratogene Wirkung, erhöhte Infektanfälligkeit. Viele weitere seltenere Nebenwirkungen.

**Kontrollen:** Nach 2 und 4 Wochen, danach monatlich.

### Azathioprin

**Azathioprin**

**Bewertung:** Gut wirksames Basistherapeutikum bei ausgewählten Indikationen.

**Wirkungsmechanismen:** Überwiegend immunsuppressiv (T-, B-Lymphozyten, Killerzellen); Hemmung der Aktivität von IL-6.

**Pharmakokinetik:** Resorption ca. 88 % nach oraler Gabe, Plasmahalbwertszeit 60–90 Minuten, Ausscheidung der Metaboliten in erster Linie über die Niere.

**Indikationen:** Verschiedene Kollagenosen wie systemischer Lupus erythematodes, Mischkollagenose, primäres Sjögren-Syndrom usw.; rheumatoide Arthritis, wenn andere Basistherapeutika nicht mehr wirken, nicht toleriert werden oder kontraindiziert sind sowie bei hochaktiven oder malignen Verläufen.

**Wirklatenz:** relativ lang (2–6 Monate).

**Dosierung:** Individuelle, am besten körpergewichtsorientierte Dosierung von täglich 1,5–3 mg/kg (Erwachsene) bzw. 2,5–3 mg/kg (Kinder); bei eingeschränkter Nierenfunktion (Kreatininclearance < 20 mg/ml) Beschränkung der Höchstdosis auf 1,5 mg/kg.

**Nebenwirkungen (Auswahl):** *Häufig* gastroenterologisch (Übelkeit, Erbrechen, Diarrhö), hämatologisch (Leukopenie, Anämie), Infektionen, Arzneimittelfieber; viele weitere seltenere Nebenwirkungen.

**Kontrollen:** Anfangs alle 8 bis 14 Tage, ab dem 3. Monat alle 4 Wochen.

### Cyclophosphamid

**Cyclophosphamid**

**Bewertung:** Wirksame Substanz bei therapierefraktären Verläufen von rheumatoider Arthritis und systemischem Lupus erythematodes, aber wegen seiner Karzinogenität nur als Notfallmedikament einsetzbar.

**Wirkungsmechanismen:** Die aktiven Metaboliten alkylieren die DNA und wirken dadurch zytotoxisch; über diesen Mechanismus werden zahlreiche immunologische und entzündliche Abläufe beeinflusst. Insgesamt wirkt Cyclophosphamid immunsuppressiv und antiphlogistisch.

**Pharmakokinetik:** Schnelle und fast vollständige Resorption nach oraler Einnahme. Die exzessive Metabolisierung erfolgt hauptsächlich in der Leber (Beeinflussung u. a. von Glucocorticoiden, Phenobarbital und Allopurinol). Die Plasmahalbwertszeit beträgt 2–10 Stunden, nur 20 % der Substanz werden binnen 24 Stunden unverändert im Urin ausgeschieden.

**Indikationen:** Akute Verlaufsformen der granulomatösen Vaskulitis und der Polyarteriitis nodosa (auch in Kombination mit einem Glucocorticoid); systemischer Lupus erythematodes mit Organmanifestationen; bei rheumatoider Arthritis trotz der guten Ansprechrate von 50–90 % nur Reservemedikament bzw. bei schwersten Verlaufsformen mit Organbeteiligung.

**Wirklatenz:** kurz (2–4 Wochen bei Dauertherapie, bei Bolustherapie nach dem 2. bis 3. Bolus).

**Dosierung:** Bei oraler Dauertherapie (Fauci-Schema) 1,0 bis 4,0 mg/kg/Tag mit Orientierung an der Leukozytenzahl ($\geq 4000/\mu l$) bis zu einer kumulativen Gesamtdosis von maximal 50 g. Bei der intravenösen Bolustherapie (Austin-Schema) 15–20 mg/kg alle 3–4 Wochen zusammen mit i.v. Mesna (aufgeteilt auf 3 Dosen nach 0, 4 und 8 Stunden) zur Zystitisprophylaxe.

**Nebenwirkungen (Auswahl):** *Häufig* Leukopenie (dosisabhängig) und Infekte; dauerhafte Infertilität und Teratogenität; deutliche Erhöhung des Krebsrisikos.

**Kontrollen:** Bei Dauertherapie anfangs häufige, später zumindest alle 4 Wochen hämatologische Kontrollen; bei Bolustherapie immer 8–12 Tage nach jeder Behandlung hämatologische Kontrolle.

### Ciclosporin

**Bewertung:** Noch nicht abschließend möglich; Fortschritte durch die Entwicklung der niedrigdosierten Therapie und einer Darreichungsform mit verbesserter Pharmakokinetik (Sandimmun® Optoral). Infolge der chemosensibilisierenden Wirkung Eignung für die Kombinationstherapie. Die Wirkung überdauert nicht die Verabreichung.

**Ciclosporin A**

**Wirkungsmechanismen:** Immunsuppression durch Hemmung der Aktivierung von T-Helferzellen; Synthesehemmung von verschiedenen Zytokinen und nukleären Transkriptionsfaktoren, Expressionshemmung von Zytokinrezeptoren und HLA-DR-Antigenen. Synergistische Wirkung mit Hydroxychloroquin.

**Pharmakokinetik:** Bioverfügbarkeit zu Therapiebeginn 4–26%, im weiteren Verlauf Anstieg auf bis zu 50% (Bioverfügbarkeit des neuen Sandimmun® Optoral um fast ein Drittel höher als bei Sandimmun®, außerdem linearere Pharmakokinetik). Anreicherung im Gewebe. Weitreichende Metabolisierung in der Leber (Cytochrom-P450), daher ist eine Veränderung der Pharmakokinetik durch andere Pharmaka möglich, die um das gleiche Enzymsystem konkurrieren. Die Eliminationshalbwertszeit beträgt 6–20 Stunden, die Ausscheidung erfolgt überwiegend biliär.

**Indikationen:** Rheumatoide Arthritis, Psoriasis, foudroyante Uveitis anterior; noch wenige Erfahrungen beim systemischen Lupus erythematodes und der Psoriasisarthritis.

**Wirklatenz:** kurz (4–8 Wochen).

**Dosierung:** Beginn mit 2,5–3 mg/kg/Tag; ist nach 4–8 Wochen kein Erfolg erkennbar, langsame Steigerung der Dosis bis maximal 5 mg/kg/Tag. Bei ausbleibender Wirkung langsames Ausschleichen der Therapie (wegen eines möglichen Rebound-Effekts).

**Nebenwirkungen (Auswahl):** *Häufig* gastroenterologisch (Übelkeit, Erbrechen, Diarrhö, Leberfunktionsstörungen), dermatologisch (Hypertrichose, Gingivahyperplasie), nephrologisch (Niereninsuffizienz, Blutdruckanstieg), neurologisch (Tremor, Müdigkeit, Parästhesien); zahlreiche weitere, seltenere Nebenwirkungen.

**Kontrollen:** Anfangs alle 1–2 Wochen, ab dem 3. Monat alle 4 Wochen.

## Leflunomid

**Leflunomid**

**Bewertung:** Gute Wirkung (vergleichbar der von Methotrexat und Sulfasalazin) und zufriedenstellende Verträglichkeit bei rheumatoider Arthritis; klinische Erfahrungen in der Kombinationstherapie noch begrenzt.

**Wirkungsmechanismen:** Leflunomid ist ein Isoxazolderivat mit antiphlogistischer, antiproliferativer und immunmodulierender Wirkung. Der primäre Effekt besteht in der selektiven Hemmung der De-novo-Synthese von Pyrimidin-Ribonucleotiden, was sich offenbar vor allem auf die Proliferation aktivierter, autoimmuner Lymphozyten auswirkt. Die antiphlogistische Wirkung könnte auf der Hemmung von IL-1, TNF-$\alpha$ und des Kernfaktors $\kappa$B beruhen.

**Pharmakokinetik:** Leflunomid ist ein Prodrug, das nach oraler Verabreichung rasch und vollständig in einen aktiven Metaboliten umgewandelt wird; dieser ist nahezu vollständig an Serumproteine gebunden und wird jeweils zur Hälfte über die Galle und die Niere eliminiert. Die Eliminationshalbwertszeit beträgt 10–30 Tage. Das Ausmaß der Kumulation ist schwer abzuschätzen.

**Indikationen:** Rheumatoide Arthritis, wenn andere Basistherapeutika wie Methotrexat oder Sulfasalazin nicht anschlagen oder nicht toleriert werden.

**Wirklatenz:** kurz (4–6 Wochen); Wirkungssteigerung im Laufe der nächsten 4 bis 6 Monate möglich.

**Dosierung:** Zunächst Aufsättigung mit 100 mg einmal täglich über 3 Tage, danach Erhaltungstherapie mit 10–20 mg/Tag.

**Nebenwirkungen (Auswahl):** *Häufig* Blutdruckerhöhung (zumeist leicht), Transaminasenanstieg, allergische Reaktionen, Leukopenie, gastrointestinal (Diarrhö, Übelkeit, Erbrechen, Appetitlosigkeit, Stomatitis), metabolisch (Gewichtsabnahme, gelegentlich Hypokaliämie), neurologisch (Kopfschmerzen, Schwindel, Schwäche, Parästhesien), dermatologisch (Alopezie, Ekzem, trockene Haut); zahlreiche *seltene* Nebenwirkungen, *sehr selten* Agranulozytose oder Stevens-Johnson-Syndrom.

**Kontrollen:** Anfangs alle 2 Wochen (ALAT, Blutbild), ab dem 7. Monat alle 8 Wochen. Wenn eine Diarrhö längere Zeit anhält, ist an eine Kumulation zu denken!

## Infliximab

(Struktur siehe Abb. 4.**8**)

**Bewertung:** Infliximab kann aufgrund des murinen Anteils im Molekül Antikörper induzieren und sollte deshalb nur in Kombination mit Methotrexat angewandt werden. In der einzigen bisher durchgeführten randomisierten Phase-III-Studie wurde die Wirkung von Methotrexat durch Infliximab gesteigert. Die Erfahrungen außerhalb klinischer Studien sind noch begrenzt. Infliximab darf nur angewendet werden, wenn die therapeutischen Erfolge mit anderen (preiswerteren) SAARD ausbleiben.

**Wirkungsmechanismen:** Infliximab ist ein chimärer Antikörper, dessen konstante Region (Fc-Anteil) aus humanem IgG$_1$ besteht und dessen variable, antigenbindende Region (Fab-Anteil) murinen Ursprungs ist. Infliximab bindet spezifisch an TNF-$\alpha$; dies führt durch Aktivierung des Komplementsystems zur Lyse der TNF-$\alpha$-exprimierenden Zellen im entzündeten Gelenk und zur Unterdrückung der durch TNF-$\alpha$ getriggerten proinflammatorischen Zytokine wie beispielsweise IL-1, IL-6 und IL-8. Außerdem verhindert Infliximab die Expression endothelialer Adhäsionsmoleküle und damit die Einwanderung von Leukozyten und normalisiert das C-reaktive Protein.

**Pharmakokinetik:** Infliximab wird parenteral verabreicht und besitzt im Dosisbereich von 1 bis 20 mg/kg eine lineare Pharmakokinetik. Das geringe Verteilungsvolumen von 3–4 Litern deutet darauf hin, dass Infliximab weitgehend im vaskulären Kompartiment verbleibt. Die terminale Eliminationshalbwertszeit liegt im Bereich von 8 bis 9,5 Tagen, die Eliminationswege sind noch nicht bekannt.

**Indikationen:** In Kombination mit Methotrexat zur Behandlung der rheumatoiden Arthritis, die auf andere Basistherapeutika einschließlich Methotrexat unzureichend angesprochen hat. Infliximab ist kontraindiziert bei Tuberkulose oder anderen schweren Infektionen sowie bei mittelschwerer bis schwerer Herzinsuffizienz.

**Wirklatenz:** sehr kurz (ab 2 Wochen).

**Dosierung:** Intravenöse Infusionen über 2 Stunden von 3 mg/kg in den Wochen 0, 2 und 6, danach alle 8 Wochen.

**Nebenwirkungen (Auswahl):** *Gelegentlich* Infusionsreaktionen bis hin zum anaphylaktischen Schock, vermehrte Infektanfälligkeit, Hitzewallungen, Leberfunktionsstörungen, neurologisch (Kopfschmerzen, Schwindel, Benommenheit), gastrointestinal (Übelkeit, Dyspepsie, Diarrhö), dermatologisch (Hautausschlag, Pruritus usw.). Weitere seltene Nebenwirkungen. Bei erneuter Exposition nach längerer Behandlungspause sind mit einer Latenzzeit von 3–12 Tagen verzögerte Überempfindlichkeitsreaktionen aufgetreten. Infektionen (z. B. Tuberkulose) können reaktiviert werden (meist in den ersten Wochen).

**Kontrollen:** Nach jeder Infusion sind die Patienten noch mindestens 1–2 Stunden zu überwachen (Notfallausrüstung!); während der Behandlung und bis zu 6 Monate nach dem Absetzen ist sorgfältig auf Infektzeichen (inkl. Tuberkulose) zu achten.

### Etanercept

(Struktur siehe Abb. 4.**7**)

**Bewertung:** Gute Wirksamkeit (ca. 60% bei rheumatoider Arthritis) und gute Verträglichkeit, teilweise lang anhaltende Therapieerfolge. Wirkungssteigerung durch Kombination mit Methotrexat. Erfahrungen noch begrenzt; Anwendung nur erlaubt, wenn andere SAARD ohne Erfolg blieben.

**Wirkungsmechanismen:** Etanercept ist ein biotechnologisch hergestellter löslicher TNF-Rezeptor (ein Fusionsprotein aus der Fc-Region des humanen $IgG_1$ und zwei p75-TNF-Rezeptoren). Durch Verringerung der zirkulierenden TNF-Menge werden die durch TNF ausgelösten Entzündungsreaktionen gehemmt.

**Pharmakokinetik:** Etanercept wird langsam von der subkutanen Einstichstelle resorbiert, maximale Plasmaspiegel werden nach ca. 48 Stunden erreicht (Bioverfügbarkeit 76%). Die Eliminationshalbwertszeit beträgt 70 Stunden, bei 2-mal wöchentlicher Injektion liegen die Plasmaspiegel im Steady-State etwa doppelt so hoch wie nach Einmalinjektion. Bei Patienten mit akutem Nieren- oder Leberversagen wurden keine erhöhten Plasmaspiegel von Etanercept beobachtet.

**Indikationen:** Rheumatoide Arthritis bei Erwachsenen und Kindern ab 4 Jahren, die auf ein oder mehrere Basistherapeutika nicht ausreichend angesprochen haben. Etanercept ist kontraindiziert bei Patienten mit akuten Infektionen oder Sepsisrisiko.

**Wirklatenz:** sehr kurz (1–2 Wochen, maximal 3 Monate).

**Dosierung:** Zweimal wöchentlich 25 mg subkutan (bei Kindern $\geq 4$ Jahren und Jugendlichen unter 18 Jahren 0,4 mg/kg bis zu einer Maximaldosis von 25 mg zweimal wöchentlich). Die Injektionsstelle sollte stets gewechselt werden.

**Nebenwirkungen (Auswahl):** Ähnlich wie bei Infliximab (insbesondere auch erhöhtes Risiko der Reaktivierung latenter Infektionen wie z. B. Tuberkulose); die häufig auftretenden Reaktionen an der Injektionsstelle sind zumeist geringfügig und auf den ersten Behandlungsmonat beschränkt. Allergische Reaktionen sind selten. Bisher wurden keine neutralisierenden, vereinzelt nicht neutralisierende Antikörper gefunden.

**Kontrollen:** Regelmäßige Untersuchung auf Infektzeichen.

## 3.5 Literatur

Bombardier C, Laine L, Reicin A, et al. Comparison of upper gastrointestinal toxicity of rofecoxib and naproxen in patients with rheumatoid arthritis. N Engl J Med 2000; 343: 1520–1528

Brune K, Zeilhofer HU. Antipyretic (non-narcotic) analgesics. In: Wall PD, Melzack R (eds). Textbook of pain. Edinburgh: Churchill Livingston, 1999: 1139–1154

Ferreira SH. Prostaglandins, aspirin-like drugs and analgesia. Nature 1972; 240: 200–203

FitzGerald GA, Patrono C. The coxibs, selective inhibitors of cyclooxygenase-2. N Engl J Med 2001; 345: 433–442

Flower RJ, Rothwell NJ. Lipocortin-1: cellular mechanisms and clinical relevance. Trends Pharmacol Sci 1994; 15: 71–76

Fu JY, Masferrer JL, Seibert K, Raz A, Needleman P. The induction and suppression of prostaglandin $H_2$ synthase (cyclooxygenase) in human monocytes. J Biol Chem 1990; 265: 16 737–16 740

Henrich WL. Nephrotoxicity of nonsteroidal antiinflammatory drugs. In: Little, Brown. Disease of the kidney. 4th ed. Vol. 2. Boston: 1988

Hinz B, Brune K. Cyclooxygenase-2 – 10 years later. J Pharmacol Exp Ther 2002; 300: 367 – 375

Katz WA. Pharmacology and clinical experience with tramadol in osteoarthritis. Drugs 1996; 52 (Suppl 3): 39 – 47

Komers R, Anderson S, Epstein M. Renal and cardiovascular effects of selective cyclooxygenase-2 inhibitors. Am J Kidney Dis 2001; 38: 1145 – 1157

Laine L, Harper S, Simon T, et al. A randomized trial comparing the effect of rofecoxib, a cyclooxygenase 2-specific inhibitor, with that of ibuprofen on the gastroduodenal mucosa of patients with osteoarthritis. Gastroenterology 1999; 117: 776 – 783

Miehle W. Medikamentöse Therapie rheumatischer Erkrankungen. Stuttgart: Thieme, 2000: 33

Mizuno H, Sakamoto C, Matsuda K, et al. Induction of cyclooxygenase 2 in gastric mucosal lesions and its inhibition by the specific antagonist delays healing in mice. Gastroenterology 1997; 112: 387 – 397

Muth-Selbach S, Tegeder I, Brune K, Geisslinger G. Acetaminophen inhibits spinal prostaglandin E$_2$ release after peripheral noxious stimulation. Anesthesiology 1999; 91: 231 – 239

Perazella MA, Tray K. Selective cyclooxygenase-2 inhibitors: a pattern of nephrotoxicity similar to traditional nonsteroidal anti-inflammatory drugs. Am J Med 2001; 111: 64 – 67

Pinsky PR, Hurwitz ES, Schonberger LB, Gunn WJ. Reye's syndrome and aspirin. Evidence of a dose-response effect. JAMA 1988; 260: 657 – 661

Riendeau D, Percival MD, Brideau C, et al. Etoricoxib (MK-0663): preclinical profile and comparison with other agents that selectively inhibit cyclooxygenase-2. J Pharmacol Exp Ther 2001; 296: 558 – 566

Rossat J, Maillard M, Nussberger J, Brunner HR, Burnier M. Renal effects of selective cyclooxygenase-2 inhibition in normotensive salt-depleted subjects. Clin Pharmacol Ther 1999; 66: 76 – 84

Saxena PN, Beg MMA, Singhal KC, Ahmad M. Prostaglandin-like activity in the cerebrospinal fluid of febrile patients. Indian J Med Res 1979; 79: 495 – 498

Schwartz JI, Vandormael K, Malice MP, et al. Comparative effects of rofecoxib, celecoxib, and naproxen on renal function in elderly subjects receiving a normal-salt diet. Clin Pharmacol Ther 2002 (im Druck)

Silverstein FE, Faich G, Goldstein JL, et al. Gastrointestinal toxicity with celecoxib vs nonsteroidal anti-inflammatory drugs for osteoarthritis and rheumatoid arthritis. JAMA 2000; 284: 1247 – 1255

Simmons DL, Botting RM, Robertson PM, Madsen ML, Vane JR. Induction of an acetaminophen-sensitive cyclooxygenase with reduced sensitivity to nonsteroid antiinflammatory drugs. Proc Natl Acad Sci USA 1999; 96: 3275 – 3280

Swan SK, Rudy DW, Lasseter KC, et al. Effect of cyclooxygenase-2 inhibition on renal function in elderly persons receiving a low-salt diet. A randomized, controlled trial. Ann Intern Med 2000; 133: 1 – 9

Vane JR. Inhibition of prostaglandin synthesis as a mechanism of action for the aspirin-like drugs. Nature 1971; 231: 232 – 235

Vane JR, Botting RM. Mechanism of action of anti-inflammatory drugs. Scand J Rheumatol 1996; 25 (Suppl 102): 9 – 21

White WB, Faich G, Whelton A, et al. Comparison of thromboembolic events in patients treated with celecoxib, a cyclooxygenase-2 specific inhibitor, versus ibuprofen or diclofenac. Am J Cardiol 2002; 89: 425 – 430

Wolfe MM, Lichtenstein DR, Singh G. Gastrointestinal toxicity of nonsteroidal antiinflammatory drugs. N Engl J Med 1999; 340: 1888 – 1899

# 4  Neue und zukünftige Therapieansätze

Stefan Laufer

## 4.1 Einleitung

Seit der Einführung von Acetylsalicylsäure als erstem Antirheumatikum im Jahre 1899 sind bis heute mehr als 100 Arzneistoffe zur Therapie rheumatischer Erkrankungen weltweit eingeführt worden. Dies zeigt einerseits eindrucksvoll die Bedeutung dieser Arzneimittelgruppe, andererseits aber auch den hohen Bedarf an neuen Arzneistoffen. Offensichtlich besteht weiterhin sowohl Raum als auch Notwendigkeit für weitere Verbesserungen.

Im Folgenden wird zunächst auf klinisch weit fortgeschrittene Arzneimittelentwicklungen eingegangen, die in absehbarer Zeit marktreif werden könnten. Anschließend wird eine Auswahl von Forschungsansätzen vorgestellt, die momentan besonders intensiv bearbeitet werden und deshalb einen guten Ausblick auf künftige Entwicklungen geben können.

## 4.2 Arzneimittel in später klinischer Entwicklung

### COX-2-Inhibitoren

Celecoxib und Rofecoxib sind die ersten zur Marktreife gelangten selektiven Inhibitoren der Cyclooxygenase-2 (COX-2). Allerdings zeichnete sich schon früh ab, dass bei diesen Wirkstoffen Raum für Verbesserungen besteht, so dass Vertreter der zweiten Generation bereits in Entwicklung sind. Bereits in Zulassungsstudien zeichnete sich ab, dass die analgetische Potenz der Coxibe geringer war als die konventioneller nichtsteroidaler Antirheumatika (NSAR). In mehreren Schmerzstudien war Celecoxib beispielsweise Naproxen und Ibuprofen unterlegen [Arthritis Advisory Committee, 1998]. Das Fehlen einer parenteralen Applikationsform ist ein zusätzliches

Manko in den Schmerzindikationen. Weitere Optimierungsmöglichkeiten bestehen hinsichtlich der Selektivität COX-2 versus COX-1.

Zur Beurteilung der Selektivität haben sich weitgehend In-vitro-Testmodelle basierend auf humanem Vollblut durchgesetzt [Riendeau et al., 2001]. Wie heterogen die Ergebnisse aus anderen Modellen sind, sei exemplarisch am Beispiel Meloxicam gezeigt, ein Hemmstoff, dessen Selektivität besonders kontrovers diskutiert wird (Tab. 4.**1**). Durch Auswahl geeigneter Testmodelle lässt sich nahezu jeder gewünschte Selektivitätsfaktor zeigen. Auch für andere NSAR gibt die Literatur sehr variable Daten wieder (Tab. 4.**2**) [Dougados, 1999]. In Tab. 4.**3** sind Hemmwerte und Selektivitätsverhältnisse verschiedener COX-2-Inhibitoren sowie einiger konventioneller NSAR im humanen Vollblutmodell zusammengestellt.

Literaturbekannt befanden sich mit Stand Juni 2001 insgesamt 15 COX-2-Inhibitoren in klinischer Entwicklung, nämlich Flosulide, DuP-697, FK-3311, L-745 377, CT-3, L-752 860, JTE-522, GR-253 035, P-54, COX-189, CS-502, ABT-963, Parecoxib, Valdecoxib und Etoricoxib [Prous Science Database, 2001]. Im Einzelnen seien hier Etoricoxib, Valdecoxib und Parecoxib besprochen. Diese Derivate befinden sich in den USA im Zulassungsverfahren und sollten in absehbarer Zeit (1 – 3 Jahre) in den USA und in Europa verfügbar sein.

### Etoricoxib (MK-0663)

Etoricoxib ist ein zeitabhängiger Hemmstoff der COX-2. Mit einem $IC_{50}$ von 1,1 µM im humanen Vollblutmodell für die COX-2 (LPS-induzierte $PGE_2$-Synthese) und einem $IC_{50}$-Wert von 116 µM für die COX-1 (Serum-$TXB_2$ nach Gerinnung) weist die Substanz mit einem Faktor von 106 die höchste Selektivität aller Derivate in später Entwicklung auf. Damit ist sie im Vergleich zu Rofecoxib noch selektiver geworden. Etoricoxib wur-

Tabelle 4.**1**   COX-2/1-Selektivität von Meloxicam in verschiedenen In-vitro-Testsystemen

| Testsystem | $IC_{50}$ COX-1 | $IC_{50}$ COX-2 | Verhältnis COX-2/COX-1 |
|---|---|---|---|
| Samenblase vs. Plazenta (Schaf) | $4 \times 10^{-5}$ | $6 \times 10^{-5}$ | 1,5 |
| Makrophagen (Meerschweinchen) | $5,8 \times 10^{-5}$ | $1,9 \times 10^{-5}$ | 0,33 |
| Aortenendothelzellen vs. LPS-stimulierte Makrophagen | $2,1 \times 10^{-7}$ | $1,7 \times 10^{-7}$ | 0,8 |
| Rekombinante Enzyme in Zellen | $5,8 \times 10^{-5}$ | $0,2 \times 10^{-6}$ | 0,09 |
| Rekombinante Enzyme in Mikrosomen | $3,6 \times 10^{-8}$ | $0,4 \times 10^{-5}$ | 0,01 |

Tabelle 4.**2** COX-2-Selektivität verschiedener NSAR nach Literaturangaben: Variabilität von In-vitro-Testmodellen

| NSAR | Verhältnis COX-2/COX-1 | |
|---|---|---|
| | niedrigster Literaturwert | höchster Literaturwert |
| Diclofenac | 0,067 | 4 |
| Indometacin | 1,31 | 107,1 |
| Piroxicam | 9,4 | 600 |
| Naproxen | 0,6 | 75 |
| Ibuprofen | 0,67 | 53 |
| Acetylsalicylsäure | 2 | 167 |

Klinische Daten sind bisher leider wenig publiziert. Man ist daher weitgehend auf Kongressberichte angewiesen, die entsprechend vorsichtig zu interpretieren sind. Etoricoxib wurde für die Indikationen Arthrose (Osteoarthritis), rheumatoide Arthritis (chronische Polyarthritis) und Schmerz entwickelt. Die Substanz wird schnell resorbiert und hat eine Eliminationshalbwertszeit von 15 Stunden. In klinischen Wirksamkeitsstudien wurde Etoricoxib in Dosierungen von 5 – 240 mg untersucht. Signifikante Unterschiede zu Plazebo konnten bei der Arthrose ab 30 mg, bei der rheumatoiden Arthritis ab 90 mg beobachtet werden. In einer Zahnextraktionsstudie war eine Einmaldosis von 120 mg über 24 Stunden wirksam [Sorbera et al., 2001].

de intensiv präklinisch untersucht. In akuten und chronischen Entzündungsmodellen am Tier zeigte die Substanz Wirksamkeit im Bereich von 0,3 – 0,6 mg/kg (carragenaaninduziertes Rattenpfotenödem: $ED_{50} = 0,64$ mg/kg, carragenaaninduzierte Hyperalgesie: $ED_{50} = 0,34$ mg/kg, Adjuvans-Arthritis: 0,6 mg/kg). Die ulzerogene Dosis, d.h. die Dosierung, die im oberen Gastrointestinaltrakt Schleimhautschäden hervorruft, liegt bei 10-tägiger Applikation an der Ratte bei über 200 mg/kg. Damit ergibt sich ein hoher Sicherheitsabstand [Riendeau et al., 2001].

### Valdecoxib (SC-65872)

Valdecoxib hemmt im humanen Vollblutmodell die COX-2 mit einem $IC_{50}$-Wert von 0,87 μM und die COX-1 mit einem $IC_{50}$-Wert von 26,1 μM. Damit ergibt sich eine Selektivität von 30, was gegenüber Celecoxib mit einer Selektivität von 7,6 eine nicht unerhebliche Steigerung darstellt. In präklinischen Entzündungsmodellen sind für Valdecoxib $ED_{50}$-Werte in vivo von 0,03 mg/kg (Adjuvans-Arthritis) bis 10 mg/kg (Rattenpfotenödem) berichtet [Drug Data Report, 2000].

Tabelle 4.**3** Hemmwerte und Selektivitätsverhältnisse verschiedener COX-2-Inhibitoren sowie einiger konventioneller NSAR im humanen Vollblutmodell ($IC_{50}$-Werte ± SEM), geordnet nach COX-2-Selektivität

| | $IC_{50}$ COX-1 [μM] | n (Donor) | $IC_{50}$ COX-2 [μM] | n (Donor) | COX-2-Selektivität Verhältnis $IC_{50}$ COX-1/COX-2 |
|---|---|---|---|---|---|
| Etoricoxib | 116 ± 18 | 12 | 1,1 ± 0,1 | 26 | 106 |
| Rofecoxib | 18,8 ± 0,9 | 211 | 0,53 ± 0,02 | 614 | 35 |
| Valdecoxib | 26,1 ± 4,3 | 11 | 0,87 ± 0,11 | 14 | 30 |
| Celecoxib | 6,7 ± 0,9 | 13 | 0,87 ± 0,18 | 18 | 7,6 |
| Nimesulide | 4,1 ± 1,2 | 6 | 0,56 ± 0,12 | 6 | 7,3 |
| Diclofenac | 0,15 ± 0,04 | 10 | 0,05 ± 0,01 | 16 | 3,0 |
| Etodolac | 9,0 ± 2,5 | 3 | 3,7 ± 0,7 | 6 | 2,7 |
| Meloxicam | 1,4 ± 0,4 | 6 | 0,70 ± 0,28 | 5 | 2,0 |
| Indometacin | 0,19 ± 0,02 | 36 | 0,44 ± 0,07 | 34 | 0,4 |
| Ibuprofen | 4,8 ± 3,5 | 5 | 24,3 ± 9,5 | 7 | 0,2 |
| 6-MNA | 28,9 ± 5,5 | 3 | 154 ± 51 | 5 | 0,2 |
| Piroxicam | 0,76 ± 0,05 | 6 | 9,0 ± 1,3 | 16 | 0,08 |

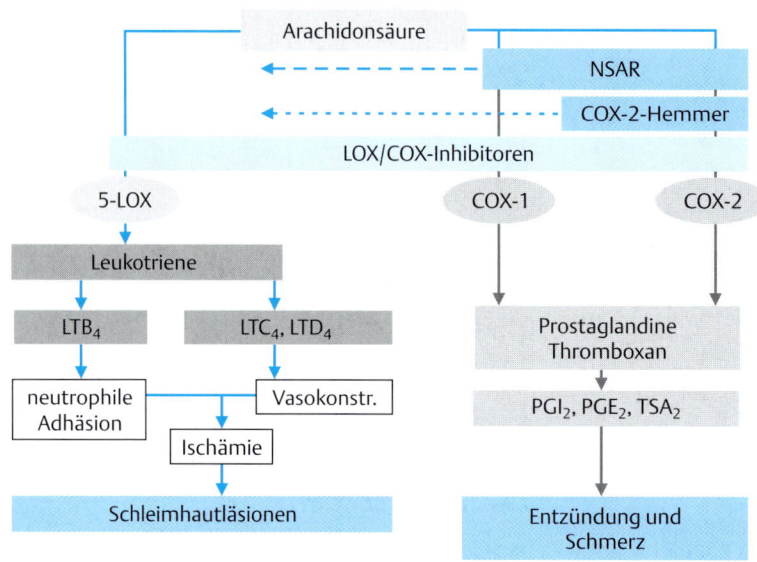

Abb. 4.**1**   Shunt-Hypothese der Arachidonsäurekaskade nach COX-1/2-Hemmung.

Klinisch wurde die Substanz für die Indikationen Arthrose, rheumatoide Arthritis, Dysmenorrhö und akuter Schmerz entwickelt [DailyDrugNews.com, 2001 d].

Wie bei Etoricoxib ist auch hier die Datenlage bezüglich klinischer Studien schlecht. Bei Arthrosepatienten war die gastrointestinale Verträglichkeit im Vergleich zu Diclofenac und Ibuprofen signifikant besser [Goldstein, 2001].

### Parecoxib-Natrium (SC-69124 A)

Die Substanz wurde zur intravenösen und intramuskulären Injektion bei akuten Schmerzindikationen entwickelt. Parecoxib ist ein wasserlösliches Prodrug, das nach parenteraler Applikation schnell und vollständig in der Leber zur Wirkform Valdecoxib metabolisiert wird. Nach intravenöser Applikation von 1–200 mg beträgt die Plasmahalbwertszeit 5 min, maximale Plasmakonzentrationen der Wirkform Valdecoxib werden nach 0,27–2 h erreicht. Nach intramuskulärer Injektion (1–40 mg) ist $t_{1/2}$ = 15–35 min und $t_{max}$= 1,1–3,5 h (für die Wirkform Valdecoxib).

Parecoxib wird bis zu einer Dosis von 40 mg (i. m.) bzw. 200 mg (i. v.) gut vertragen und führt zu keinen Irritationen an der Injektionsstelle. Die analgetische Wirkung wurde im Rahmen klinischer Studien bei Zahnextraktion, Knie- und Hüftgelenks- sowie gynäkologischen Operationen untersucht. In einer Phase-III-Studie an 175 Patienten (Hüftgelenksersatz) führten 40 mg i. v. innerhalb von 24 h zu einer Einsparung von 39 %

Morphin. Eine weitere Phase-III-Studie (Kniegelenksersatz) zeigt Äquivalenz von 40 mg Parecoxib zu 30 mg Ketorolac. In mehreren Zahnextraktionsstudien waren 20–40 mg Parecoxib vergleichbar mit 30–60 mg Ketorolac [DailyDrugNews.com, 2001 c; Sorbera et al., 2001]. In einer Studienpopulation älterer Probanden (65–75 Jahre, n = 94) wurde die gastroduodenale Verträglichkeit endoskopisch untersucht. Zweimal täglich 40 mg Parecoxib waren gegenüber viermal täglich 15 mg Ketorolac über 7 Tage signifikant besser verträglich [Hubbard et al., 2000].

### LOX/COX-Inhibitoren

Neben COX-2-selektiven Hemmstoffen gibt es auch andere Ansätze zur Entwicklung gastrointestinal verträglicher NSAR. Zum Schutz der Schleimhäute im oberen Gastrointestinaltrakt ist ein Sauerstoffpartialdruck von ca. 15 mm Hg notwendig, der nur bei intakter Mikrozirkulation aufrechterhalten werden kann [Bowen, 1981]. COX-2-selektive Inhibitoren erhalten ihre bessere Schleimhautverträglichkeit, indem sie die Bildung vasodilatierender Prostaglandine (PGE$_2$) durch die COX-1 im Magen nicht unterdrücken. Ein anderer Ansatz beruht auf der so genannten „Shunt-Hypothese" (Abb. 4.**1**) [Laufer, 2001].

Nach Hemmung der COX wird Arachidonsäure vermehrt über den Lipoxygenaseweg (5-LOX) metabolisiert. LTB$_4$ ist ein potentes Chemotaktikum für neutrophile Leukozyten und führt zu gesteigerter Adhäsion dieser Zellen an der Wand

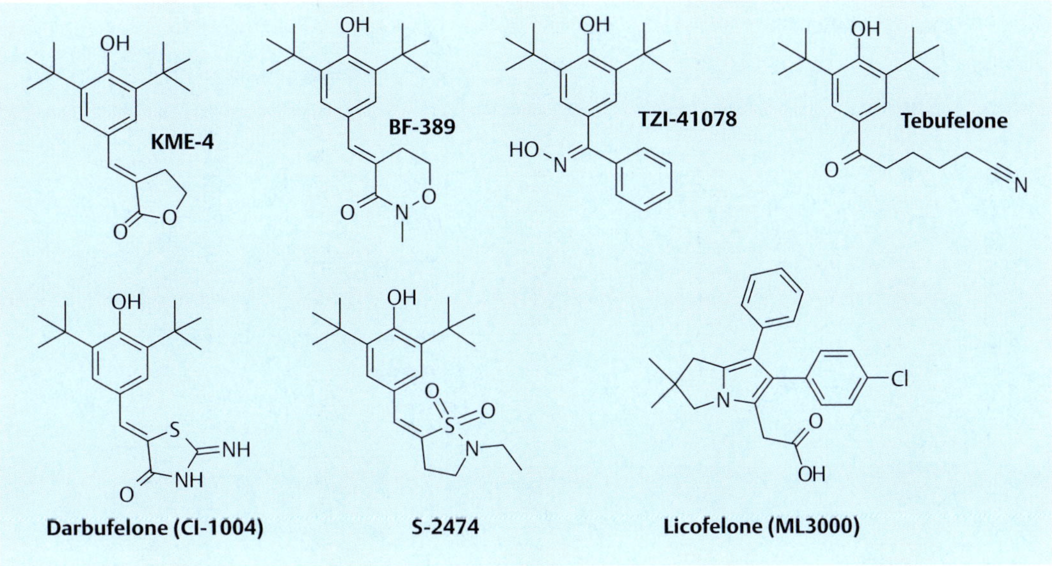

**KME-4**

**BF-389**

**TZI-41078**

**Tebufelone**

**Darbufelone (CI-1004)**

**S-2474**

**Licofelone (ML3000)**

**Abb. 4.2** Duale LOX/COX-Inhibitoren in klinischer Entwicklung. Licofelone (ML3000) ist ein Substratanalogon der Arachidonsäure, alle anderen Derivate sind Redox-Inhibitoren.

postkapillarer Mesenterialvenolen. Zusammen mit der vasokonstriktorischen Wirkung der Cysteinylleukotriene $LTC_4$ und $LTD_4$ kommt es durch Mikrozirkulationsstörungen lokal zu ischämischen Zuständen und letztendlich Schleimhautläsionen. Mit dualen Hemmstoffen der COX-1/2 und 5-LOX sollte es möglich sein, diesen Toxizitätsmechanismus zu vermeiden. Abb. 4.2 zeigt eine Zusammenstellung von dualen Hemmstoffen, die in klinischen Entwicklungsstadien sind oder waren. Auffällig ist der Di-tertiär-Butylrest als gemeinsames Strukturmerkmal aller Derivate außer Licofelone (ML3000). Die beiden Enzymsysteme COX und LOX sind Redoxenzyme, es ist deshalb naheliegend, dass redoxaktive Strukturen Hemmstoffe dieser Enzyme sind. Hier liegt leider auch das Problem dieser Strukturklasse. Sie sind nicht spezifisch genug für die COX und LOX, sondern interferieren auch mit Redoxenzymen in der Leber. Deshalb sind bis auf S-2474 (dieses Derivat befindet sich noch in frühen Phase-II-Entwicklungsstadien) alle Entwicklungen eingestellt worden. Um dieses Problem zu vermeiden, verfolgt Licofelone einen mechanistisch anderen Ansatz der Enzymhemmung. Beide Enzyme, COX-1/2 und 5-LOX, verwenden Arachidonsäure als Substrat. Es sollte deshalb möglich sein, ein Substratanalogon als Inhibitor zu entwickeln. Licofelone ist ein solches Substratanalo-

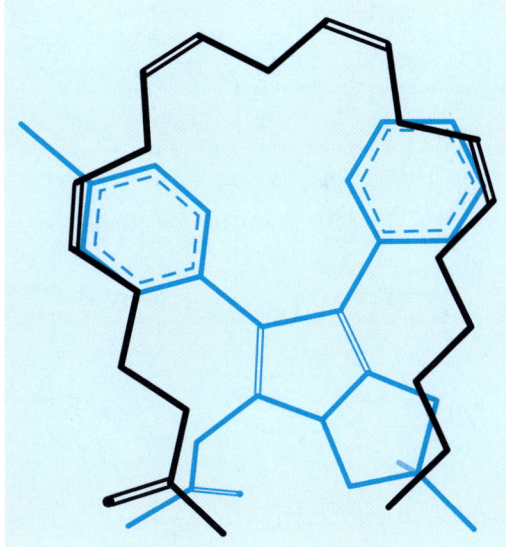

**Abb. 4.3** Konformationsmodell von Licofelone (ML3000) (blau) und Arachidonsäure (schwarz) im aktiven Zentrum der 5-LOX.

gon, das in der Lage ist, die Konformation der Arachidonsäure im aktiven Zentrum beider Enzyme nachzuahmen (Abb. 4.3). Die Substanz hemmt kompetitiv COX-1, COX-2 und 5-LOX im

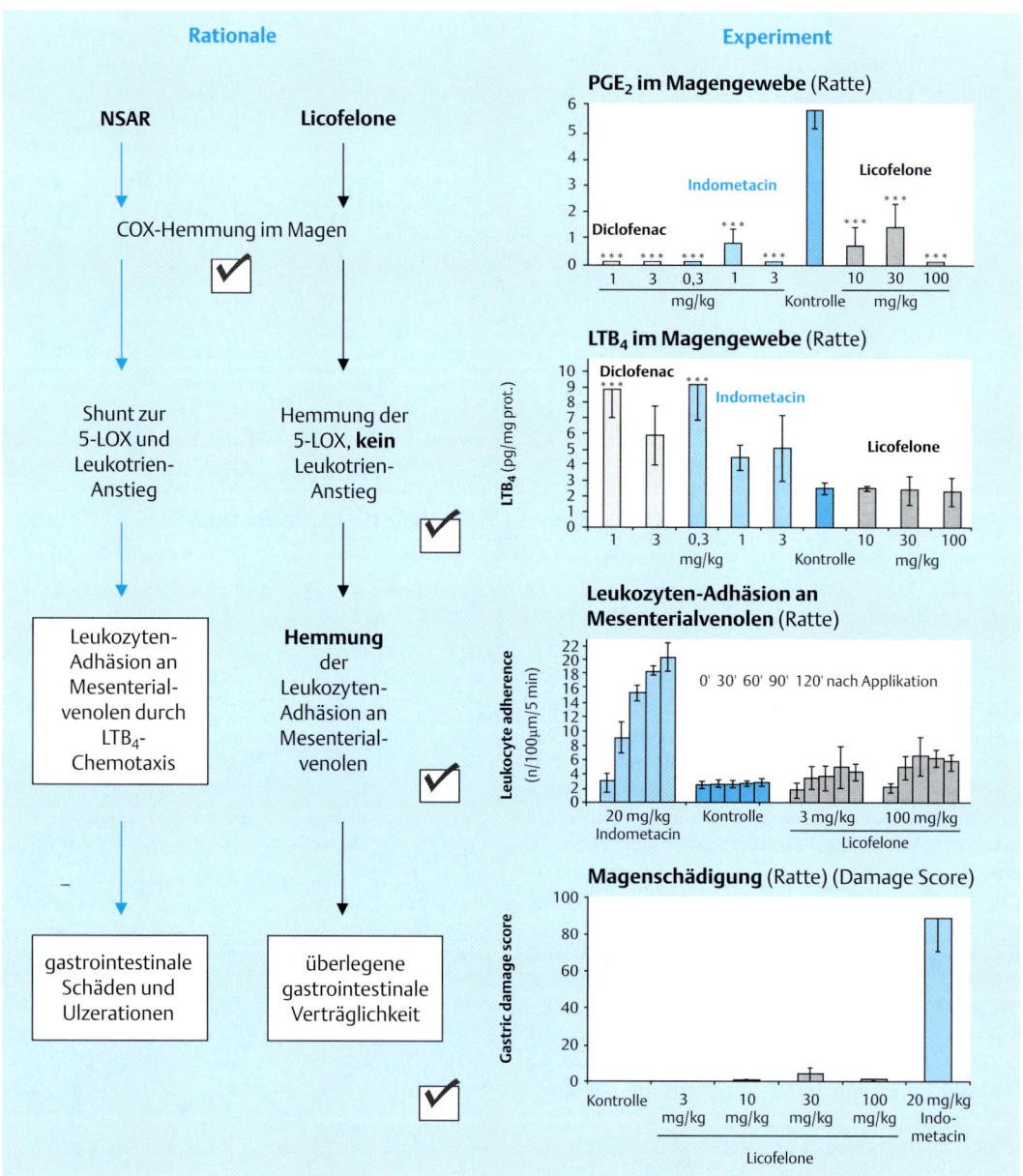

Abb. 4.**4**   Präklinischer Beleg der Rationale dualer Hemmstoffe der LOX/COX mit Licofelone.

submikromolaren Konzentrationsbereich (0,16 – 0,18 µM).

Licofelone wurde präklinisch intensiv untersucht [Tries und Laufer, 2001]. Die Rationale der dualen COX/LOX-Inhibitoren konnte präklinisch schlüssig verifiziert werden (Abb. 4.**4**). Die Substanz hemmt wie konventionelle NSAR (hier Diclofenac und Indometacin) die $PGE_2$-Produktion im Magen. Im Gegensatz zu diesen findet aber kein „Shunt" zur Lipoxygenaseseite statt. $LTB_4$ wird durch Licofelone nicht erhöht, wohl aber durch Diclofenac und Indometacin. Folglich kommt es auch nur in wesentlich geringerem Ausmaß zur Leukozytenadhäsion an postkapillare Mesenterialvenolen, was sich in praktisch fehlender Magentoxizität äußert.

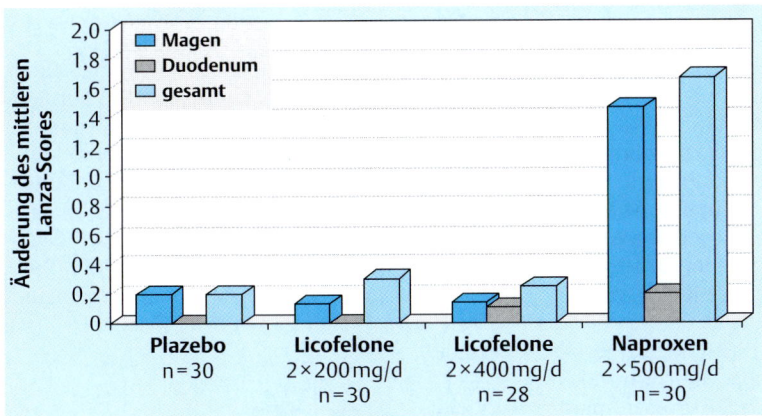

Abb. 4.**5** Endoskopie-
studie zur Untersuchung
der gastrointestinalen Verträglichkeit von Licofelone
(118 Probanden, 4 Wochen
Behandlungsdauer, Aus-
wertung der gastrointestinalen Schäden mit dem
Lanza-Score).

Der beschriebene Wirkmechanismus bietet eine Reihe von Vorteilen gegenüber COX-2-Inhibitoren. Durch die Hemmung der COX-1 sollten die kardiovaskulären Nebenwirkungen (Flüssigkeitsretention, Blutdruckerhöhung, kein reduziertes Risiko von Myokard- bzw. Hirninfarkt) der COX-2-Inhibitoren hier nicht auftreten. Darüber hinaus bietet die 5-LOX Hemmung weitere pharmakodynamische Optionen wie antiasthmatische [Abraham et al., 1997] oder chondroprotektive [Jovanovic et al., 2001] Wirkung. Die Cysteinylleukotriene $LTC_4/LTD_4$ sind potente Bronchokonstriktoren, und $LTB_4$ induziert über IL-1β die Aktivierung verschiedener Matrix-Metalloproteinasen, die den Knorpelabbau beschleunigen.

Licofelone wird für die Indikation Arthrose (Osteoarthritis) entwickelt und befindet sich in Europa in später klinischer Entwicklung. Aus dem klinischen Entwicklungsprogramm sind einige Studien bekannt. In einer Wirksamkeitsstudie wurden 404 Arthrosepatienten mit zweimal täglich 100, 200 und 400 mg Licofelone, Plazebo oder 3 × 50 mg Diclofenac behandelt [Reginster, 2001]. Die Behandlungsdauer in dieser Phase-II-Studie zur Dosisfindung und zum Nachweis der Wirksamkeit betrug 4 Wochen. Alle drei Licofelone-Dosierungen waren signifikant besser wirksam als Plazebo. Die Wirksamkeit der beiden höheren Dosierungen war vergleichbar mit Diclofenac. Unter der Dosis von 2 × 400 mg Licofelone war die Wirksamkeit nur geringfügig besser als die von 2 × 200 mg, so dass 2 × 200 mg als höchste Dosis in den folgenden Studien der Phase III eingesetzt wurde. Die Nebenwirkungshäufigkeit mit 2 × 100 mg bzw. 2 × 200 mg Licofelone war nicht höher als in der Plazebogruppe, während

in der Diclofenac-Gruppe erwartungsgemäß eine schlechtere Verträglichkeit (u.a. ein blutendes Magengeschwür) beobachtet wurde. Unter Diclofenac trat außerdem eine deutliche Erhöhung der Transaminasen auf, während in allen Licofelone-Gruppen alle laborchemischen Sicherheitsparameter einschließlich der Leber- und Nierenwerte unverändert blieben.

In einer Studie mit 118 weiblichen und männlichen Probanden (mittleres Alter 42 Jahre) wurde die gastroduodenale Verträglichkeit einer 4-wöchigen Behandlung mit 2 × 200 mg bzw. 2 × 400 mg Licofelone (d.h. der therapeutischen Dosis und der doppelten therapeutischen Dosis) im Vergleich zu Plazebo und 2 × 500 mg Naproxen untersucht [Reginster, 2001]. In der Naproxen-Gruppe wurden bei der endoskopischen Kontrolle nach 4 Wochen bei 20 % der Probanden Ulzera beobachtet, während in den anderen Gruppen keine Ulzerationen auftraten (Abb. 4.**5**). Nach Abschluss der Behandlung mit Naproxen lag nur bei 37 % der Probanden eine völlig intakte Magenmukosa vor. In den drei anderen Behandlungsgruppen war dies bei ca. 90 % der Probanden der Fall. Sowohl im Hinblick auf manifeste Ulzerationen wie auch bei geringgradigeren Mukosaläsionen war die Behandlung mit Licofelone in den genannten Dosierungen vergleichbar gut verträglich wie Plazebo.

Aus den Ergebnissen der beiden Studien lässt sich die Schlussfolgerung ableiten, dass Licofelone offenbar bei Patienten mit Arthrose ähnlich wirksam ist wie Diclofenac, dass andererseits aber sowohl die gastrointestinale als auch die systemische Verträglichkeit im Vergleich zu herkömmlichen NSAR deutlich besser ist.

## NO-NSAR (Nitro-NSAR)

Wie im vorangegangenen Abschnitt bereits erwähnt, ist für eine gute gastrointestinale Verträglichkeit eine intakte Mikrozirkulation essenziell. NO-NSAR unterstützen die Mikrozirkulation in der Mukosa des Gastrointestinaltrakts durch Freisetzung der vasodilatierenden Substanz Stickstoffmonoxid (NO). Dadurch soll der Wegfall gastroprotektiver (vasodilatierender) Prostaglandine durch COX-1-Hemmung kompensiert werden [Kulkarni et al., 2001].

Abb. 4.**6** zeigt Derivate, die sich derzeit in klinischer Entwicklung befinden. Die Substanzen stellen Prodrugs dar, die nach Resorption metabolisch unter NO-Freisetzung in das entsprechende NSAR transformiert werden. Chemisch folgen alle Verbindungen derselben Strategie. Sie bestehen aus einem bekannten NSAR und sind über eine metabolisch labile Bindungsstruktur mit einer NO-Gruppe gekoppelt. Die Entwickler dieser Derivate beanspruchen teilweise auch eine Eigenwirkung der NO-NSAR, was mit einer Hemmung der induzierbaren NO-Synthase begründet wird [Baydoun et al., 1995]. Andererseits ist NO als proinflammatorisches Agens bekannt. Weitere Fragen bleiben offen hinsichtlich möglicher Störungen der Blutdruckregulation. Vasodilatierende Eigenschaften sind beschrieben worden [Adami et al., 1996]. Insgesamt ist die Tragfähigkeit des Konzeptes NO-NSAR noch nicht vollständig belegt. Klarheit müssen auch hier konfirmatorische klinische Studien schaffen, die aber noch nicht verfügbar sind.

### Nitrofenac

Nitrofenac ist als Diclofenac-Derivat anzusehen, das über einen 1,4-Butandiolrest NO in Form eines Salpetersäureesters enthält. Die Substanz ist präklinisch eingehend untersucht worden und zeigte in akuten und chronischen Entzündungsmodellen gute Aktivität bei überlegener gastrointestinaler Verträglichkeit gegenüber Diclofenac [Conforti et al., 1993; Wallace et al., 1994]. Klinische Daten sind bisher nicht publiziert, Nitrofenac soll sich in früher klinischer Prüfung befinden.

### NO-Naproxen (HCT-3012)

Auch NO-Naproxen zeigt präklinisch ausgeprägte Wirkung in akuten und chronischen Entzündungsmodellen an der Ratte bei gleichzeitig guter gastrointestinaler Verträglichkeit [Cuzzolin et al., 1995; Drug Data Report, 1995]. Leider ist auch über diese Verbindung nur bekannt, dass klinische Pilotstudien begonnen wurden [Daily-DrugNews.com, 2001 a].

### NO-Flurbiprofen (HCT-1026)

Wohl am eingehendsten präklinisch untersucht ist NO-Flurbiprofen. So wurden neben antiinflammatorischen Eigenschaften auch eine Hemmung der Osteoklastenaktivität sowie eine positive Wirkung bei Reizungen der Harnblase gefunden [Burgaud et al., 1999]. Klinisch wird die Substanz auch topisch als 1 % Salbe bei akuter Kontakturtikaria untersucht [DailyDrugNews. com, 2001 b]. Systemisch wurden 50 und 100 mg gegen 100 mg Flurbiprofen in einer Gastroskopiestudie über 7 Tage untersucht, wobei

Abb. 4.**6**   NO-NSAR in klinischer Entwicklung.

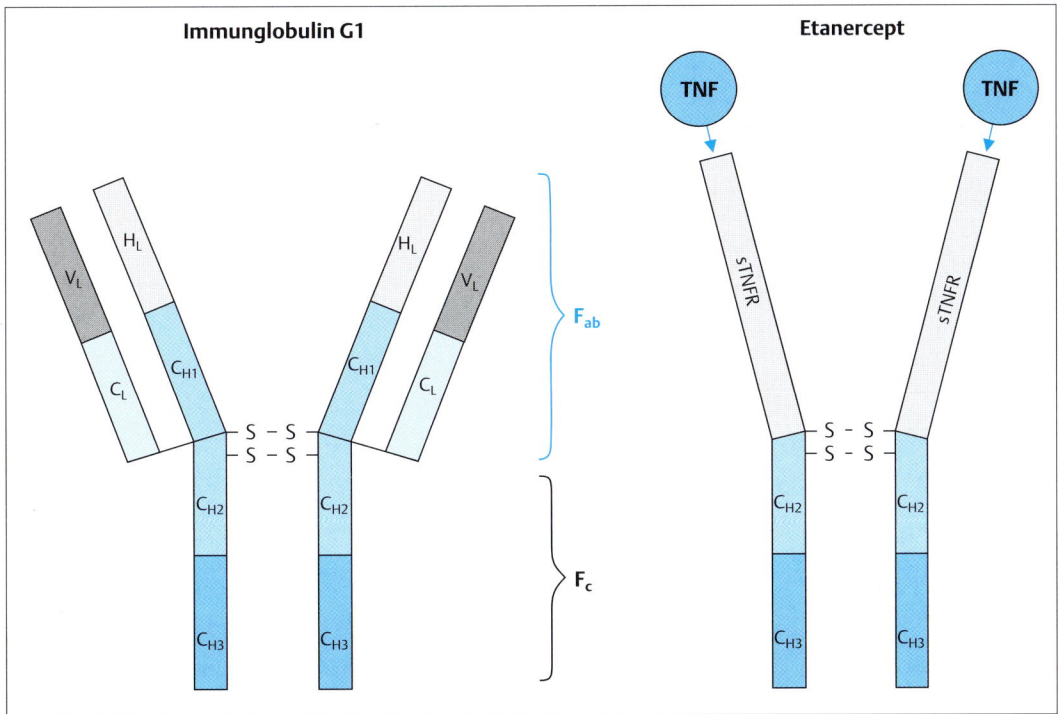

Abb. 4.**7** Etanercept ist ein Fusionsprotein aus der extrazellulären Ligandenbindungsdomäne des humanen 75-kDa-TNF-Rezeptors (p75) und der Fc-Domäne des humanen Immunglobulins $G_1$.

beide Dosierungen besser gastrointestinal verträglich waren als der Vergleich. Weitere klinische Studien, auch bei der Indikation Reizblase und Osteoporose, sind im Gange [DailyDrugNews. com, 2000 b und 2000 d]. Ergebnisse sind nicht bekannt.

**NO-Acetylsalicylsäure (NCX-4016)**

Im Gegensatz zu den bisher besprochenen Derivaten enthält NO-Acetylsalicylsäure als Spacer einen 3-Hydroxybenzylrest und wird deshalb nur langsam metabolisiert [Cirino et al., 1997]. Damit soll die kurze Halbwertszeit der entstehenden Acetylsalicylsäure kompensiert werden. Die Verbindung zeigte gute gastrointestinale Verträglichkeit, an Ratten wurden bis 500 mg/kg ohne nennenswerte Magenschäden eingesetzt. Die thrombozytenaggregationshemmende Eigenschaft ist im Tiermodell mit Acetylsalicylsäure vergleichbar [Drug Data Report 1997 a, 1997 b]. Das präklinische Profil von NO-Acetylsalicylsäure ist vielversprechend. So konnten viele pharmakodynamischen Eigenschaften von Acetylsalicyl-

säure auch für NO-Acetylsalicylsäure belegt werden, jedoch mit verbesserter Verträglichkeit [Al-Swayeh et al., 2000]. Die Verbindung soll deshalb zunächst für Schmerz- und Entzündungsindikationen, später auch als Thrombozytenaggregationshemmer entwickelt werden. Erste klinische Studien zur Kinetik und Verträglichkeit sollen begonnen haben [DailyDrugNews.com, 2000 a].

**Anti-Zytokin-Therapie**

Nachdem mit Etanercept und Infliximab (Abb. 4.**7** und 4.**8**) beeindruckende Erfolge in der Therapie der rheumatoiden Arthritis und bei chronisch entzündlichen Darmerkrankungen möglich waren, kann das Prinzip der „Anti-Zytokin-Therapie" als klinisch validiert angesehen werden. Beide Arzneimittel sind seit 1999 im Handel.

Sowohl Etanercept als auch Infliximab reduzieren die Menge an zirkulierendem TNF-α im Blut. TNF-α und IL-1 sind die wichtigsten proinflammatorischen Zytokine. Sie werden in Monozyten und Makrophagen gebildet und wirken auf

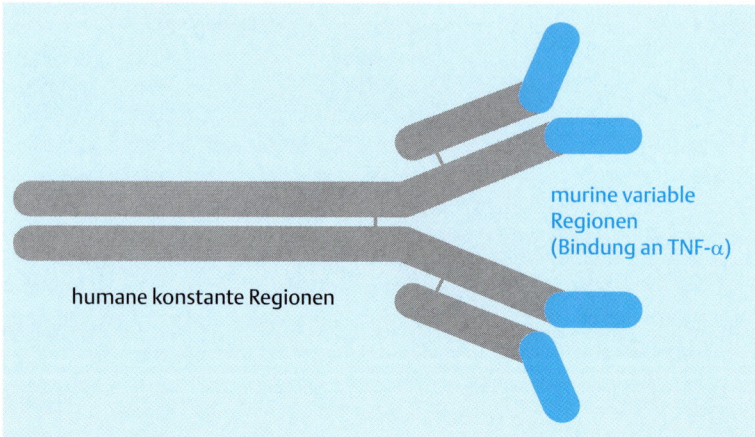

Abb. 4.**8**    Infliximab ist ein chimärer monoklonaler Antikörper gegen TNF-$\alpha$. Die konstante Region stammt aus humanem IgG$_1$, der variable, antigenbindende Anteil aus der Maus.

murine variable Regionen (Bindung an TNF-$\alpha$)

humane konstante Regionen

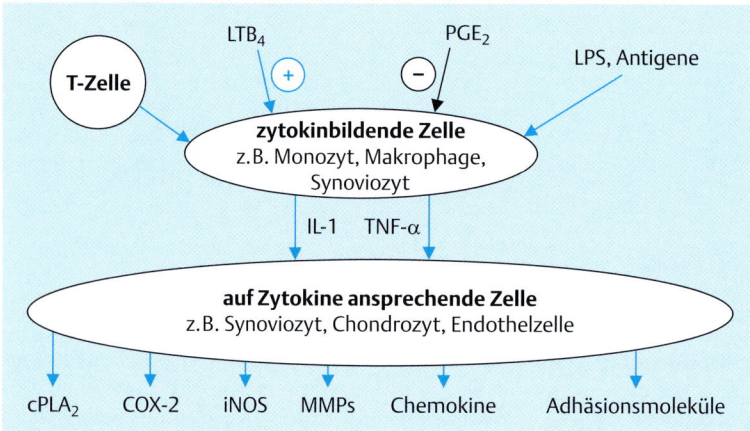

Abb. 4.**9**    Die von Monozyten und Makrophagen gebildeten proinflammatorischen Zytokine TNF-$\alpha$ und IL-1 regen verschiedene reaktive Zellen zur Bildung von Enzymen und anderen Faktoren an, die die Entzündung verstärken und aufrechterhalten.

Entzündungszellen. Dort induzieren sie die Bildung wichtiger Enzyme (COX-2, MMP, iNOS, cPLA$_2$) und weitere Faktoren (Adhäsionsmoleküle, IL-6, Chemokine), die die Entzündung verstärken und aufrechterhalten (Abb. 4.**9**).

In später klinischer Entwicklung oder bereits im Zulassungsverfahren sind weitere Arzneistoffe, die oft unter dem Überbegriff „Biologicals" durch die Laienpresse geistern und die im Wesentlichen dem gleichen Wirkmechanismus folgen. Im Einzelnen seien hier Vertreter besprochen, die sich in späten klinischen Entwicklungsphasen für entzündliche Erkrankungen befinden (Adalimumab, Humicade und Anakinra).

### Adalimumab (D2E7)

Adalimumab ist ein rekombinanter, vollständig humaner monoklonaler anti-hTNF-$\alpha$-Antikörper und stellt eine Weiterentwicklung von Infliximab dar, das als chimärer Antikörper noch Mausanteile enthält. Damit sollte Adalimumab weniger immunogen sein und deshalb weniger allergische Nebenwirkungen aufweisen und länger anwendbar sein. Ein Problem von Infliximab ist nämlich, dass bereits nach 6 – 12 Monaten die Wirksamkeit nachlässt, da wahrscheinlich neutralisierende Antikörper gegen den Wirkstoff gebildet werden. Durch Kombination mit Methotrexat kann dies hinausgezögert werden.

Adalimumab hat eine hohe Affinität zu humanem TNF-$\alpha$ mit einem K$_d$-Wert von 0,6 nM. In klinischen Phase-I/II-Studien konnte ein Ansprechen auf die Therapie über Jahre beobachtet werden [Drug Data Report, 1997 c]. Trotzdem wurde die Substanz in den konfirmatorischen Studien mit Methotrexat kombiniert. 1 mg/kg 2 × wöchentlich i.v. oder s.c. (mit 15 mg/Woche Methotrexat) ergab an 54 Patienten mit rheumatoider Arthritis eine Ansprechrate (ACR 20) von 70% gegenüber 28% in der Plazebogruppe. Der Wirkeintritt war bereits nach zwei Wochen sichtbar [Rau, 1999]. Weitere Wirksamkeitsdaten sind aus einer Studie über zwei Jahre bekannt [Breedveld, 2001]. Wie bei vielen Arzneistoffen in Entwicklung gibt es ansonsten kaum publizierte Daten zur klinischen Wirksamkeit und Verträglichkeit. Die Markteinführung ist für 2003 geplant [DailyDrugNews.com, 2001 e].

### Humicade (CDP-571, Bay-10-3356)

Humicade ist ein rekombinanter humanisierter monoklonaler $IgG_4$-anti-TNF-$\alpha$-Antikörper, bei dem die CDRs aus dem Maus-Antikörper CB0010 stammen. Er soll wenig immunogen sein. Der Maus-Anteil beträgt ca. 5%. Humicade hat eine hohe Affinität ($K_d = 0,1$ nM) für humanes TNF-$\alpha$. In einer Pilotstudie mit einem Beobachtungszeitraum von 8 Wochen an Patienten mit Morbus Crohn war nach einmaliger Infusion von 5 mg/kg nach zwei Wochen der Crohn's Disease Activity Index signifikant reduziert. Der Effekt war nicht anhaltend. In einer Dosisfindungsstudie über 6 Monate bei der gleichen Indikation stellte sich als optimale Dosierung 10 mg/kg alle 12 Wochen heraus. Die scheinbare Halbwertszeit wurde mit 4–5 Tagen ermittelt. Weitere Studien belegen außerdem die Möglichkeit zur Steroideinsparung [Sorbera et al., 2000]. Humicade wird auch bei rheumatoider Arthritis entwickelt. Studienergebnisse sind bisher nicht publiziert.

### Anakinra (rhIL-1 ra)

Anakinra ist ein rekombinanter humaner IL-1-Rezeptorantagonist. Er wurde aus humanen Monozyten isoliert und in *E. coli* geklont und exprimiert. Wie bereits in Abb. 4.9 dargestellt, wirkt IL-1 auf Entzündungszellen und stimuliert diese zur Expression weiterer entzündungsrelevanter Enzyme und Faktoren. Anakinra neutralisiert zirkulierendes IL-1 und wirkt dadurch antiinflammatorisch.

Der Arzneistoff wurde bisher ausschließlich für rheumatoide Arthritis entwickelt und befindet sich in den USA im Zulassungsverfahren.

Wirksamkeit und Verträglichkeit sind bei über 3000 Patienten untersucht worden [DailyDrugNews.com, 2000 c]. Die Wirksamkeit ist, wenngleich signifikant besser als Plazebo, schwächer ausgeprägt als bei TNF-$\alpha$-Antikörpern. Ansprechraten (ACR 20) waren nur 10–15% besser als unter Plazebo. Da sich IL-1 und TNF-$\alpha$ gegenseitig in ihrer Exprimierung stimulieren, ist eine Kombination von Therapeutika gegen beide Zytokine naheliegend. Präklinische Daten belegen diese Hypothese und zeigen synergistische Effekte [Feige et al., 2000]. Kombiniert man Anakinra mit Etanercept, wird jedoch die immunsuppressive Wirkung so stark, dass 7% der Patienten als Nebenwirkung schwere Infektionen erlitten, woraufhin weitere Kombinationsstudien unterlassen wurden.

Anakinra stellt ein Reservemedikament zur Therapie von Patienten dar, bei denen Basistherapeutika versagen [FDA Arthritis Advisory Commitee, 2001].

## 4.3 Arzneimittel im frühen Forschungsstadium

### Zytosolische Phospholipase $A_2$ (cPLA$_2$)

Die Schlüsselreaktion der Arachidonsäurekaskade ist die Freisetzung der Arachidonsäure aus den Phospholipiden der Zellmembran. Übermäßige Aktivierung dieser Kaskade führt zum Anstieg vieler entzündungsrelevanter Mediatoren wie z.B. Prostaglandinen, Leukotrienen, PAF und Lysophospholipid (siehe Abb. 2.**2**). Phospholipasen sind deshalb ein interessanter Angriffspunkt für neue Arzneimittelentwicklungen. Hauptproblem war bisher die Entwicklung eines aussagekräftigen In-vitro-Modells zum Screenen der Hemmstoffkandidaten, da es eine Vielzahl unterschiedlicher Phospholipasen im Organismus gibt und bisher nicht klar war, welche für die intrazelluläre Freisetzung der Arachidonsäure verantwortlich ist. Die PLA$_2$-Enzymfamilie ist groß und heterogen. Zwar spalten alle Vertreter Arachidonsäure aus der sn-2-Position der Phospholipide heraus, doch Lokalisation, Substratspezifität und Aktivierung sind sehr verschieden (siehe Tab. 2.**1**).

In den letzten Jahren zeichnete sich immer mehr ab, dass die 85-kD-cPLA$_{2a}$ für die Kontrolle der intrazellulären Arachidonsäurefreisetzung verantwortlich ist und damit die wichtigste Rolle im Entzündungsgeschehen spielt. Ergebnisse an

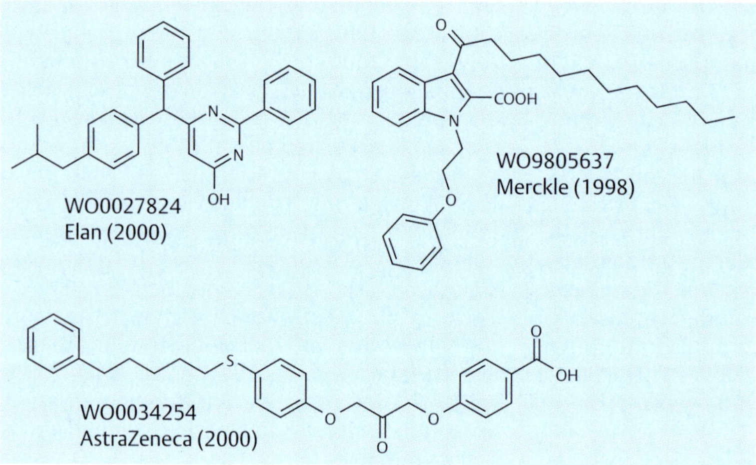

Abb. 4.**10**    Molekulare Leitstrukturen von Hemmstoffen der cPLA$_2$.

WO0027824
Elan (2000)

WO9805637
Merckle (1998)

WO0034254
AstraZeneca (2000)

Knock-out-Mäusen unterstützen diese Annahme [Lehr, 2001]. Erste Leitstrukturen selektiver Hemmstoffe der cPLA$_{2a}$ sind in Patenten beschrieben (Abb. 4.**10**), bisher erschweren jedoch schlechte orale Bioverfügbarkeit (geringe Resorption, schneller Metabolismus) eine breite Validierung dieses Wirkmechanismus in vivo.

## Matrixmetalloproteinase-Inhibitoren

Matrixmetalloproteinasen (MMP) sind eine Familie zinkhaltiger Enzyme, die alle Hauptkomponenten der extrazellulären Matrix abbauen. Ihre Expression ist streng reguliert durch pro- und antiinflammatorische Zytokine und/oder Wachstumsfaktoren. Nach ihrer Biosynthese werden die MMP oft als inaktive Proenzyme sezerniert und durch Abspaltung einer Propeptid-Region aktiviert. Einmal aktiviert, können sie nur noch durch stöchiometrische Mengen so genannter Gewebeinhibitoren gehemmt werden [Matrisian, 1990; Woessner, 1991].

Eine Reihe von Erkrankungen wie z.B. Arthritis, Krebs oder multiple Sklerose gehen mit einer Überexpression bzw. Überaktivierung der MMP einher. MMP sind essenziell an drei Phasen im Krebsgeschehen beteiligt:
- Primäres Tumorwachstum und Invasion in gesundes Gewebe.
- Metastasierung, Ablösung und Durchtritt von Tumorzellen durch Blutgefäße.
- Vaskularisierung des wachsenden Tumors, Einsprossung von Gefäßen.

Bei rheumatischen Erkrankungen sind einige MMP (Stromelysin, PMN-Kollagenase) verantwortlich für die Knorpeldegradation im Gelenk. In der Synovia konnte eine hohe Kollagenase-Aktivität gezeigt werden, in Synovialzellen ist die PMN-Kollagenase überexprimiert (mRNA) [Brown et al., 1994]. Da kausale Therapien für beide Krankheiten fehlen, ist die MMP-Hemmung ein interessanter Ansatz für die Entwicklung neuer Arzneistoffe.

Hemmstoffe der ersten Generation waren Oligopeptide, die sich an der Sequenz der Kollagen-Spaltungsstelle orientierten. Spätere Arbeiten konzentrierten sich auf das Zinkion, das für die Enzymaktivität der MMP essenziell ist. Hydroxamsäuren und Thioamide dominieren strukturell diese Klasse von Hemmstoffen. De-novo-Design auf der Basis von Kristallstrukturen dominiert jüngste Entwicklungen [Beckett et al., 1996]. Eine Reihe von Derivaten befindet sich bereits in klinischer Entwicklung für neoplastische Erkrankungen, rheumatoide Arthritis und Arthrose. Am fortgeschrittensten sind die Studien mit Marimastat, Cipemastat und Tanomastat, die sich in klinischer Phase III befinden (Abb. 4.**11**). Überschattet wurden diese Entwicklungen in jüngster Zeit von Diskussionen über potenzielle kanzerogene Eigenschaften dieser Verbindungen. Viele MMP-Inhibitoren hemmen in unterschiedlicher Ausprägung das Enzym Caspase-3, dem eine wichtige Rolle im Apoptose-Geschehen zugeschrieben wird. Die Suche nach neuen, selektiveren Hemmstoffen beginnt jetzt neu.

**Tanomastat**  **Cipemastat**  **Marimastat**

Abb. 4.**11**  Matrixmetalloproteinase-Inhibitoren in klinischer Entwicklung.

## Inhibitoren der Zytokinfreisetzung

Die Erfolge der Anti-Zytokin-Therapie mit Etanercept und Infliximab haben die Forschung auf dem Gebiet proinflammatorischer Zytokine beflügelt. Ein wesentlicher Nachteil der „Biologicals" ist der Proteincharakter dieser Wirkstoffe. Sie müssen parenteral gegeben werden, haben oft immunogenes Potenzial mit entsprechendem Wirkverlust bei fortschreitender Behandlung, sie sind mit Jahrestherapiekosten von bis zu 20 000 Euro pro Patient teuer und kämpfen bis heute mit Herstellungsproblemen. Ein weiterer Nachteil liegt in der Kinetik dieser Stoffe, die für zirkulierende TNF-α-Spiegel nur eine mehr oder weniger digitale Alles-oder-nichts-Reduktion ermöglicht. Damit werden auch die physiologischen Aufgaben in der Immunantwort mit ausgeschaltet.

Es besteht deshalb ein hoher Bedarf nach kleinen, chemischen Molekülen ohne peptidtypische Nachteile. Erste Ansätze konzentrierten sich auf die Enzyme, die IL-1β und TNF-α aus ihren Proformen freisetzen (Interleukin-Converting-Enzyme, ICE, oder Caspase 1; TNF-α-Converting-Enzyme, TACE). Als Problem stellte sich heraus, dass pro-TNF-α nicht nur spezifisch von TACE, sondern auch von vielen MMP gespalten wird, da deren Substratspezifitäten gering sind. Selektive ICE-Inhibitoren waren nur wenig effektiv, was die Vermutung nahelegt, dass alleinige IL-1-Hemmung kein ausreichendes antiinflammatorisches Prinzip darstellt.

Ein anderer Ansatzpunkt liegt im Eingriff in die intrazelluläre Signaltransduktion der Zytokine. Schlüsselenzym ist hier die erst seit einigen Jahren bekannte p38-MAP-Kinase (p38 mitogenaktivierte Proteinkinase) [Lee et al., 1999]. Dieses Enzym reguliert die Bildung von TNF-α und IL-1β auf Transkriptions- und Translationsebene (Abb. 4.**12**). p38-MAP-Kinase reguliert durch Phosphorylierung den Transkriptionsfaktor ATF-2, der für die Bildung der mRNA von IL-1β und TNF-α verantwortlich ist [Foster et al., 2000]. Zusätzlich kontrolliert das Enzym die Translation durch Phosphorylierung eines mRNA-Suppressor-Proteins (Cytokine Suppressive Protein) sowie auf ribosomaler Ebene über p90 rsk/S6-Interaktion.

Die medizinisch-chemische Suche nach Hemmstoffen ging vom Prototyp SKF 86002 aus (Abb. 4.**13**), der retrospektiv als p38-Inhibitor charakterisiert wurde. Diese fast 20 Jahre alte Substanz war in Tierversuchen als entzündungshemmend aufgefallen, jedoch mit damals unklarem Wirkmechanismus. Hemmstoffe der p38-MAP-Kinase haben präklinisch ihren Wirknachweis geführt. Sie reduzieren dosisabhängig sowohl TNF-α als auch IL-1β im Blut und hemmen synergistisch den proinflammatorischen Effekt beider Zytokine. Darüber hinaus sind einige Derivate tierexperimentell gut untersucht und bestätigen die Rationale [Badger et al., 2000]. Als noch offene Herausforderung steht die Selektivität im Raum. Intrazellulär liegen ca. 2500 Kinasen vor, eine davon soll nur gehemmt werden. Dieses Problem scheint lösbar, da die p38-MAP-Kinase sich in ihrem aktiven Zentrum von anderen Kinasen leicht unterscheidet. In-vitro-Untersuchungen mit bekannten Hemmstoffen stützen diese Hoffnung [Wilson et al., 1997]. Woran frühe klinische Studien bisher scheiterten, war die Wechsel-

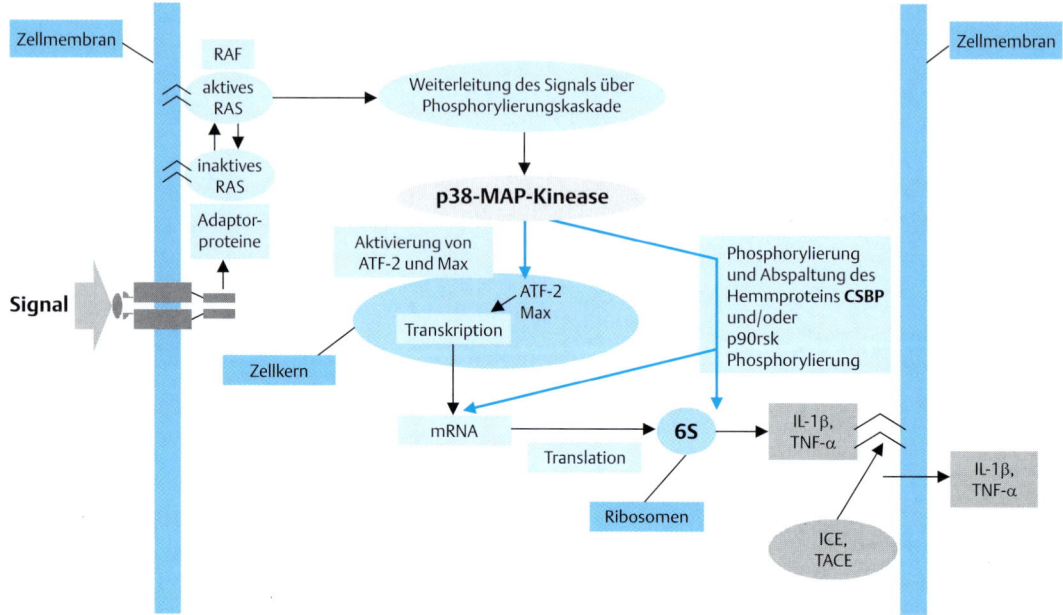

Abb. 4.**12**    p38-MAP-Kinase reguliert die Bildung von IL-1β und TNF-α auf Transkriptions- und Translationsebene.

wirkung der untersuchten Arzneistoffkandidaten mit CYP-450 Enzymsystemen der Leber. Die Suche nach selektiven Hemmstoffen geht also weiter.

## Gentherapie

Gentherapie basiert auf dem Transfer von genetischem Material in somatische Zellen mit dem Ziel, bestimmte therapeutisch wirksame Proteine vermehrt zu produzieren oder die Biosynthese anderer pathobiochemisch relevanter Proteine zu reduzieren.

Frühe präklinische Forschungsansätze belegen teilweise eindrucksvoll die Rolle verschiedener Strukturen im Entzündungsgeschehen. Ohne Anspruch auf Vollständigkeit seien hier als Beispiele genannt: IL-1Ra, IL-4, IL-10, IL-12 p40, sTNFR, NF-κB/IKK-Regulation und Fas-induzierte Apoptose [Tsokos, 2002 a].

Theoretische Überlegungen für gentherapeutische Ansätze zur Behandlung entzündlicher Erkrankungen (z. B. Arthritis) sind über 10 Jahre alt. Die meisten Ansätze konzentrierten sich auf lokale Gentherapie, d. h. das Einbringen therapeutischer Gene z. B. in die Synovialmembran arthritischer Gelenke. In präklinischen In-vivo-Versuchen bewährten sich zu diesem Zweck Adenovirus-Vektoren. In früheren Humanexperi-

menten ergaben sich jedoch Schwierigkeiten in Form entzündlicher Reaktionen, ausgelöst durch adenovirale Infektionen. Aus diesem Grund setzten sich Ex-vivo-Methoden durch, die mit keinen Entzündungsreaktionen zu kämpfen hatten und darüber hinaus als sicherer anzusehen sind, da kein transduzierendes Material direkt in den Körper gelangt. Auch können die genetisch veränderten Zellen ausgiebig untersucht werden, bevor sie reimplantiert werden. Im Folgenden soll exemplarisch die Entwicklung eines gentherapeutischen Protokolls beschrieben werden.

Erster Schritt zur Entwicklung gentherapeutischer Strategien ist die Identifizierung und Validierung eines therapeutischen Targets. Die Rolle von Zytokinen im Verlauf der RA gilt als gut untersucht und IL-1Ra erschien als interessantes Protein, dessen Überexpression in der Synovialmembran eine therapeutische Wirkung entfalten sollte.

Präklinische Versuche wurden an Kaninchen durchgeführt. Biopsien vom Kniegelenk wurden entnommen und daraus Synovialzellkulturen angelegt. Die cDNA, die den gesamten humanen IL-1Ra kodiert, wurde in einen moloneybasierenden Retrovirus kloniert. Mit dem so erhaltenen Vektor MFG-IRAP wurden die Synovialzellkulturen infiziert. Autolog transduzierte Zellen wurden in das entsprechende Kniegelenk zurückgegeben.

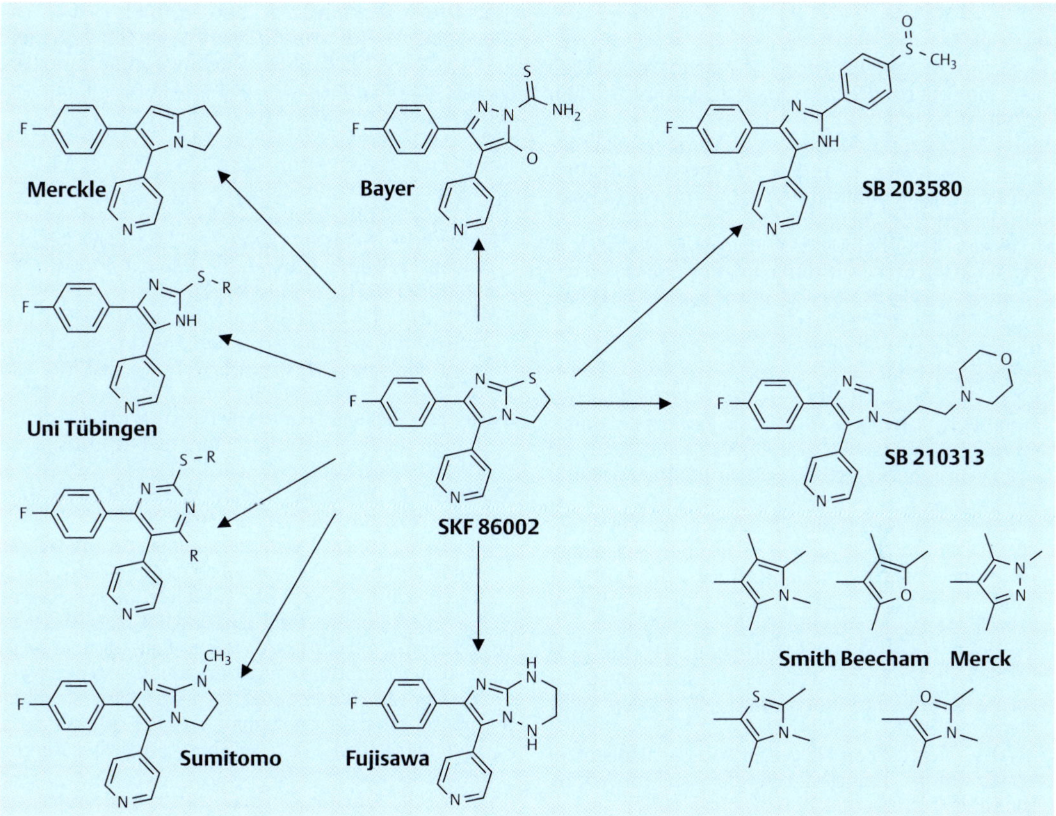

Abb. 4.**13** Molekulare Leitstrukturen von Inhibitoren der p38-MAP-Kinase.

Die IL-1Ra-Expression konnte über 6 Wochen nachgewiesen werden. Darüber hinaus sank die IL-1β-Konzentration in der Synovialflüssigkeit, möglicherweise über eine Hemmung autokriner Regulationsmechanismen.

Nach intensiven präklinischen Untersuchungen, auch nach intravenöser Applikation, was als „worst case" betrachtet werden kann, war der Weg frei für erste klinische Phase-I-Studien. Aus Sicherheitsgründen wurden die genetisch veränderten Zellen eine Woche vor einem geplanten Gelenkersatz intraartikulär injiziert. Patienten für diese Studie waren postmenopausale Frauen (n = 9) mit RA der Fingergelenke im Endstadium, bei denen der Ersatz eines MCP-Gelenks (2 – 5) einer Hand geplant war und zusätzlich davor ein chirurgischer Eingriff an einem anderen Gelenk stattfand. Während des ersten Eingriffs wurden Synovia-Biopsien entnommen und autologe Zellkulturen angelegt. Die Kultur wurde geteilt und eine Hälfte mit MFG-IRAP transduziert. Die andere Hälfte diente als Kontrolle. Nach ausgiebigen Sicherheitstests auf Endotoxine, Mykoplasmen, Bakterien, Pilze und replikationsfähige Viren wurden die Zellen intraartikulär injiziert; die Injektion nicht transduzierter Zellen in andere betroffene Gelenke diente der Kontrolle. Eine Woche später wurden die Gelenke ersetzt. Intraoperativ gewonnene Synovialproben wurden mittels RT-PCR auf Genexpression untersucht. Zusätzlich bestimmte man die IL-1Ra-Menge in Kultur mittels ELISA.

Die endgültige Auswertung der Studie läuft noch, vorläufige Daten zeigen jedoch, dass es keine Sicherheitsprobleme gab und dass ein erfolgreicher intraartikulärer Gentransfer stattgefunden hat [Tsokos, 2002 b].

Von hier bis zu einer Aufnahme der Gentherapie in das therapeutische Repertoire ist es sicher noch ein langer Weg, erste Schritte sind jedoch getan und präklinisch wird an zahlreichen weiteren Ansätzen gearbeitet.

## 4.4    Literatur

Abraham WM, Laufer S, Tries S. The effects of ML 3000 on antigen-induced responses in sheep. Pulm Pharm Ther 1997; 10: 167 – 173

Adami A, Cuzzolin L, Minuz P, et al. Vasodilating properties of a new non-steroidal anti-inflammatory drug, nitrofluorbiprofen, on rat aortic rings. Pharmacol Res 1996; 33: 239 – 244

Al-Swayeh OA, Clifford, RH, del Soldato P, Moore PK. A comparison of the anti-inflammatory and anti-nociceptive activity of nitroaspirin and aspirin. Br J Pharmacol 2000; 129: 343 – 350

Arthritis Advisory Committee, 1. 12. 1998, www.fda.gov/search.html

Badger AM, Griswold DE, Kapadia R, et al. Disease-modifying activity of SB 242235, a selective inhibitor of p38 mitogen-activated protein kinase, in rat adjuvant-induced arthritis. Arthritis Rheum 2000; 43: 175 – 183

Baydoun AR, et al. Elevation of cGMP in human endothelial cells by fluorbiprofen-nitroxybutylester, novel nonsteroidal anti-inflammatory drug with reduced ulcerogenic activity in vivo. Br J Pharmacol 1995; 114 (Suppl): Abstract 71 P

Beckett RP, Davidson AH, Drummond AH, Huxley P, Whittaker M. Recent advances in matrix metalloproteinase inhibitor research. Drug Discovery Today 1996; 1: 16 – 26

Bowen JC. In: Harmon JW (ed). Basic mechanisms of gastrointestinal mucosal cell injury and protection. Baltimore: Williams & Wilkins, 1981: 67 ff

Breedveld FC. EULAR-Congress 13. – 16. 6. 2001, Prag, Abstract OP0062

Brown FK, Brown PJ, Bickett DM, et al. Matrix metalloproteinase inhibitors containing a (carboxyalkyl)-amino zinc ligand: modification of the P1 and P2′ residues. J Med Chem 1994; 37: 674 – 688

Burgaud JL, Benedini F, Robinson EM, Del Soldato P. HCT-1026. Treatment of septic shock treatment of urinary incontinence treatment of osteoporosis nitric oxide donor. Drugs Future 1999; 24: 858 – 861

Cirino G, Calignano A, Sannicolo F, et al. NCX-4016. Drugs Future 1997: 22: 1231 – 1233

Conforti A, Donini M, Brocco G, et al. Acute anti-inflammatory activity and gastrointestinal tolerability of diclofenac and nitrofenac. Agents Actions 1993; 40: 176 – 180

Cuzzolin L, Conforti A, Adami A, et al. Anti-inflammatory potency and gastrointestinal toxicity of a new compound, nitronaproxen. Pharmacol Res 1995; 31: 61 – 65

DailyDrugNews.com 27.1.2000 (2000 a)

DailyDrugNews.com 15.5.2000 (2000 b)

DailyDrugNews.com 17.11.2000 (2000 c)

DailyDrugNews.com 29.11.2000 (2000 d)

DailyDrugNews.com 24.1.2001 (2001 a)

DailyDrugNews.com 20.4.2001 (2001 b)

DailyDrugNews.com 24.4.2001 (2001 c)

DailyDrugNews.com 7.5.2001 (2001 d)

DailyDrugNews.com 22. 5. 2001 (2001 e)

Dougados M. 4th World Congress on Inflammation, Paris 27. – 30. 6. 1999. Satellite Symposium: The role of COX-2 in Health and Disease

Drug Data Report 1995; 17(8): 753

Drug Data Report 1997 a, 19(3): 241

Drug Data Report 1997 b, 19(8): 738

Drug Data Report 1997 c, 19(11): 991

Drug Data Report 2000; 22(5): 454

FDA Arthritis Advisory Commitee. FDA panel recommends Amgen's Kineret in rheumatoid arthritis. SCRIP No 2671, 22. 8. 2001, p20

Feige U, Hu YL, Gasser J, et al. Anti-interleukin-1 and anti-tumor necrosis factor-alpha synergistically inhibit adjuvant arthritis in Lewis rats. Cell Mol Life Sci 2000; 57: 1457 – 1470

Foster ML, Halley F, Souness JE. Potential of p38 inhibitors in the treatment of rheumatoid arthritis. Drug News Perspect 2000; 13: 488 – 497

Goldstein JL. Digestive Disease Week, 20. – 23. Mai 2001, Atlanta, USA, Abstract 3032

Hubbard RC, Kuss ME, LeComte DL, et al. An endoscopic study of the gastroduodenal effects of SC-69124 A, a parenteral COX-2-specific inhibitor, in the elderly. Gastroenterology 2000; 118 (Suppl 2): A250

Jovanovic DV, Fernandes JC, Martel-Pelletier J, et al. In vivo dual inhibition of cyclooxygenase and lipoxygenase by ML-3000 reduces the progression of experimental osteoarthritis: suppression of collagenase 1 and interleukin-1 beta synthesis. Arthritis Rheum 2001; 44: 2320 – 2330

Kulkarni SK, Jain NK, Singh A. Nitric oxide-releasing NSAIDs: A new dimension in nonsteroidal antiinflammatory drugs. Drugs Future 2001; 26(5): 485 – 489

Laufer S. Discovery and development of ML3000. Inflammopharmacology 2001; 9: 101 – 112

Lee JC, Kassis S, Kumar S, Badger A, Adams JL. p38 mitogen-activated protein kinase inhibitors – mechanisms and therapeutic potentials. Pharmacol Ther 1999; 82: 389 – 397

Lehr M. Phospholipase $A_2$ inhibitors in inflammation. Expert Opin Ther Patents 2001; 11: 1123 – 1136

Matrisian LM. Metalloproteinases and their inhibitors in matrix remodeling. Trends Genet 1990; 6: 121 – 125

Prous Science Database, 2001, Barcelona, Spain

Rau R. EULAR-Congress 6. – 11. Juni 1999, Glasgow, Abstract 907

Reginster JY. ML3000 – Recent Clinical Trials. Eular Congress, Satellite Symposium 15. 6. 2001, Prag

Riendeau D, Percival MD, Brideau CJ, et al. Etoricoxib (MK-0663): preclinical profile and comparison with other agents that selectively inhibit cyclooxygenase-2. Pharm Exp Ther 2001; 296: 558 – 566

Sorbera LA, Castaner RM, Silvestre J, Castaner J. Etoricoxib: Analgesic drug, antiarthritic, cyclooxygenase-2 inhibitor. Drugs Future 2001; 26: 346 – 353

Sorbera LA, Leeson PA, Castaner J, Castaner RM. Valdecoxib and Parecoxib sodium. Analgesic, antiarthritic, cyclooxygenase-2 inhibitor. Drugs Future 2001; 26: 133–140

Sorbera LA, Martin L, Leeson PA. CDP-571. Treatment of IBD, anti-TNF-$\alpha$ MAb. Drugs Future 2000; 25: 669–673

Tries S, Laufer S. The pharmacological profile of ML3000: A new pyrrolizine derivative inhibiting the enzymes cyclo-oxygenase and 5-lipoxygenase. Inflammopharmacology 2001; 9: 113–124

Tsokos GC (ed). Modern Therapeutics in Rheumatic Diseases. Totowa: Humana Press, 2002 a: 505–581

Tsokos GC (ed). Modern Therapeutics in Rheumatic Diseases. Totowa: Humana Press, 2002 b: 583–591

Wallace JL, Reuter B, Cicala C, et al. A diclofenac derivative without ulcerogenic properties. Eur J Pharmacol 1994; 257: 249–255

Wilson KP, McCaffrey PG, Hsiao K, et al. The structural basis for the specificity of pyridinylimidazole inhibitors of p38 MAP kinase. Chem Biol 1997; 4: 423–431

Woessner JF. Matrix metalloproteinases and their inhibitors in connective tissue remodeling. FASEB J 1991; 5: 2145–2154

# 5 Klinische Indikationen für die Arzneimitteltherapie

Kay Brune

## 5.1 Therapieziele

Für die meisten entzündlich-rheumatischen Erkrankungen steht bis heute keine kausale Therapie zur Verfügung. Eine gewisse Ausnahme bilden lediglich die Infektarthritiden und reaktiven Arthritiden, bei denen man die Elimination des Erregers bzw. der auslösenden Noxe zu erreichen sucht. Das Ziel der Behandlung besteht deshalb in den meisten Fällen darin, die Lebensqualität der Rheumapatienten zu erhalten bzw. zu verbessern. Folgende Maßnahmen stehen dabei im Vordergrund:

1. die Linderung der Schmerzen,
2. je nach Krankheitsbild die Unterdrückung der Entzündungsreaktion, um die Bindegewebszerstörung zu minimieren und die Leistungsfähigkeit des Patienten und die Funktion seiner Gelenke zu erhalten,
3. die Unterdrückung einer reaktiven, überschießenden Bindegewebsreaktion (z. B. die Pannusbildung bei der rheumatoiden Arthritis), um die mutilierende Gelenkdestruktion zu verhindern.

Tab. 5.**1** gibt einen Überblick über die derzeitige Therapie rheumatischer Erkrankungen. Auf die wichtigsten Krankheitsbilder (wobei die Auswahl nicht ganz der Willkür entbehrt) wird im Folgenden genauer eingegangen.

## 5.2 Rheumatoide Arthritis

**Krankheitsmerkmale.** Etwa 1 % der Bevölkerung leiden an dieser chronischen entzündlichen Gelenkerkrankung (Synonym: chronische Polyarthritis). Die Erkrankungshäufigkeit ist bei Frauen ungefähr 2- bis 3-mal höher als bei Männern, der Altersgipfel liegt bei 40 – 70 Jahren. Das Erscheinungsbild kann im Einzelfall stark variieren, doch typisch ist ein symmetrischer Befall mehrerer großer und kleiner peripherer Gelenke mit schmerzhafter Schwellung und Allgemeinsymptomen wie Morgensteifigkeit, Energielosigkeit und Gewichtsverlust. Auch der klinische Verlauf ist äußerst variabel; er reicht von der leichten, selbstlimitierenden Arthritis bis hin zu rasch progredienten Gelenkdestruktionen und entzündlichem Multiorganbefall mit hoher Morbidität und Mortalität.

**Diagnose und Differenzialdiagnose.** Infolge des schleichenden Beginns können mehrere Monate vergehen, bis eine eindeutige Diagnosestellung möglich ist. Bewährt haben sich die diagnostischen Kriterien der ARA (American Rheumatism Association) (Tab. 5.**2**). Demzufolge gilt die Diagnose als gesichert, wenn mindestens 4 der 7 Kriterien erfüllt sind; die Befunde der ersten 4 Kriterien müssen seit mindestens 6 Wochen bestehen.

Zu beachten ist allerdings, dass die ARA-Kriterien nicht für die Diagnosestellung „am Krankenbett", sondern für die Klassifizierung großer Patientenzahlen im Rahmen epidemiologischer, klinischer Therapie- und Follow-up-Studien entwickelt wurden. Treffen also im Einzelfall nicht alle Kriterien zu, sollte dies der Diagnose einer rheumatoiden Arthritis vor allem im Anfangsstadium nicht im Wege stehen. Arthralgien alleine ohne objektive Gelenkbefunde reichen allerdings für die Verdachtsdiagnose einer rheumatoiden Arthritis nicht aus. Als Frühzeichen einer rheumatoiden Arthritis gelten schleichender Beginn, persistierender symmetrischer Befall mehrerer (vor allem der krankheitstypischen) Gelenke, mäßig erhöhte BSG (40 – 60 mm/h) sowie typische radiologische Befunde (gelenknahe Knochenentkalkung, Zerstörung der Grenzlamelle).

Von der rheumatoiden Arthritis sind differenzialdiagnostisch vor allem Erkrankungen mit chronischer polyartikulärer Entzündung abzugrenzen. Dazu zählen vor allem die Kollagenosen und die seronegativen Spondarthritiden. Während sich die erstgenannten Erkrankungen meist durch charakteristische Hauterscheinungen, ein typisches Organbeteiligungsmuster und spezifische Antikörper zu erkennen geben, stellen die Spondarthritiden vor allem bei peripherer Gelenkbeteiligung oft eine größere differenzialdiagnostische Herausforderung dar. Sie nehmen häufig einen chronischen, gelenkdestruktiven Verlauf mit synovialer Hypertrophie und histologischen Veränderungen ähnlich denen bei der rheumatoiden Arthritis. Der periphere Gelenkbefall ist tendenziell aber eher asymmetrisch, und bevorzugt betroffen sind die großen Gelenke und (mit Ausnahme der Psoriasisarthritis) die untere Extremität. Bei der Psoriasisarthritis sind vorwiegend die Fingerendgelenke befallen, vor allem in Verbindung mit einer Erkrankung der entsprechenden Fingernägel. Das Reiter-Syndrom, die Spondylitis ankylosans und weniger regelmäßig auch die enteropathischen Arthritiden gehen zumeist mit einer deutlichen Rötung und Schwellung einzelner Zehengrund- und -endgelenke einher; eine solche Lokalisation ist bei der rheumatoiden Arthritis ungewöhnlich.

*Fortsetzung nächste Seite*

Tabelle 5.**1** Therapieoptionen bei rheumatischen Erkrankungen (modifiziert nach Brune et al., 2001)

| Krankheit | (para-)kausale Therapie | symptomatische Therapie — Primärtherapie | supportive Therapie |
|---|---|---|---|
| **Chronische Polyarthritiden** | | | |
| ■ rheumatoide Arthritis (RA) | ∅ | Basistherapeutika/„Biologicals"[1], Glucocorticoide, NSAR | Physio-/Ergotherapie, Schulung, Orthesen, Synvior-thesen, Hilfsmittel, chirurgische Maßnahmen |
| ■ juvenile chronische Arthritis | ∅ | Basistherapeutika, Glucocorticoide, NSAR | wie bei RA |
| **Seronegative Spondarthritiden/ Spondylarthropathien** | | | |
| ■ Spondylitis ankylosans | ∅ | NSAR, Glucocorticoide, Basistherapeutika[2] | Physiotherapie, Schulung, ggf. chirurg. Maßnahmen |
| ■ Arthritis psoriatica | ∅ | NSAR, Glucocorticoide, Basistherapeutika[3] | Physiotherapie, Thalassotherapie, ggf. chirurg. Maßnahmen |
| **Reaktive Arthritiden** | | | |
| ■ rheumatisches Fieber | Antibiotikum | NSAR, Glucocorticoide[4] | Bettruhe (+ Benzodiazepine) |
| ■ Morbus Reiter | ∅ | NSAR ± Analgetika, selten Glucocorticoide, Basistherapeutika bei chronischem Verlauf | Bettruhe, passive Physiotherapie |
| ■ Lyme-Arthritis | Antibiotikum | NSAR, Glucocorticoide p.o., i.a.[5] | Kryotherapie, Ergusspunktion, ggf. Synovektomie |
| ■ Arthritis bei chron. Darmerkrankungen | ∅ | NSAR, Glucocorticoide, Sulfasalazin, MTX | (MTX bes. bei okulärer Manifestation) |
| **Infektiöse Arthritiden** | | | |
| ■ bakteriell | Antibiotikum[6] | NSAR | Gelenkdrainage, ggf. operatives Débridement, Synovektomie, Kryotherapie |
| **Kollagenosen/Vaskulitiden** | | | |
| ■ Systemischer Lupus erythematodes | ∅ | NSAR, Glucocorticoide, (Hydroxy-)Chloroquin, Azathioprin, Cyclophosphamid | Zusatztherapie je nach Organmanifestation |
| ■ Progressive systemische Sklerose (Sklerodermie) | ∅ | NSAR, Glucocorticoide[7], Vasodilatatoren, Immunsuppressiva, D-Penicillamin | Physiotherapie, Zusatztherapie je nach Organmanifestation |
| ■ Sjögren-Syndrom | ∅ | NSAR, (Hydroxy-)Chloroquin | Tränenersatzmittel, Vermeidung der Austrocknung von Haut und Schleimhäuten |

Tabelle 5.**1**    Therapieoptionen bei rheumatischen Erkrankungen (modifiziert nach Brune et al., 2001)    *(Fortsetzung)*

| Krankheit | (para-)kausale Therapie | symptomatische Therapie | |
|---|---|---|---|
| | | Primärtherapie | supportive Therapie |
| Polymyositis und Dermatomyositis | ∅ | Glucocorticoide, MTX, Ciclosporin, Immunglobuline, Cyclophosphamid | Physiotherapie |
| Polyarteriitis nodosa | ∅ | **nicht virusassoziiert:** Glucocorticoide, Immunsuppressiva; **virusassoziiert:** immunsuppressive Kombinationstherapie, Plasmapherese, antivirale Therapie | allgemeine Infektionsprophylaxe |
| **Stoffwechselerkrankungen mit Gelenksymptomen** | | | |
| Gicht | ∅ | NSAR/Colchicin, Glucocorticoide p.o/i.a., Urikosurika, Urikostatika | lokale Kälteapplikation, Meidung von Auslösern |
| Chondrokalzinose | ∅ | NSAR, Glucocorticoide i.a. | Ergusspunktion, Kryotherapie, Physiotherapie |
| Ochronose | ∅ | NSAR | |
| Speicherkrankheiten, z.B. Hämochromatose | Aderlässe | NSAR | |
| **Weichteilrheumatismus** | | | |
| Fibromyalgie | ∅ | Physiotherapie, Amitriptylin, NSAR, Muskelrelaxanzien, Lokalanästhetika | Psychotherapie, Entspannungstherapie |
| Insertionstendopathien | ∅ | NSAR, Glucocorticoide [8] | Physiotherapie |
| **Degenerative Gelenkerkrankungen (Arthrosen)** | | | |
| primäre Arthrose | | | |
| – aktiviert | ∅ | Paracetamol/Coxibe, NSAR[9], Glucocorticoide | Physiotherapie etc. |
| – latent | ∅ [10] | – | Physiotherapie, Entlastung |
| sekundäre Arthrosen | | | |
| – Funktionsstörungen des Bewegungsapparats | Operation | NSAR | Physiotherapie |
| – Metabolische Gelenkdegeneration | spez. Therapie | NSAR | Physiotherapie, Operation |

Tabelle 5.**2**   Revidierte Kriterien von 1987 der American Rheumatism Association (ARA) zur Diagnose der rheumatoiden Arthritis [nach Arnett et al., 1988]

1. **Morgensteifigkeit** in und um die Gelenke, die bis zur maximalen Besserung mindestens 1 Stunde andauert

2. Befall von **mindestens drei Gelenkbereichen** mit gleichzeitiger Weichteilschwellung und Ergussbildung (nicht allein knöcherne Verdickung) (ärztliche Befunderhebung). Die 14 möglichen Bereiche sind die rechten und linken Interphalangeal-(PIP-) und Metakarpophalangeal-(MCP-)Gelenke sowie Hand-, Ellenbogen-, Knie-, Sprung- und Metatarsophalangeal-(MTP-)Gelenke

3. Schwellung mindestens eines Gelenkbereichs (wie oben definiert) in einem **Hand-, MCP- oder PIP-Gelenk**

4. gleichzeitiger Befall des gleichen Gelenkbereichs (wie unter 2. definiert) **auf beiden Körperseiten** (beim bilateralen Befall von PIP-, MCP- oder MTP-Gelenken ist keine absolute Symmetrie erforderlich)

5. **subkutane Knoten** über Knochenvorsprüngen, an den Streckseiten oder in Gelenknähe (ärztliche Befunderhebung)

6. Nachweis eines **pathologischen Rheumafaktor-Serumtiters** mit einer Methode, die bei gesunden Probanden in weniger als 5 % der Fälle ein positives Resultat ergibt

7. für die rheumatoide Arthritis **typische radiologische Veränderungen** auf p.-a.-Aufnahmen der Hand und der Handgelenke mit Erosionen oder eindeutiger Knochenentkalkung in oder noch ausgeprägter in unmittelbarer Nachbarschaft der betroffenen Gelenke (arthrotische Veränderungen alleine reichen nicht aus)

---

Wichtige Unterscheidungsmerkmale der seronegativen Spondarthritiden sind ferner die Sakroiliitis, die thorakale und lumbale Spondylitis und häufig eine Iridozyklitis. Die Assoziation dieser Erkrankungen mit einem HLA-B27-Haplotyp kann ebenfalls differenzialdiagnostisch verwertet werden.

**Medikamentöse Therapie.** Aufgrund der wenig zuverlässigen Prognoseindikatoren sind häufige Kontrollen von Krankheitsaktivität, Therapieansprechen und möglichen Nebenwirkungen der eingesetzten Pharmaka unerlässliche Voraussetzungen für eine effektive Langzeitbehandlung der rheumatoiden Arthritis.

Der Verlauf ist im Allgemeinen stetig progredient mit zwischenzeitlichen akuten Schüben und erfordert eine lebenslange, komplexe Therapie (Abb. 5.**1**). Im Interesse guter Behandlungserfolge – insbesondere einer Verlangsamung der Krankheitsprogression – ist ein frühzeitiger Behandlungsbeginn von zentraler Bedeutung.

– Bei noch nicht gesicherter Diagnose kommen neben der Physiotherapie vor allem **NSAR** zur Schmerzlinderung und Entzündungshemmung zum Einsatz, selten Glucocorticoide.

– Nach Diagnosesicherung sollte möglichst früh mit einer systemischen medikamentösen **Kombinationstherapie einschließlich eines Basistherapeutikums** begonnen werden. Ein **NSAR** – in Fällen mit hoher Krankheitsaktivität stattdessen oder zusätzlich ein **orales Glucocorticoid**, z. B. ≤ 30 mg/Tag Prednisolonäquivalent – dienen der Überbrückung bis zum Wirkungsbeginn des Basistherapeutikums. Bei älteren Patienten oder bei Patienten mit Ulkusanamnese kann anstelle von NSAR auch die Kombination von **Paracetamol mit einem Corticoid** gegeben werden. Die Auswahl des Basistherapeutikums richtet sich wiederum nach der Krankheitsaktivität. Antimalariamittel, Auranofin, Subreum und Pyritinol gelten als weniger wirksam. Die orale

---

*Abkürzungen Tab. 5.**1***

MTX   Methotrexat
NSAR   nichtsteroidale Antirheumatika

[1]  Chloroquin, Goldpräparate i.m., D-Penicillamin, Sulfasalazin, Methotrexat, Cyclosporin A, Leflunomid, Azathioprin; Cyclophosphamid (Kombinationstherapien bzw. TNF-Antagonisten bei therapierefraktären Patienten)
[2]  i.A. nur bei peripherer Gelenkbeteiligung
[3]  nur bei progredientem, oligo- bis polyartikulärem Verlauf
[4]  bei Verdacht auf Herzbeteiligung
[5]  nur nach Antibiotikatherapie, da ansonsten eine Therapieresistenz eintreten kann
[6]  gemäß Resistenzbestimmung
[7]  nur im ödematösen Frühstadium der Erkrankung und bei NSAR-resistenten Arthritiden
[8]  lokale Infiltration
[9]  die Behandlung für mehr als eine Woche ist oft überflüssig und wirkungslos
[10]  für so genannte Chondroprotektiva bzw. Chondrotrophika (Glucosamin, Hyaluronsäure etc.) fehlt der wissenschaftliche Wirkungsnachweis

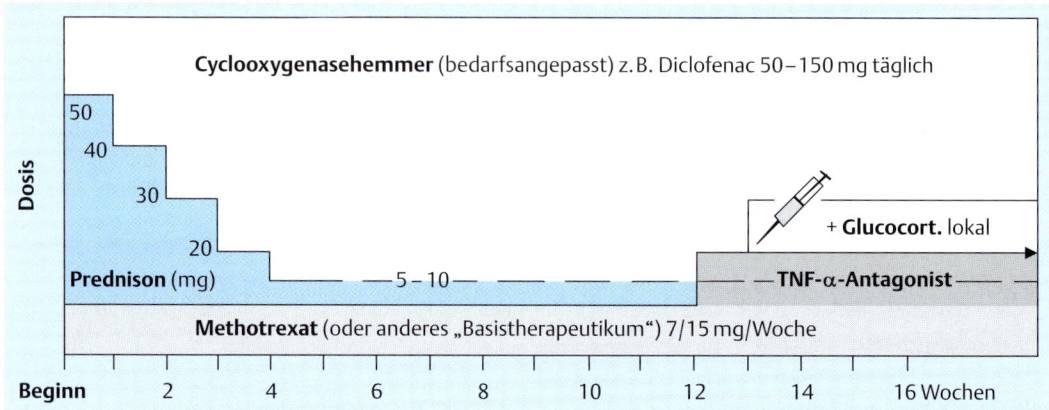

Abb. 5.**1**    Therapieschema bei rheumatoider Arthritis. Wenn **zwei** unterschiedliche Basistherapeutika zu keiner Remission geführt haben, kann mit TNF-α-Antagonisten behandelt werden.

Behandlung mit Methotrexat wird von den Patienten im Allgemeinen am längsten toleriert und wird mittlerweile von vielen Experten als Basistherapeutikum der ersten Wahl angesehen.

– Spricht der Patient auf die Basistherapie an, kann das Glucocorticoid dosisreduziert oder ausschleichend abgesetzt werden, das NSAR wird weiterhin bedarfsorientiert oder in reduzierter Dosis eingenommen. Das Basistherapeutikum sollte bei anhaltender Remission weiter verabreicht werden, u.U. in reduzierter Dosis.

– Wird keine vollständige Krankheitsremission erreicht, ist folgendermaßen vorzugehen:
  – Zunächst sind **lokale Therapieverfahren** auszuschöpfen (intraartikuläre Corticoide, Synoviorthesen, Synovektomie).
  – Danach ist eine **Intensivierung der medikamentösen Therapie** in Erwägung zu ziehen, z. B. eine 3-tägige hochdosierte intravenöse Corticoid-Stoßtherapie mit anschließendem Übergang auf eine Low-dose-Corticoidtherapie, eine Dosiserhöhung des Basistherapeutikums (bei Methotrexat auch Wechsel von der oralen zur parenteralen Therapie mit 15 bis 30 mg i. v. pro Woche), der Wechsel des Basistherapeutikums oder ein zusätzliches Basistherapeutikum. Als Kombinationspartner von Methotrexat eignen sich z. B. Sulfasalazin + Hydroxychloroquin.
  – Bleibt der Behandlungserfolg mit der Dreierkombination Methotrexat + Sulfasalazin + Hydroxychloroquin weiterhin unbefriedigend, kann Sulfasalazin/Hydroxychloroquin durch **Leflunomid** ersetzt werden.
  – Führt auch diese Therapie zu keiner Krankheitsremission, kann anstelle von Leflunomid **Etanercept,** danach evtl. **Infliximab** mit Methotrexat kombiniert werden.

– Kommt es unter erfolgreicher Basistherapie zu einem entzündlichen Schub, ist zunächst die Compliance zu überprüfen. Ist diese gewährleistet, sind grundsätzlich die gleichen Überlegungen anzustellen wie bei primär unzureichender Wirkung der Basistherapie (siehe vorausgegangener Abschnitt), wobei zusätzlich der bisherige Krankheitsverlauf und die radiologische Progression zu berücksichtigen sind. Darüber hinaus kann auch die Glucocorticoiddosis für eine gewisse Zeit erhöht werden.

## 5.3    Juvenile chronische Arthritis

**Krankheitsmerkmale.** Unter der Bezeichnung juvenile chronische Arthritis (JCA) oder juvenile rheumatoide Arthritis (JRA) werden verschiedene chronische Arthritiden subsumiert, die sich im Kindesalter oder in der frühen Adoleszenz (vor Vollendung des 16. Lebensjahres) manifestieren. Unterschieden wird zwischen fünf Formen:

1. Polyarthritis mit systemischem Beginn (Still-Syndrom). Beginn zumeist vor dem 6. Lebensjahr, Mädchen und Jungen fast gleich häufig betroffen, symmetrischer Gelenkbefall, intermittierende Fieberschübe und teilweise schwerwiegende Beteiligung innerer Organe (Hepato- und Splenomegalie, Perikarditis,

Pleuritis, Pneumonitis), fast stets Exanthem sowie Lymphknotenschwellungen. Rheumafaktoren, antinukleäre Faktoren und HLA-B27 sind negativ. In den aktiven Krankheitsphasen häufig Leukozytose und Anämie.

2. Seronegative Polyarthritis. Tritt ohne Altersgipfel während der gesamten Kindheit auf; zu 90 % sind Mädchen betroffen. Rheumafaktoren und HLA-B27 sind negativ, in jedem 4. Fall sind antinukleäre Faktoren nachweisbar.

3. Seropositive Polyarthritis. Beginn meist jenseits des 10. Lebensjahres; Mädchen sind mehrfach häufiger betroffen als Jungen. HLA-B27 negativ, Rheumafaktoren zu 100 % und antinukleäre Faktoren zu 75 % positiv; häufig Übergang in die Erwachsenenform der rheumatoiden Arthritis.

4. Oligoarthritis Typ I (Iridozyklitis-Typ). Früher Beginn vor dem 6. Lebensjahr; Mädchen mehrfach häufiger betroffen als Jungen. Asymmetrischer Befall großer Gelenke; in bis zu 50 % der Fälle besteht eine chronische Iridozyklitis, ebenso häufig sind antinukleäre Faktoren nachweisbar (Rheumafaktoren und HLA-B27 negativ).

5. Oligoarthritis Typ II (Sakroiliitis-Typ). Beginn erst im Schulalter; zu 90 % sind Jungen betroffen. Asymmetrischer Befall großer Gelenke; eine Iridozyklitis ist selten, häufig tritt dagegen eine Sakroiliitis auf. Der Übergang in eine Spondylitis ankylosans ist möglich.

Wie bei der rheumatoiden Arthritis des Erwachsenen verlaufen die Polyarthritiden des Kindesalters zumeist schubweise. Die Prognose der oligoartikulären Verlaufsformen ist wesentlich günstiger als die der Polyarthritiden.

**Diagnose und Differenzialdiagnose.** Die Diagnose stützt sich wie bei der rheumatoiden Arthritis des Erwachsenenalters auf Anamnese und klinisches Erscheinungsbild (Morgensteifigkeit, geschwollene und überwärmte Gelenke, evtl. Temperaturerhöhung und Schmerzen), die Laborbefunde (BSG- und CRP-Erhöhung, Anämie, evtl. Rheumafaktoren, evtl. antinukleäre Faktoren) und die Röntgenbefunde (periartikuläre Schwellung, gelenknahe Osteoporose, im weiteren Verlauf Usuren, Gelenkspaltverschmälerung, später Deviation und Subluxation). Wichtige differenzialdiagnostische Erwägungen sind in Tab. 5.**3** aufgeführt.

**Medikamentöse Therapie.** Parallel zu nichtmedikamentösen Maßnahmen muss auch bei der JCA möglichst frühzeitig im Krankheitsver-

Tabelle 5.**3** Differenzialdiagnose der juvenilen chronischen Arthritis (Auswahl)

- juvenile Spondylitis ankylosans
- Subsepsis hyperergica Wissler (DD zum Still-Syndrom!)
- reaktive (postinfektiöse) Arthritiden
- rheumatisches Fieber
- infektiöse Arthritiden (TBC, Lyme-Borreliose, Viruserkrankungen, Mykosen)
- systemische Vaskulitiden (M. Behçet, Kawasaki-Syndrom, infantile Polyarteriitis usw.)
- juvenile Formen der Kollagenosen
- Leukosen, Histiozytose
- Sichelzellanämie, Hämophilie
- Sarkoidose
- Arthritis bei Mukoviszidose, diabetischer Cheiropathie, Speicherkrankheiten usw.
- nicht entzündliche Knochenerkrankungen (Trauma, aseptische Knochennekrose, Osteochondrosis dissecans, Epiphysiolysis capitis, Osteoid-Osteom usw.)

lauf eine effektive pharmakologische Therapie begonnen werden, um irreversible Folgeschäden wie Gelenkdestruktionen, Sehstörungen als Folge einer Iridozyklitis, Wachstumsstörungen und Organversagen (vor allem von Niere und Darm infolge Amyloidose) zu verhindern. Entsprechend muss die Therapie den individuellen Bedingungen (Subtyp, Krankheitsstadium, Aktivität, Alter, psychosoziale Situation) angepasst werden. Therapieeinstellung und -änderungen obliegen dem Spezialisten (Kinderrheumatologen); er übernimmt auch in größeren Abständen zusätzliche Kontrolluntersuchungen und ist bei Problemen hinzuzuziehen.

– Alle Kinder erhalten ein kurz wirkendes **NSAR.** Die Dosis wird auf das Körpergewicht bezogen. Präparate wie Diclofenac (3–4 × täglich 2–3 mg/kg), Ibuprofen (3–4 × täglich 10–20 mg/kg), Indometacin (3–4 × täglich 2–3 mg/kg) oder Naproxen (2 × täglich 10–15 mg/kg) erhalten heute meist den Vorzug gegenüber der Acetylsalicylsäure (3–4 × täglich 50–80 mg/kg).

– Vor allem bei aktiven polyarthritischen und/ oder gelenkdestruktiven Verläufen sowie beim Still-Syndrom sind frühzeitig **Basistherapeutika** einzusetzen:

– Bei der *Oligoarthritis Typ I* ist ein **Antimalariamittel** erste Wahl (nicht bei Krampfbereitschaft! EEG/Anamnese ist obligat); im Falle einer Iridozyklitis, die auf eine lokale Corticoidtherapie nicht anspricht, ist Azathioprin oder Ciclosporin A zu verabreichen.

- Bei der *Oligoarthritis Typ II* wird meist **Sulfasalazin** eingesetzt, auch Azathioprin (evtl. in Kombination mit Immunsuppressiva), Methotrexat und Ciclosporin sind geeignet.
- Für die Behandlung der *seronegativen und seropositiven Polyarthritis* kommt das gesamte Spektrum der konventionellen Basistherapeutika in Betracht, bei blanden Verläufen oder in Kombination mit anderen Basistherapeutika kann zunächst auf **Chloroquin** oder **Hydroxychloroquin** zurückgegriffen werden.
- Beim gutartig verlaufenden *Still-Syndrom* ist ein **Antimalariamittel** möglich, ansonsten sind Azathioprin, Methotrexat oder Ciclosporin angezeigt. Sulfasalazin, Gold und D-Penicillamin sind bei der systemischen JCA kontraindiziert, da sie schwere Komplikationen mit disseminierter intravasaler Gerinnung auslösen können.
- Die *Amyloidose* kommt bevorzugt beim Still-Syndrom vor, sie wird aber in allen Subgruppen mit **Chlorambucil** behandelt.
- Bei den nichtsystemischen Formen der JCA sind **Glucocorticoide** mit äußerster Zurückhaltung einzusetzen.
  - Zwingend erforderlich ist die lokale Corticoidtherapie bei der Iridozyklitis und die systemische Verabreichung bei der rheumatischen Myokarditis.
  - Sehr hilfreich kann auch die intraartikuläre Applikation von Triamcinolon sein.
  - Im Rahmen einer längerfristigen Corticoidtherapie der systemischen JCA sollte die Dosis wegen des besonderen Nebenwirkungsrisikos bei Kindern (z. B. Wachstumsstörungen) niedrig gehalten werden (maximal 0,15 mg/kg/Tag Prednisolonäquivalent) und in morgendlichen Einzeldosen oder alternierend verabreicht werden.
  - Bei hochaktiven Verläufen oder refraktärer Iridozyklitis hat sich eine dreitägige Corticoid-Stoßtherapie mit ultrahohen Dosen (10–20 mg/kg) bewährt.

Etwa 4–6 Monate nachdem die Krankheit klinisch und humoral abgeklungen ist, wird die medikamentöse Therapie allmählich reduziert und schließlich ganz abgesetzt.

## 5.4    Spondylitis ankylosans

**Krankheitsmerkmale.** Die Spondylitis ankylosans (abgekürzt Sp.a., Synonym Morbus Bechterew) ist der Prototyp der großen Gruppe der seronegativen Spondarthritiden, der auch Erkrankungen wie die Psoriasisarthritis, die Arthritiden bei Morbus Crohn und Colitis ulcerosa sowie die B27-assoziierten reaktiven Arthritiden mit oder ohne Reiter-Syndrom zugerechnet werden (Tab. 5.**4**). An der Spondylitis ankylosans erkranken zu 80–90% Männer mit einem deutlichen Inzidenzmaximum im 3. Lebensjahrzehnt. Es handelt sich um eine chronische entzündlich-rheumatische Systemerkrankung, bei der es durch proliferative und destruktive Prozesse an den Iliosakralgelenken und den Wirbelbogengelenken zu einer allmählichen knöchernen Versteifung der Wirbelsäule in Kyphosestellung kommt. Die Erkrankung verläuft schubweise, wobei es schmerzhafte und relativ schmerzfreie Verläufe gibt. In 50–70% der Fälle treten remittierende oder chronisch werdende extravertebrale Arthritiden auf. Charakteristisch für die Spondylitis ankylosans ist die Tendenz zu Enthesiopathien. Häufigste viszerale Manifestation ist eine rezidivierende Iritis oder Iridozyklitis. Seltener ist eine Nierenbeteiligung (Amyloidose, interstitielle Nephritis, IgA-Nephropathie), noch seltener sind kardiovaskuläre Manifestationen (Aortitis, AV-Überleitungsstörungen, Peri- und Myokarditis).

**Diagnose und Differenzialdiagnose.** Aufgrund der typischen Epidemiologie muss bei allen jungen Männern mit unklaren Rückenbe-

Tabelle 5.**4**    Gemeinsame Eigenschaften der Spondarthritiden

- Arthritis mit asymmetrischer Gelenkbeteiligung, bevorzugt oligoartikulär und an der unteren Extremität
- Enthesiopathien
- Daktylitis
- Sakroiliitis und andere Entzündungen des Achsenskeletts
- Typische extraartikuläre Manifestationen (Uveitis, Iridozyklitis, Konjunktivitis, mukokutane Läsionen wie Stomatitis aphthosa, Urethritis, psoriasiforme Hautveränderungen, Erythema nodosa usw.)
- Fehlen von Rheumafaktoren und Rheumaknoten
- Familiäre Häufung und Assoziation mit HLA-B27

schwerden oder arthritischen Symptomen an eine beginnende Spondylitis ankylosans gedacht werden. Zu beachten ist, dass sich die Erkrankung nicht selten zunächst als Mono- oder Oligoarthritis der stammnahen oder stammfernen Gelenke (vor allem der unteren Extremität) manifestiert. Der periphere Gelenkbefall ist zumeist oligoartikulär und asymmetrisch, Schulter- und Hüftgelenke erkranken aber häufiger beidseits.

Im Frühstadium besteht das Leitsymptom in nächtlichen tiefsitzenden Kreuzschmerzen, oft verbunden mit einem morgendlichen Steifigkeitsgefühl in der Lenden- und/oder Brustwirbelsäule und Allgemeinsymptomen wie Schwäche, Krankheitsgefühl und gelegentlich subfebrilen Temperaturen. Einen zusätzlichen diagnostischen Hinweis können Fersenschmerzen als Ausdruck einer Enthesiopathie geben. Eine Iritis geht der Krankheit nur sehr selten voraus, begleitet sie aber häufig rezidivierend. Klinisch imponiert frühzeitig ein Stauchungs- und Kompressionsschmerz der Iliosakralgelenke, eine Einschränkung der Wirbelsäulenbeweglichkeit (Schober reduziert, Finger-Boden-Abstand erhöht) und eine Thoraxstarre (verringerte Atembreite).

Die humoralen Entzündungsparameter (BSG, CRP) sind oft nur mäßig erhöht und nicht selten normal. HLA-B27 ist in der Regel positiv. Röntgenologische Frühsymptome sind eine charakteristische Iliosakralarthritis mit gleichzeitigen destruktiven und proliferativen Veränderungen sowie Syndesmophyten im thorakolumbalen Übergangsbereich. Im fortgeschrittenen Stadium kommt es zu der typischen Bambusstabform der Wirbelsäule mit vollständig überbrückenden Syndesmophyten.

Differenzialdiagnostisch ist die Spondylitis ankylosans vor allem gegen andere entzündliche und degenerative Erkrankungen der Wirbelsäule und der Iliosakralgelenke abzugrenzen. Dazu gehören insbesondere andere Spondarthritiden, infektiöse Spondylitiden, Morbus Paget, Osteosis triangularis condensans und Spondylitis hyperostotica. Wenn im Anfangsstadium nur periphere Gelenke betroffen sind, ist natürlich das gesamte Spektrum der Mono- und Oligoarthritiden in Betracht zu ziehen.

**Medikamentöse Therapie.** Angesichts der Vielgestaltigkeit des klinischen Bildes hat sich die Therapie an den individuellen Beschwerden und Befunden zu orientieren. Neben den Methoden der physikalischen Therapie und der Krankengymnastik ist die lokale und systemische Anwendung von schmerzstillenden und anti-phlogistischen (gelegentlich auch muskelrelaxierenden) Medikamenten zumeist unumgänglich.

– Schmerzen und Entzündungen an der Wirbelsäule, den stammnahen und peripheren Gelenken sprechen meist ausreichend auf **NSAR** an. Bei starken Schmerzen muss ausreichend hoch dosiert werden, evtl. kurzfristig Phenylbutazon i. v. Zur Behandlung der nächtlichen Schmerzen empfiehlt es sich, abends ein langwirkendes NSAR bzw. ein Retardpräparat rektal oder oral zu verabreichen. Die Indikation zur Dauerbehandlung (z. B. mit einem langwirkenden Präparat wie Piroxicam) sollte allerdings zurückhaltend gestellt werden, da die Prognose durch NSAR nicht erkennbar beeinflusst wird.

– **Systemische Glucocorticoide** sollten nur in Ausnahmesituationen und vorübergehend eingesetzt werden, d. h. bei schwerer peripherer Gelenkbeteiligung, bei anderweitig nicht ausreichend beherrschbaren Krankheitsschüben und schweren extraartikulären Komplikationen.

– Die **lokale Corticoidtherapie** ist in manchen Situationen sinnvoll und wirksam, z. B. bei schmerzhaften Enthesiopathien und Tendinitiden (paratendinöse Injektion) sowie bei NSAR-resistenten Beschwerden infolge ausgeprägter Sakroiliitis (intraartikulär).

– **Muskelrelaxanzien** können vorübergehend bei schmerzhaften Myotendinosen eingesetzt werden.

– Analgetika kommen als Zusatzmedikamente in Betracht, wenn die Patienten durch NSAR alleine nicht schmerzfrei werden.

– Der Stellenwert von Basistherapeutika bei der Behandlung der Spondylitis ankylosans ist umstritten. Bei hoher Aktivität des Wirbelsäulenprozesses erscheint allerdings ein Behandlungsversuch mit **Sulfasalazin** erlaubt. Bei aktiven Polyarthritiden kann auch ein **Goldpräparat** oder **Methotrexat** eingesetzt werden.

– Die extraartikulären Organmanifestationen (Auge, Herz, Niere) werden vom Spezialisten nach etablierten Prinzipien behandelt.

## 5.5 Arthritis psoriatica

**Krankheitsmerkmale.** Die Prävalenz einer Psoriasis in der Bevölkerung beträgt etwa 5%, und bei jedem fünften Psoriasispatienten entwickelt sich eine zumeist rheumafaktornegative Arthritis. Im Regelfall tritt die Gelenkerkrankung innerhalb von 1–2 Jahren nach Manifestation der Hautkrankheit auf, nur selten gleichzeitig oder vor Ausbruch der Psoriasis. Der Inzidenzgipfel liegt zwischen dem 30. und 45. Lebensjahr. Ätiologisch steht die genetische Disposition im Vordergrund (enge Assoziation mit HLA-B27), exogene Faktoren sind bisher nicht bekannt. Das klinische Bild der Arthritis psoriatica ist äußerst vielgestaltig und reicht vom dominierenden Achsenskelettbefall ähnlich der Spondylitis ankylosans bis hin zur klassischen Form mit Schwerpunkt auf der Arthritis der Finger- und Zehenendgelenke und den typischen psoriatischen Nagelveränderungen (Tab. 5.5). Die befallenen Gelenke sind durch Gelenkerguss und Kapselschwellung aufgetrieben, die Haut kann gerötet und überwärmt sein. Die Erkrankung verläuft schubweise und ist infolge von Begleitkrankheiten (Herz-Kreislauf-System, Lunge, Malignome) mit einer erhöhten Sterblichkeit verbunden.

**Diagnose und Differenzialdiagnose.** Angesichts fehlender „positiver" Diagnosekriterien ist die Psoriasisarthritis eine Ausschlussdiagnose: Bei jeder Arthritis in Verbindung mit einer bestehenden Psoriasis handelt es sich um eine Psoriasisarthritis, solange die Gelenkerkrankung nicht die Kriterien für eine andere Arthritis erfüllt. Bei der Suche nach Hauteffloreszenzen muss sorgfältig vorgegangen werden. Prädilektionsstellen sind die Streckseiten der Extremitäten, Kopfhaut, Kreuzbeinbereich, Nägel und äußerer Gehörgang. Allerdings kommen gerade bei der Psoriasisarthritis auch weniger typische Lokalisationen vor (Handteller, Fußsohlen, Analfalte, Nabel, Achselfalten, submammär). In Fällen ohne nachweisbare Hautmanifestationen kann die Diagnose einer Psoriasisarthritis bei sonst typischem Krankheitsbild auch dann gestellt werden, wenn bei einem Verwandten ersten Grades eine gesicherte Psoriasis besteht.

Diagnostisch hinweisend ist ein asymmetrischer, oligoartikulärer Gelenkbefall, typischerweise unter Beteiligung der Finger- und Zehenendgelenke oder sämtlicher Gelenke eines Fingers oder Zehs (Strahlbefall, „Wurstfinger"). Die Endgelenkarthritis ist überdurchschnittlich häufig mit den charakteristischen psoriatischen Nagelveränderungen assoziiert (Tüpfelung, Dystrophie, Abhebung des Nagels, Splitterblutungen). Eine andere typische Befundkonstellation ähnelt der der Spondylitis ankylosans mit Befall von Sakroiliakal- und Intervertebralgelenken sowie paravertebralen Bändern; auch hier kann der Befall asymmetrisch sein. Die betroffenen Patienten geben oft auch die typischen tiefsitzenden nächtlichen Kreuzschmerzen an.

Die Laborbefunde sind unspezifisch, die Entzündungsparameter geringer ausgeprägt als bei der rheumatoiden Arthritis. Die Rheumafaktoren sind in der Regel negativ, die Blutsenkung ist gering bis mäßig beschleunigt. Bei ausgeprägten psoriatischen Effloreszenzen kann die Harnsäure erhöht sein.

Im Röntgenbild fällt an den Gelenken das Nebeneinander von destruktiven (Usuren) und

Tabelle 5.5  Formen der Arthritis psoriatica

| Typ | klinisches Bild | ungefähre Häufigkeit |
|---|---|---|
| „klassische" Psoriasisarthritis | Im Vordergrund stehen die Arthritis der distalen Interphalangealgelenke und die Nagelveränderungen | 5–15% |
| symmetrische Arthritis ähnlich der rheumatoiden Arthritis | Bilateraler symmetrischer Befall großer und kleiner Gelenke | 15–20% |
| oligoartikuläre Arthritis | Asymmetrischer Befall großer oder kleiner Gelenke; Periostitis an den kleinen Gelenken führt zu „Wurstfingern" und Daktylitis | 50–70% |
| ankylosierende Spondylitis | Befall der Sakroiliakal- und Wirbelgelenke (auch asymmetrisch); oft zusammen mit anderen Befallstypen peripherer Gelenke | 5–20% |
| Arthritis mutilans | Osteolyse der Phalangeal- und Metakarpalgelenke; Spondylitis | 5% |

proliferativen (Protuberanzen, Periostreaktionen, Fibrositis) Veränderungen auf, häufig bestehen ausgeprägte Mutilationen. Die gelenknahe Osteoporose fehlt.

An extraartikulären Manifestationen treten bei der Psoriasisarthritis am häufigsten Enthesiopathien (z. B. Ferse und Trochanter major), Tenosynovitiden und eine manubriosternale Synchondritis auf. Selten ist eine viszerale Beteiligung (Iritis, Amyloidose, sehr selten Myositis).

Differenzialdiagnostisch kommen bei frühem mono- und oligoartikulärem Befall vor allem die reaktiven Arthritiden und andere seronegative Spondarthritiden in Betracht, bei akuter Monoarthritis auch die Gicht, bei polyartikulärem Befall die seronegative rheumatoide Arthritis, bei Spondylitis psoriatica die idiopathische Spondylitis ankylosans.

**Medikamentöse Therapie.** Die Behandlung erfolgt grundsätzlich ähnlich wie bei der rheumatoiden Arthritis bzw. der Spondylitis ankylosans. Der Therapieplan muss allerdings dem individuellen Krankheitsverlauf Rechnung tragen. Ferner muss berücksichtigt werden, dass manche Medikamente die Hautveränderungen verschlimmern können.
- **NSAR** sind die Medikamente der ersten Wahl bei Arthritiden, Gelenk- und Rückenschmerzen. Eine ungünstige Beeinflussung der Hauteffloreszenzen ist selten.
- Der Einsatz von **Basistherapeutika** ist bei progredienten Verläufen angezeigt, die auf NSAR ungenügend ansprechen. Die größten Erfahrungen bestehen mit Sulfasalazin und Methotrexat.
  - **Methotrexat** induziert in einer Dosierung von maximal 25 mg/Tag bei einem Großteil der Patienten eine Besserung der Arthritis und der Hauterscheinungen. Auch die parenterale Anwendung ist möglich.
  - **Sulfasalazin** führt in einer Dosierung von 2 g/Tag zu einer Besserung der artikulären und serologischen Entzündungsaktivität. Die Hauterkrankung verschlechtert sich selten.
  - **Ciclosporin** gilt als Reservemedikament für therapierefraktäre Verläufe. Die Initialdosis von 2,5 – 3 mg/kg/Tag kann auf maximal 5 mg/kg/Tag angehoben werden. Zumeist bessern sich zunächst die Hauterscheinungen und mit einiger Verzögerung auch die Gelenkbeschwerden.
  - Ein Therapieversuch mit **Auranofin** oral oder **Aurothiomalat** i. m. kann gemacht werden, wenngleich die Wirksamkeit nur durch wenige Untersuchungen gestützt wird [Lacaille et al., 2000; Bruckle et al., 1994].
  - Chloroquin und Hydroxychloroquin sollten wegen der Gefahr dermatologischer Nebenwirkungen nicht eingesetzt werden.
- Die intraartikuläre Applikation von **Glucocorticoiden** ist auch bei der mono- und oligoartikulären Psoriasisarthritis eine hochwirksame Behandlung mit geringem Nebenwirkungspotenzial.
- **Systemische Corticoide** sind oft die Ultima Ratio bei hochaktiven und therapieresistenten Verläufen. Sie führen zwar zumeist zu einer Besserung, doch kann es bei Dosisreduktion oder beim Absetzen zu einer Exazerbation der Hauterkrankung kommen.
- Die Indikation zur Anwendung **systemischer Psoriasismittel** ist vom Dermatologen zu stellen.

## 5.6 Reaktive Arthritiden

**Krankheitsmerkmale.** Als reaktive Arthritis bezeichnet man eine aseptische Arthritis, die sich wenige Tage bis Wochen (zumeist innerhalb von 1 – 2 Wochen) nach einer extraartikulären, zumeist urogenitalen oder gastrointestinalen Infektion entwickelt. Die Arthritis betrifft asymmetrisch vor allem die großen Gelenke der unteren Extremität. Das Reiter-Syndrom ist eine Sonderform der reaktiven Arthritis mit zusätzlicher Urethritis und Konjunktivitis (Symptomtrias) und fakultativ Hautveränderungen (Symptomtetrade). Daneben können auch Daktylitiden (Wurstfinger und -zehen), Enthesiopathien und eine akute Iliosakralarthritis auftreten. Reaktive Arthritiden heilen in 80 bis 90 % der Fälle im Laufe mehrerer Monate aus. Gelegentlich können sie aber in eine chronische Arthritis – teilweise mit entzündlicher Wirbelsäulenbeteiligung – übergehen; besonders häufig tritt dies bei HLA-B27-positiven männlichen Patienten auf.

Die verantwortlichen Infektionserreger sind von Seiten des Urogenitaltrakts zumeist *Chlamydia trachomatis,* seltener *Ureaplasma urealyticum,* im Darmbereich Salmonellen der Gruppen B, C und D, Shigellen, Yersinien und *Campylobacter jejuni.* Lebende Erreger konnten in den Gelenken bislang nicht nachgewiesen werden. Mit empfindlichen Methoden entdeckte man jedoch antigene Bakterienbestandteile, die möglicher-

Tabelle 5.**6**   Diagnose- und Ausschlusskriterien für eine reaktive Arthritis [nach Kingsley & Sieper, 1996]

**Diagnosekriterien**

- typische periphere Arthritis (bevorzugt untere Extremität, asymmetrische Oligoarthritis)
- vorausgegangene Infektion
- trat in den letzten 4 Wochen eine klinisch eindeutige Diarrhö oder Urethritis auf, ist ein Labornachweis wünschenswert, aber nicht obligat
- trat keine klinisch eindeutige Infektion auf, ist ein Labornachweis obligat (Erregerdirektnachweis am Ort der Infektion, z.B. durch Urethral- oder Vaginalabstrich; indirekter Nachweis durch Titeranstieg spezifischer Antikörper; Nachweis von Erregerbestandteilen mittels Polymerase-Kettenreaktion oder spezifischer monoklonaler Antikörper)

**Ausschlusskriterien**

- Andere bekannte Ursachen einer Mono- oder Oligoarthritis, z.B. eine gesicherte Spondylitis ankylosans, septische Arthritis, Lyme-Krankheit oder eine durch Streptokokken ausgelöste reaktive Arthritis
- Für die Diagnose einer reaktiven Arthritis sind der HLA-B27-Nachweis, die extraartikulären Manifestationen des Reiter-Syndroms oder typische Merkmale der Spondylitiden nicht erforderlich

weise über immunologische Mechanismen die Arthritis auslösen.

**Diagnose und Differenzialdiagnose.** Die Diagnosestellung stützt sich auf Einschluss- und Ausschlusskriterien (Tab. 5.**6**). Bei unsicherer Infektanamnese muss differenzialdiagnostisch an eine Vielzahl von Erkrankungen mit ähnlicher Gelenkbeteiligung gedacht werden: Spondylitis ankylosans mit peripherem Gelenkbefall, Psoriasisarthritis, enteropathische Arthritiden (M. Crohn, Colitis ulcerosa), M. Whipple, M. Behçet, Lyme-Arthritis, akute Sarkoidose (Löfgren-Syndrom), septische Arthritis, Kristallarthropathien (Gicht, Chondrokalzinose) und eine atypisch beginnende rheumatoide Arthritis.

**Medikamentöse Therapie.** Die Prognose der reaktiven Arthritis ist im Allgemeinen günstiger als die anderer entzündlich-rheumatischer Erkrankungen. Doch obwohl es in den meisten Fällen innerhalb von durchschnittlich 9–12 Monaten zu einer Spontanremission kommt, muss bei der Therapieplanung auch die Möglichkeit einer Chronifizierung in Betracht gezogen werden.

– Die Behandlung besteht primär in **NSAR;** die Medikation muss ausreichend hoch dosiert und kontinuierlich verabreicht werden. Eventuell können zusätzlich Analgetika gegeben werden.

– Bei Nachweis von Chlamydien im Urogenitaltrakt ist eine adäquate **Antibiotikatherapie** (einschließlich Partnerbehandlung) erforderlich, z.B. mit Doxycyclin (2 × 100 mg/Tag), Ciprofloxacin (2 × 500 mg/Tag), Ofloxacin (2 × 200 mg/Tag) oder Erythromycin (4 × 500 mg/Tag), jeweils für die Dauer von 10–14 Tagen. Bei Gastroenteritiden ist eine 14-tägige Therapie mit einem Fluorochinolon empfehlenswert, beim Nachweis von Streptokokken im Rachenabstrich eine 10-tägige Penicillintherapie (4 × 1 Mio. E/Tag). Die antibiotische Behandlung hat zwar keinen Einfluss auf die bestehende Arthritis, kann aber spätere Rezidive verhindern.

– Eine **systemische Corticoidtherapie** (je nach Schwere 0,2 bis 1,5 mg Prednisolonäquivalent pro kg Körpergewicht) ist bei schwerwiegenden extraartikulären Manifestationen, hochaktiver Polyarthritis oder Fieber angezeigt.

– Kommt es innerhalb von 3 Monaten zu keiner Besserung, ist der Einsatz eines Basistherapeutikums zu erwägen. Hierfür kommt in erster Linie **Sulfasalazin** in Betracht.

– Beim *akuten rheumatischen Fieber* mit schwerer Karditis sind anstelle von NSAR **Corticoide** einzusetzen (1 mg Prednisolonäquivalent pro kg Körpergewicht), die Antibiotikatherapie erfolgt i.v. mit **Benzylpenicillin** (1–2 × 1 Mio. E/Tag) für 10 Tage, alternativ auch mit Clemizol-Penicillin (1 × 1 Mio. E/Tag i.m.) oder Erythromycin (20–25 mg/kg/Tag). Dem schließt sich eine **antibiotische Rezidivprophylaxe** an.

## 5.7   Systemischer Lupus erythematodes

**Krankheitsmerkmale.** Der systemische Lupus erythematodes (SLE) ist eine chronisch rezidivierende und remittierende entzündliche Systemerkrankung. Die jährliche Inzidenz wird in den Vereinigten Staaten auf 50–70 Fälle pro 1 Million Einwohner geschätzt, die Prävalenz auf 50 Fälle pro 100 000. Etwa 90% der Betroffenen sind weiblichen Geschlechts. Der Erkrankungsgipfel liegt zwischen dem 20. und 40. Lebensjahr. Aus bislang unbekannter Ursache und begünstigt durch bestimmte genetische Merkmale bilden sich bei den SLE-Kranken reaktive Antikörper (Autoantikörper) gegen körpereigene zytoplasmatische und nukleäre Antigene. Die entstehenden Antigen-Antikörper-Komplexe lagern sich in zahlreichen Organen ab und rufen dort entzündliche Reaktionen hervor. Das klinische Erscheinungsbild ist äußerst vielgestaltig und kann auch im Verlauf wechseln („Chamäleon"-Charakter). Am häufigsten betroffen sind Haut, Gelenke, Nieren, Nervensystem und die serösen Häute (Pleura, Perikard). Daneben können jedoch eine Reihe weiterer Organe beteiligt sein. In den aktiven Krankheitsphasen treten subfebrile Temperaturen oder Fieberschübe auf, die Patienten verlieren an Gewicht und klagen über Müdigkeit, allgemeines Krankheitsgefühl und Appetitlosigkeit.

**Diagnose und Differenzialdiagnose.** Die Diagnose eines voll ausgebildeten SLE ist mithilfe der ARA-Kriterien von 1982 meist problemlos möglich (Tab. 5.7). Die Diagnose gilt als gesichert, wenn mindestens 4 Kriterien gleichzeitig oder nacheinander erfüllt sind. Zu Krankheitsbeginn ist die Symptomatik allerdings häufig unvollständig ausgebildet, so dass die Diagnosestellung erst im weiteren Verlauf gelingt. Differenzialdiagnostische Erwägungen sind die rheumatoide Arthritis, andere Kollagenosen, hämatologische Systemerkrankungen, medikamenteninduzierter SLE und Pseudolupussyndrom, (septische) Infektionen und bei negativen ANA ein Komplementdefektsyndrom.

**Medikamentöse Therapie.** Nicht jeder SLE ist behandlungsbedürftig. Die therapeutische Strategie richtet sich nach dem aktuellen klinischen Befund und dem Krankheitsverlauf und darf sich nicht allein an den serologischen Anomalien orientieren. Stets ist der Nutzen einer therapeutischen Maßnahme gegen das Risiko von Medikamentennebenwirkungen abzuwägen.

– Nach Diagnose eines SLE sollten alle Medikamente abgesetzt und gemieden werden, die bekannterweise eine solche Krankheit auslösen oder die Symptomatik verschlimmern können. Das sind vor allem Hydralazin, Procain, Hydantoin, orale Kontrazeptiva, Allopurinol und bestimmte Basistherapeutika (Gold, D-Penicillamin, Sulfasalazin). Die Anwendung von NSAR ist beim SLE mit einem erhöhten Risiko von Überempfindlichkeitsreaktionen und dermatologischen Nebenwirkungen verbunden [Ostensen und Villiger, 2001], so dass therapeutische Zurückhaltung und besondere Aufmerksamkeit geboten ist. Insbesondere im Falle von Ibuprofen wurde gehäuft über aseptische Meningitiden und eine negative Beeinflussung der Krankheitserscheinungen berich-

Tabelle 5.**7** Diagnosekriterien der American Rheumatism Association (ARA) von 1982 für den systemischen Lupus erythematodes

1. Schmetterlingserythem
2. diskoide Hautveränderungen
3. erhöhte Empfindlichkeit gegenüber Sonnenexposition (ungewöhnliche Hautreaktionen)
4. schmerzlose orale oder nasopharyngeale Ulzera
5. nichterosive Arthritis an mindestens 2 peripheren Gelenken mit Steifigkeit, Schwellung oder Erguss
6. Pleuritis oder Perikarditis
7. Nierenbeteiligung mit persistierender Proteinurie > 0,5 g/Tag oder Zylinder aus Erys, Hb, tubulär, granulär oder gemischt
8. neurologische Symptome (Krampfanfälle ohne andere Ursachen, Psychosen)
9. hämatologische Befunde (hämolytische Anämie mit Retikulozytose oder Leukopenie < 4000/µl oder Lymphopenie < 1500/µl oder Thrombozytopenie < 100 000/µl)
10. immunologische Befunde (LE-Zellen oder dsDNS-Antikörper oder Sm-Antikörper oder falsch positiver serologischer Lues-Test* für mindestens 6 Monate, gesichert durch FTA- oder TPHA-Test)
11. antinukleäre Antikörper (ANA-Titer > 1 : 160 im Immunfluoreszenztest)

\* ist auf Anti-Phospholipid-Antikörper zurückzuführen; diese lassen sich heutzutage mit höherer Sensitivität mittels ELISA nachweisen

tet [Skaer, 1992; Jolles et al., 2000], es sollte daher nicht angewendet werden.

Therapeutisch eingesetzt werden je nach Schweregrad der Erkrankung bestimmte NSAR, Antimalariamittel, Corticoide und in schweren Fällen Immunsuppressiva.

– **NSAR** (nicht Ibuprofen!) werden bei gravierenden Schmerzen am Bewegungsapparat, bei Serositis und Kopfschmerzen angewendet.
– **Glucocorticoide** sind ein zentrales Behandlungselement beim SLE. In akuten Fällen und bei Exazerbationen wird die Behandlung mit ca. 1 mg/kg/Tag Prednisolonäquivalent begonnen. Innerhalb von 2 – 3 Monaten sollte versucht werden, die Corticoiddosis auf eine niedrige Erhaltungsdosis zu reduzieren oder die Behandlung zu beenden.
– In besonders schweren Fällen und lebensbedrohlichen Situationen hat sich eine **Stoßtherapie** mit 500 – 1000 mg Prednisolon i.v. über 3 – 5 Tage bewährt.
– Wenn die Behandlung mit NSAR und/oder Low-dose-Corticoiden nicht ausreicht, ist eine

Langzeittherapie mit **Chloroquin** (maximal 4 mg/kg/Tag) oder **Hydroxychloroquin** (maximal 6,5 mg/kg/Tag) eine Möglichkeit, um Arthralgien und Hautveränderungen zu bessern bzw. die Schubhäufigkeit zu reduzieren.

– Bei unzureichender Wirkung der genannten Maßnahmen und bei bedrohlichen Organmanifestationen ist zusätzlich zu Corticoiden und/oder einem Antimalariamittel das Immunsuppressivum **Azathioprin** einzusetzen, z. B. in einer Anfangsdosis von 2 – 2,5 mg/kg/ Tag.
   – Bei eintretender Besserung ist zunächst das Corticoid auszuschleichen, anschließend Azathioprin und zuletzt das Malariamittel.

– Bei anhaltender hoher Entzündungsaktivität, schweren viszeralen Manifestationen (Lupus-Nephritis, ZNS-Manifestationen) oder Vaskulitis ist **Cyclophosphamid** angezeigt, z. B. als Stoßtherapie mit 500 – 1000 mg/m$^2$ alle 3 – 4 Wochen, nach eingetretener Remission alle 3 Monate für die Dauer von mindestens 2 Jahren.

– Bei hohen Antiphospholipid-Antikörpertitern sollte zur Prävention thrombotischer Komplikationen prophylaktisch **Acetylsalicylsäure** (100 mg/Tag) gegeben werden. Nach venösen thrombotischen Ereignissen ist eine **Warfarintherapie** angezeigt. Gleiches gilt nach rezidivierenden arteriellen Gefäßverschlüssen trotz Acetylsalicylsäuretherapie.

## 5.8    Progressive systemische Sklerose

**Krankheitsmerkmale.** Die (progressive) systemische Sklerose ist eine entzündliche Systemerkrankung des Bindegewebes, bei der es zu einer Verdickung und Fibrosierung der Haut (Sklerodermie) und Manifestationen an anderen Organsystemen, u. a. an Gefäßen, Bewegungsapparat, Gastrointestinaltrakt, Lunge, Herz und Niere kommt. Der Spontanverlauf ist außerordentlich variabel und keineswegs immer progredient. Frauen sind dreimal häufiger betroffen als Männer, der Inzidenzgipfel liegt jenseits des 60. Lebensjahres. Die Ätiologie ist unbekannt, wenngleich experimentell verschiedene Substanzen (Vinylchlorid und andere organische Kohlenwasserstoffe, Quarzstaub, Silikon und das Zytostatikum Bleomycin) ein sklerodermieähnliches Krankheitsbild auslösen können. Histologisch imponiert die Ablagerung von bindegewebiger Grundsubstanz (Kollagen, Glycosaminoglycane)

Tabelle 5.**8** Sklerodermiekriterien der American Rheumatism Association (ARA) von 1980. Die Diagnose ist gesichert, wenn das Hauptkriterium oder 2 der Nebenkriterien erfüllt sind

**Hauptkriterium**

▪ Sklerodermie proximal der Fingergrundgelenke

**Nebenkriterien**

▪ Sklerodaktylie

▪ grübchenförmige Narben oder Substanzverlust der distalen Fingerweichteile

▪ bilaterale basale Lungenfibrose

in der Haut, den Gefäßwänden und inneren Organen.

**Diagnose und Differenzialdiagnose.** Die Kriterien der ARA (Tab. 5.**8**) beziehen sich auf die pathognomonischen Hautveränderungen, die sich jedoch erst im weiteren Verlauf der Erkrankung deutlicher ausprägen und den Patienten das Gefühl einer zu engen Haut geben. Früh- und häufiges Erstzeichen ist ein Raynaud-Phänomen, es sollte immer an eine Sklerodermie denken lassen. Der Nachweis sklerodermietypischer antinukleärer Antikörper (in über 90% positiv) und die typischen kapillarmikroskopischen Veränderungen des Nagelfalzes können die Verdachtsdiagnose erhärten. Früh kann es bei den Patienten auch zu Lungenfunktionsstörungen mit Belastungsdyspnoe und Husten, zu einer Ösophagusmotilitätsstörung (Schluckstörungen) und Gelenksymptomen (Schmerzen, Schwellung, Steifigkeit, Krepitationen) kommen. Die Beteiligung des Gastrointestinaltrakts äußert sich in Durchfall und Krämpfen. Zu den weniger häufigen Krankheitsmanifestationen gehören eine Myopathie, Perikarditis und Herzinsuffizienz, Niereninsuffizienz, Sjögren-Syndrom und Hypothyreose.

Differenzialdiagnostisch bedeutsam sind generalisierte Formen lokaler Sklerodermien (Morphaea), das Shulman-Syndrom (eosinophile Fasziitis), durch Chemikalien und Umweltgifte induzierte sklerodermieähnliche Erkrankungen, andere Kollagenosen und die Mischkollagenosen (mixed connective tissue disease).

**Medikamentöse Therapie.** Die Behandlung der systemischen Sklerose ist schwierig und oft unbefriedigend. Die therapeutische Strategie konzentriert sich auf die Entzündungshemmung durch Unterdrückung der pathologischen Immunvorgänge, die Hemmung der Fibrose und die Verbesserung der Mikrozirkulation. Zur Wirksamkeit vieler Medikamente liegen allerdings keine Ergebnisse aus kontrollierten Studien vor. Die Behandlung richtet sich nach dem Ausmaß des Hautbefalls und der Organbeteiligung.

Bei der *limitierten Erkrankung,* die weitgehend auf die Akren beschränkt ist und bei der keine lebenswichtigen Organe beteiligt sind, liegt der Therapieschwerpunkt auf einer **Verbesserung der Mikrozirkulation.** Der Patient soll Nikotin sowie clonidin- und ergotaminhaltige Präparate meiden, auch eine Stress- und Kälteprophylaxe (warme Kleidung, Handschuhe) ist wichtig. Physikalische Maßnahmen sind ebenfalls hilfreich. Medikamentös kommen folgende Alternativen in Betracht:

– Dauertherapie mit einem **Kalziumantagonisten,** z.B. Nifedipin 20–30 mg/Tag.
– **Prostaglandinanaloga,** z.B. Infusionen von Carboprostacyclin (Iloprost®) 2 ng/kg/min über 6–8 Stunden an 3–5 aufeinanderfolgenden Tagen oder Alprostadil (Prostavasin®) 60 µg über 3 Stunden für 10–14 Tage.
– **Pentoxifyllin** (Trental®) 400–1200 mg/Tag.
– **Calcitonin** i.v. 100 IE für 10 Tage.
– Alpharezeptorenblocker wie **Prazosin** (einschleichende Dosierung mit Steigerung bis 4–5 mg/Tag).
– **Glucocorticoide** (Anfangsdosis 20–30 mg/Tag) sind nur im frühen, ödematösen Stadium der Erkrankung oder bei NSAR-refraktären Arthralgien indiziert. Eine Dauertherapie ist zu vermeiden.

Bei *diffusen Formen* der systemischen Sklerose mit rascher Progredienz und Befall lebenswichtiger Organe ist ein Therapieversuch mit Immunsuppressiva angezeigt. Die vasoaktiven Medikamente zur Behandlung des Raynaud-Syndroms sind auch bei dieser Krankheitsform sinnvoll.

– Bei aktiver entzündlicher Lungenbeteiligung kann **Cyclophosphamid** zu einer Besserung der Lungenfunktion führen (1–2,5 mg/kg/Tag in Kombination mit einer niedrig dosierten **Prednisolon**therapie).
– In verschiedenen Studien besserten sich unter **Methotrexat** (7,5–20 mg/Woche) die Hautmanifestationen; im frühen diffusen Stadium und in höherer Dosierung eingesetzt (25–50 mg/Woche) ließ sich die Entwicklung weiterer Organmanifestationen verhindern.
– Auch **Azathioprin** (2 mg/kg/Tag) und **Ciclosporin** (2,5–5 mg/kg) beeinflussen möglicherweise die kutanen Manifestationen günstig. Ciclosporin ist allerdings mit einem erhöh-

ten Risiko renaler Komplikationen (maligne Hypertonie, Niereninsuffizienz) verbunden.
– In zahlreichen unkontrollierten Studien wurden unter **D-Penicillamin** ein Rückgang der Hautverdickung, weniger neue renale Manifestationen, eine Besserung der Lungenfunktion sowie eine Lebensverlängerung beobachtet. Nachteile sind die hohe Rate teils schwerwiegender Nebenwirkungen (bis zu 20% der Patienten tolerieren das Medikament nicht) und die lange Wirkungslatenz von ca. 1 Jahr. D-Penicillamin sollte deshalb auf frühe diffuse Erkrankungen beschränkt bleiben. Anfangsdosis 250 mg/Tag, Steigerung alle 2 Monate bis zu einer Erhaltungsdosis von 750 mg/Tag und nach Eintreten des Therapieeffekts möglichst wieder Reduzierung auf 250 mg/Tag.
– Bei hoher entzündlicher Aktivität, Alveolitis, Serositis, Myositis und beim Overlap-Syndrom (Präsenz von charakteristischen Symptomen verschiedener Kollagenosen) ist die zusätzliche Verabreichung von **Glucocorticoiden** oft unumgänglich (Prednisolon in einer Anfangsdosierung von 30 mg/Tag, Steigerung bis maximal 1 mg/kg/Tag). Cave: Hochdosierte Corticoide (≥ 15 mg/Tag Prednisolonäquivalent) können eine renale Krise auslösen [Steen und Medsger, 1998].

## 5.9 Polymyositis und Dermatomyositis

**Krankheitsmerkmale.** Polymyositis und Dermatomyositis sind die bekanntesten Vertreter aus der Kategorie der idiopathischen Myositiden. Es handelt sich um seltene entzündliche Krankheiten der Skelettmuskulatur, die isoliert, aber auch im Rahmen verwandter Kollagenosen oder in Verbindung mit malignen Tumoren auftreten können. Frauen sind 2- bis 3-mal häufiger betroffen als Männer, der Häufigkeitsgipfel liegt zwischen dem 45. und 60. Lebensjahr. Klinisch äußern sich beide Erkrankungen zumeist in muskelkaterähnlichen Muskelschmerzen und einer proximal betonten Muskelschwäche am Schulter- und Beckengürtel (Schwierigkeiten beim Aufstehen aus dem Sitzen und Liegen, beim Treppensteigen und Anheben der Arme). Im weiteren Verlauf breitet sich die Muskelschwäche nach distal aus. Häufig besteht eine (nichterosive) Polyarthritis mit Arthralgien, daneben treten Manifestationen an der Lunge (Lungenfibrose, Alveolitis) und am Herzen (Arrhythmien, Überleitungsstörungen, Kardiomyopathie) auf. Auch ein

Raynaud-Syndrom ist häufig. Bei der Dermatomyositis finden sich zudem zahlreiche charakteristische Hautbefunde (rötlich-livide Verfärbung der Augenlider; teilweise schuppendes Erythem über Finger- und Zehengelenken, Knie, Ellenbogen und Malleolen; Teleangiektasien usw.). Die Hautveränderungen im Gesichtsbereich ergeben zusammen mit einer mimischen Starre das Bild der Facies myopathica.

**Diagnose und Differenzialdiagnose.** Die Diagnose stützt sich auf die typischen klinischen Befunde. Sie wird abgesichert durch die Ergebnisse einer Muskelbiopsie (charakteristische Myositisbefunde mit entzündlichen Infiltraten, Muskelfasernekrosen bei gleichzeitigen Regenerationszeichen, Atrophie, im fortgeschrittenen Stadium Fibrose), durch die Laborbefunde (Erhöhung der Kreatinkinase [nicht obligat!] oder anderer Muskelenzyme, myositisspezifische Antikörper, im Schub auch Kreatin- und Myoglobinurie) sowie ein EMG. In der Magnetresonanztomographie lassen sich entzündliche Veränderungen in der Muskulatur bereits erkennen, wenn die Laborbefunde noch unauffällig sind.

Das Spektrum der Differenzialdiagnosen umfasst sekundäre Myositiden bei anderen Kollagenosen sowie infektiöse, parainfektiöse, paraneoplastische und arzneimittelinduzierte Myositiden.

**Medikamentöse Therapie.** Die Therapie ist symptomorientiert und stützt sich im Wesentlichen auf Corticoide und Immunsuppressiva.
- Im Schub ist eine hochdosierte Therapie mit **Glucocorticoiden** angezeigt (zunächst 1 mg/kg Prednisolon, nach 2 Wochen schrittweise Reduktion auf die niedrigstmögliche Erhaltungsdosis; in schweren Fällen evtl. Beginn mit einer 3-tägigen Stoßtherapie).
- In corticoidresistenten Fällen kann zusätzlich **Methotrexat** verabreicht werden (10 – 15 mg/ Woche i.v., bei Bedarf auch über 4 – 6 Wochen 40 mg/Woche). **Azathioprin** (2 mg/kg/Tag) ist eine Alternative, bei Vaskulitis auch **Cyclophosphamid.**
- **Ciclosporin** scheint vor allem beim Overlap-Syndrom gut wirksam zu sein (Initialdosis 3 mg/kg/Tag mit langsamer Steigerung unter Kontrolle von Nierenfunktion und Blutdruck). Wirklatenz ca. 6 – 8 Wochen.
- Die Intervalltherapie mit **i.v. Immunglobulin** (1 – 2 g/kg/Monat) ist zwar teuer, aber wirksam und zumeist gut verträglich und sollte zumindest jungen Patienten eine Zeit lang angeboten werden.

## 5.10 Polyarteriitis nodosa (PAN)

**Krankheitsmerkmale.** Die Polyarteriitis nodosa (PAN; Synonym: Panarteriitis nodosa) ist eine seltene, bevorzugt bei Männern mittleren bis höheren Lebensalters auftretende nekrotisierende Vaskulitis mittelgroßer und kleiner Arterien. Histopathologisch finden sich in der Gefäßwand entzündliche Infiltrate und fibrinoide Ablagerungen. Klinisch reicht das Spektrum von leichten, schleichend einsetzenden und passageren Verläufen bis hin zu fulminant progredienten, rasch letalen Verlaufsformen. Neben Allgemeinsymptomen wie Fieber, Appetitlosigkeit und Gewichtsverlust kommt es häufig zu Multiorganbefall mit Nephritis, peripherer Neuropathie, Hautveränderungen, asymmetrischer Polyarthralgie oder Arthritis, Kardiomyopathie und Epididymitis, seltener ZNS-, Lungen- und Augenbeteiligung.

Ätiopathogenetisch lassen sich zwei Formen unterscheiden, die auch unterschiedlich zu behandeln sind: die erste ist mit einer Hepatitis B oder C assoziiert und wird als Immunkomplexvaskulitis angesehen (mit Nachweis von Hepatitisantigenen in der Gefäßwand); bei der zweiten Form besteht kein nachweisbarer Zusammenhang mit einer Virusinfektion.

**Diagnose und Differenzialdiagnose.** Zur Zeit gibt es zwei rivalisierende Klassifikationssysteme für die PAN: Die des American College of Rheumatology (ACR) von 1990 [Lightfoot et al., 1990] und eine neuere Klassifikation, die auf der Chapel Hill Consensus Conference von 1992 beschlossen wurde [Jennette et al., 1994]. Letztere definiert die klassische Polyarteriitis nodosa als Vaskulitis mittelgroßer und kleiner Arterien *ohne* Beteiligung von Kapillaren; damit schließt beispielsweise das Vorhandensein einer Glomerulonephritis die Diagnose aus. Erkrankungen mit ausschließlichem Befall kleiner und kleinster Gefäße einschließlich der glomerulären und alveolären Kapillaren werden als mikroskopische Polyangiitis abgegrenzt.

Nach der ACR-Klassifikation (Tab. 5.**9**) müssen für die Diagnosestellung einer PAN mindestens 3 von 10 Kriterien vorliegen. Angesichts des variablen klinischen Erscheinungsbildes der PAN ist dieses System für die individuelle Diagnosestellung allerdings nur begrenzt brauchbar. Auch die Laborbefunde sind uncharakteristisch, mit deutlicher Beschleunigung der Blutsenkung und hohem CRP, Leukozytose, Anämie und schwacher Eosinophilie. Rheumafaktoren und Autoantikörper (ANCA, ANA) sind eher selten positiv. Diag-

Tabelle 5.**9** Klassifikationskriterien des American College of Rheumatology für die Polyarteriitis nodosa [Lightfoot et al., 1990]

1. Gewichtsverlust von über 4 kg, Allgemeinsymptome
2. Livedo reticularis (Extremitäten oder Rumpf)
3. Hoden(druck)schmerz und -schwellung
4. Myalgien, Schwäche, Druckschmerz der Beinmuskulatur
5. Mono- oder Polyneuropathie, ZNS-Syndrom
6. Hypertonus (diastolischer Blutdruck > 90 mm Hg)
7. Serumkreatinin > 1,5 mg/dl
8. Nachweis von Hepatitis-B-Virus (Oberflächenantigen oder Antikörper)
9. Arteriografische Befunde: Aneurysmen, Verschlüsse
10. Typische histologische Veränderungen mittelgroßer und kleiner Arterien (Nachweis gefäßwandinfiltrierender Granulozyten ± mononukleärer Leukozyten)

noseweisend sind die charakteristischen angiographischen Befunde in den klinisch befallenen Organen, vor allem an Leber-, Nieren- und Mesenterialarterien, mit Aneurysmen, Stenosen und Kalibersprüngen. Diagnosesichernd ist der histologische Nachweis der Gefäßwandveränderungen. Differenzialdiagnostisch ist die PAN gegen andere Vaskulitiden, Kollagenosen und Systemerkrankungen abzugrenzen.

**Medikamentöse Therapie.** Die früher ausgesprochen ungünstige Prognose der PAN konnte durch den Einsatz hochdosierter Corticoide in Verbindung mit Zytostatika wesentlich gebessert werden. Entscheidend für das therapeutische Vorgehen sind Krankheitsausdehnung und -aktivität sowie die Pathogenese, wobei zwischen hepatitisvirus- (HBV oder HCV) und nicht hepatitisvirusassoziierter Erkrankung unterschieden werden muss.

**Nicht HBV- oder HCV-assoziierte PAN**

– Die Patienten erhalten zunächst ein **Corticoid** in einer Anfangsdosis von 1 – 2 mg/kg/Tag Prednisolonäquivalent (60 – 90 mg/Tag); eventuell kann die Behandlung auch mit einer Stoßtherapie eingeleitet werden. Die Dosis wird nach Abklingen der Arteriitisaktivität langsam auf eine wirksame Erhaltungsdosis reduziert.
– Ist die Corticoidtherapie nicht ausreichend wirksam, wird zusätzlich **Cyclophosphamid** gegeben; bei schweren Krankheitsformen, insbesondere einer Nieren- und/oder Lungenbeteiligung ist von Beginn an die Kombinationstherapie angezeigt. Cyclophosphamid wird nach dem Fauci-Schema verabreicht (2 bis maximal 3 – 4 mg/kg/Tag p.o.).
– Wenn nach 6- bis 12-monatiger Therapie eine Vollremission oder zumindest eine stabile Teilremission erreicht wurde und Prednisolon allenfalls noch in niedriger Dosierung (≤ 5 mg/Tag) erforderlich ist, kann auf eine weniger aggressive remissionserhaltende Therapie übergegangen werden, z.B. **Low-dose-Methotrexat** (nur bei Normalisierung der Nierenfunktion) oder **Azathioprin.**

**HBV- oder HCV-assoziierte PAN**

– Bei organ- oder lebensbedrohlichen Verläufen ist hier ebenfalls zunächst eine **immunsuppressive Kombinationstherapie** angezeigt. Daneben wurde in den letzten Jahren in zahlreichen kleineren Studien und Einzelfallberichten über gute Erfolge mit neuen Therapieformen berichtet, die bei weniger schweren Formen auch initial eingesetzt werden können.
– Bei HBV-assoziierter PAN Kombination von **Plasmapherese** und **antiviraler Therapie,** z.B. mit Vidarabin oder Lamivudin.
– Bei HCV-assoziierter PAN **Interferon-alpha 2 a/2 b,** evtl. in Kombination mit **Ribavirin;** die Bedeutung einer gleichzeitigen Plasmapherese ist bei dieser Therapieform noch ungewiss.

## 5.11 Gicht und Arthritis urica

**Krankheitsmerkmale.** Die Gicht umfasst ein Spektrum von Krankheitsmanifestationen, die sich alle auf eine bestehende Hyperurikämie zurückführen lassen. Während die Häufigkeit der Hyperurikämie in der Bevölkerung mit 20 – 25% außerordentlich hoch ist, entwickelt sich nur bei etwa jedem zehnten Betroffenen eine manifeste Gicht. Zu der pathologischen Akkumulation von Harnsäure können mehrere Mechanismen beitragen. Neben einer genetisch bedingten Störung des Purinstoffwechsels können dies Ernährungsfaktoren, Krankheiten mit vermehrtem Zellzerfall, medikamentöse Einflüsse und eine verminderte renale Ausscheidung sein. Wird die Löslichkeit der Harnsäure im Körperwasser überschritten, kommt es zur Ausfällung von Uratkristallen in Gelenken und periartikulären Strukturen (Arthritis), Weichteilen (Tophi), Niere (Gichtnephropathie) und Harnwegen (Uratsteine). Der typische akute Gichtanfall ist gekennzeichnet durch eine rasch einsetzende, extrem schmerzhafte Gelenkschwellung, verbunden mit Überwärmung, bläulich-roter Verfärbung, Ödem- und teilweise Ergussbildung sowie Allgemeinsymptomen. Betroffen ist zu Beginn in der Regel nur ein einziges Gelenk, zumeist das Großzehengrundgelenk (Podagra). Unbehandelt kommt es danach in immer kürzeren Abständen zu neuen Gichtanfällen und nach mehreren Jahren zum Endstadium der chronischen Gicht mit einer ständigen polyartikulären Arthritis, bevorzugt an den Gelenken der unteren Extremität. Daneben treten Weichteiltophi in Bursen, Ohrmuschel, Ellenbogen und Achillessehnen auf, und in vielen Fällen besteht eine Uratnephropathie.

**Diagnose und Differenzialdiagnose.** Zwar liegt bei den weitaus meisten Gichtpatienten eine Hyperurikämie vor, doch ist dies keine hinreichende Voraussetzung für die Diagnosestellung. Diagnoseweisend ist die typische Klinik (Podagra oder mindestens zwei typische Anfälle anderer Gelenke mit zwischenzeitlicher Spontanremission). Eine Absicherung erfolgt durch den chemischen oder mikroskopischen Nachweis von Uratkristallen in der Synovialflüssigkeit oder im Gewebe.

Beim akuten Anfall ist differenzialdiagnostisch an eine Pseudogicht (Chondrokalzinose), eine infektiöse Arthritis oder andere mit Hautrötung einhergehende Arthritiden, die Arthritis psoriatica sowie bakterielle Infektionen (Erysipel, Phlegmone) oder eine Thrombophlebitis zu denken. Die chronisch-tophöse Gicht ist gegen eine rheumatoide Arthritis und Psoriasisarthritis sowie andere deformierende chronische Arthritiden abzugrenzen.

**Medikamentöse Therapie.** Im akuten Gichtanfall steht zunächst die Beseitigung der Entzündungssymptome im Vordergrund der therapeutischen Bemühungen. Nach dem Anfall gilt es, die Stoffwechselerkrankung langfristig unter Kontrolle zu bringen, ein Wiederauftreten der Anfälle zu verhindern und der Entstehung von Komplikationen vorzubeugen. Die asymptomatische Hyperurikämie bis etwa 8 mg/dl ist nicht medikamentös behandlungsbedürftig.

– Im akuten Gichtanfall sind **NSAR** die Mittel der Wahl. Einzusetzen sind Präparate mit kurzer Halbwertszeit und schnellem Wirkungs-

eintritt wie Diclofenac (75 mg alle 6 Stunden) oder Indometacin (25–50 mg alle 4–6 Stunden) oder auch Phenylbutazon (evtl. kurzfristig i.m.). Nach Besserung der Symptomatik Weiterbehandlung mit 25–50 (max. 100) mg/Tag für mindestens 3 Monate.

– Eine spezifische (obsolete!) Therapiealternative im akuten Anfall ist **Colchicin,** dessen Wirkung allerdings später einsetzt als die der NSAR (die prompte Besserung der Symptomatik mit Colchicin kann bei ätiologisch unklarer Arthritis die Diagnose einer Gicht sichern). Anfangs wird 1 mg verabreicht, danach alle 2 Stunden 0,5–1 mg p.o. (maximal 8 mg pro Tag), ab dem 2. Tag Dosisreduktion. Colchicin kann auch zusätzlich zu NSAR gegeben werden (dann täglich 2 × 0,5 mg). Cave: Colchicin hat eine sehr geringe therapeutische Breite; bei Dosisüberschreitung besteht Lebensgefahr!

– Lediglich in schweren, therapieresistenten Fällen sind **Glucocorticoide** angezeigt (Prednisolon 30–50 mg/Tag p.o., bei Befall großer Gelenke evtl. Triamcinolon-Kristallsuspension 40 mg intraartikulär); auch hiernach Weiterbehandlung mit niedrigen Dosen von NSAR oder Colchicin.

– Nach dem Anfall ist neben diätetischen Maßnahmen eine lebenslange Dauertherapie mit **Urikosurika** oder **Urikostatika** angezeigt. Die Vertreter beider Wirkstoffgruppen sind einschleichend zu dosieren und in den ersten Monaten mit NSAR zu kombinieren, um keine Anfälle zu provozieren. Bei hohen Harnsäurekonzentrationen im Urin dürfen Urikosurika nicht eingesetzt werden.

– Das urikostatisch wirkende **Allopurinol** ist das Mittel der Wahl (anfangs 100–200 mg/Tag, Erhaltungsdosis meist 200–300 mg/Tag). Die Tagesdosis kann auf einmal eingenommen werden.

– Eine urikostatisch-urikosurische Kombinationstherapie ist möglich und zu Therapiebeginn und bei tophösen Formen manchmal auch sinnvoll (z.B. 100 mg/Tag **Allopurinol** und 20 mg/Tag **Benzbromaron**).

– Bei Uratnephropathie und Nephrolithiasis ist neben einer ausreichenden Trinkmenge (ca. 3 l täglich) eine **Alkalisierung des Harns** angezeigt, z.B. mit Uralyt-U®.

## 5.12 Arthrosen

**Krankheitsmerkmale.** Als Arthrose bezeichnet man die degenerativen, primär nicht entzündlichen Veränderungen der Knorpel- und Knochenstruktur von Gelenken. Sie können im Laufe von Jahren zu Deformierungen der Gelenke mit erheblichen Funktionsbehinderungen führen. Betroffen sind vor allem die gewichtstragenden Gelenke der unteren Extremität (Hüft-, Knie- und Großzehengrundgelenk), seltener die Ellenbogen-, Schulter-, Hand- und Fingergelenke. Die Arthrose ist so verbreitet, dass sie als Volkskrankheit bezeichnet wird. Mit dem Alter nimmt die Inzidenz deutlich zu. Bei 25 % der über 50-Jährigen und mehr als 80 % der über 80-Jährigen sind röntgenologisch Gelenkveränderungen nachweisbar; der größte Teil der Betroffenen bleibt allerdings weitgehend beschwerdefrei (so genannte stumme oder latente Arthrose). Sporadisch kann es durch den Knorpelabrieb jedoch zu einer Synovitis mit den klassischen Entzündungszeichen kommen; in diesem Fall spricht man von einer aktivierten Arthrose. Mit zunehmender funktioneller Dekompensation und Gelenkdestruktion stellt sich dann ein Dauerschmerz ein.

**Diagnose und Differenzialdiagnose.** Leitsymptom ist der Schmerz; er hat häufig den Charakter des Anlaufschmerzes, verschlimmert sich aber auch im Laufe des Tages unter Belastung. Lediglich im Reizstadium besteht auch ein Ruhe- und Dauerschmerz. Überwärmung und Rötung fehlen außerhalb des Reizstadiums. Die Gelenkschwellung ist derb, nur bei aktivierter Arthrose mit sekundärer Synovitis (Reizerguss) fluktuierend. Manchmal sind bei der Funktionsprüfung des Gelenks Krepitationen wahrnehmbar. Da es sich bei der Arthrose um ein lokales Krankheitsgeschehen handelt, fehlen im Gegensatz zur Arthritis systemische Entzündungszeichen; die Blutsenkung ist auch bei aktivierten Arthrosen allenfalls leicht erhöht. Röntgenologisch kommt es frühzeitig zu einer Gelenkspaltverschmälerung. Weitere charakteristische Veränderungen sind Osteophyten, eine Kapselverknöcherung, subchondrale Knochenverdichtung und im fortgeschrittenen Stadium zystoide Spongiosadefekte (Geröllzysten).

**Medikamentöse Therapie.** Die Behandlung der schmerzhaften Arthrose orientiert sich am aktuellen klinischen Erscheinungsbild, wobei Alter, Komorbidität und individueller Leistungsanspruch mit zu berücksichtigen sind. Primäre Ziele sind die Schmerzbeseitigung, die Verbesserung der Beweglichkeit und langfristig eine Verzögerung der Progredienz. Der Pharmakotherapie kommt dabei im Rahmen des therapeutischen Gesamtkonzepts neben Allgemeinmaßnahmen (Gewichtsabnahme, Bewegung), der aktiven Physiotherapie und der operativen Therapie eine tragende Bedeutung zu (Abb. 5.**2**).

Besonders zu beachten ist bei der Arthrose, dass eine Schmerzlinderung erreicht wird, ohne dass der Patient durch Arzneimittelnebenwirkungen belastet oder gefährdet wird.

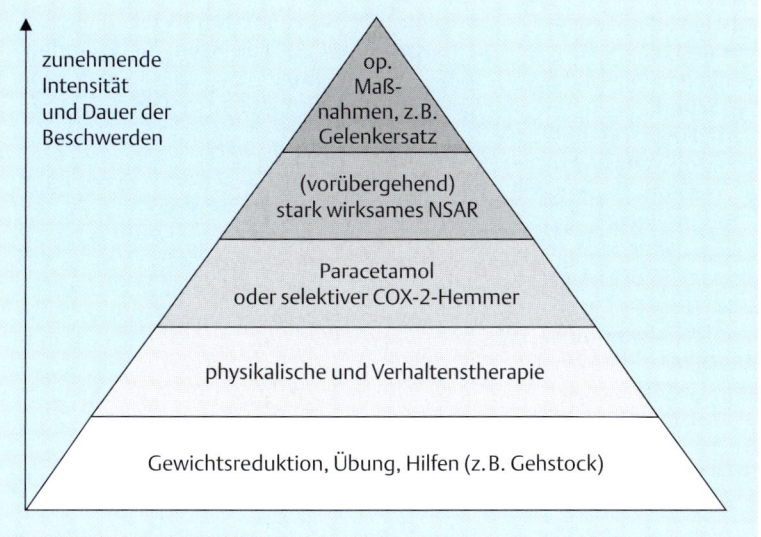

Abb. 5.**2** Therapiepyramide: Vorgehensweise bei aktivierter Arthrose.

zunehmende Intensität und Dauer der Beschwerden

op. Maßnahmen, z.B. Gelenkersatz

(vorübergehend) stark wirksames NSAR

Paracetamol oder selektiver COX-2-Hemmer

physikalische und Verhaltenstherapie

Gewichtsreduktion, Übung, Hilfen (z.B. Gehstock)

– Zur Behandlung der schmerzhaften (dekompensierten) Arthrose ohne Entzündungszeichen war bislang **Paracetamol** wegen seiner geringen Nebenwirkungsrate eindeutig das Analgetikum der Wahl (bis zu 4 g täglich). Aus heutiger Sicht kann alternativ auch ein **selektiver Cyclooxygenase-(COX-2-)Hemmer** (ein so genanntes Coxib) eingesetzt werden (Tab. 5.**10**).

– Bei ausgeprägterer Beschwerdesymptomatik, insbesondere aber bei aktivierten Arthrosen kann anstelle von Paracetamol bzw. des Coxibs ein stärker wirksames **NSAR** gegeben werden (Tab. 5.**10**). Die Behandlung sollte allerdings zeitlich beschränkt bleiben und sich an der Schmerzintensität orientieren (keine Schmerzprophylaxe! nur bei Bedarf und in der erforderlichen Mindestdosis einsetzen!). Insbesondere bei älteren Patienten sind Präparate mit kurzer Halbwertszeit zu bevorzugen, Nierenfunktion und Gastrointestinaltrakt müssen ständig überwacht werden.
**Beachte:** Die Coxibe werden im Allgemeinen gut vertragen. Gastrointestinale Beschwerden sind deutlich seltener als bei klassischen NSAR. Hingegen kommt es zu Wasser- und Flüssigkeitsretention und, besonders bei älteren Menschen, zu einer meist geringgradigen und reversiblen Erhöhung des Blutdrucks. Theoretisch besteht das Risiko einer erhöhten Inzidenz von thromboembolischen Erkrankungen. *Patienten mit kardiovaskulären Risiken* sollten daher wie folgt behandelt werden:
– Paracetamol + niedrigdosierte Acetylsalicylsäure oder
– NSAR + Protonenpumpen-Hemmer + niedrigdosierte Acetylsalicylsäure oder
– Coxib + niedrigdosierte Acetylsalicylsäure (Indikation bisher nicht gesichert).

– Bei Befall kleiner Gelenke, z.B. Fingergelenksarthrosen, kann zusätzlich ein **topisches Antiphlogistikum** angewendet werden (Ibuprofen, Felbinac, Diclofenac, Indometacin); bei größeren Gelenken dürfte von der topischen Applikation kein therapeutischer Effekt zu erwarten sein.

– In Fällen mit hochgradiger, anderweitig nicht kontrollierbarer Entzündungsaktivität – insbesondere bei gleichzeitigem Gelenkerguss – kann die Möglichkeit einer **intraartikulären Corticoidinjektion** in Betracht gezogen werden. Kontraindiziert ist dieses Verfahren prinzipiell bei der nichtaktivierten Arthrose (Knorpelnekrosen!), insbesondere bei der Koxarthrose (Knochennekrosen!). Auch sollten pro Jahr nicht mehr als 4 Injektionen verabreicht werden (Mindestabstand von 4 Wochen zwischen zwei Injektionen). Die Dosierung des Präparats (z.B. Dexamethasonpalmitat) richtet sich nach der Größe des Gelenks.

– So genannte **Chondroprotektiva** (Pharmaka mit dem Anspruch einer knorpelschützenden bzw. -regenerierenden Wirkung) wie z.B. Chondroitinsulfat und Hyaluronsäure haben zwar experimentell und ansatzweise auch in einigen klinischen Studien positive Wirkungen erzielt, doch fehlt zur Zeit noch die wissenschaftliche Evidenz für eine allgemeine Therapieempfehlung.
**Beachte:** Die häufig geübte Praxis, arthrotische, schmerzhafte Gelenke durch lokale Arzneistoffinjektionen zu therapieren, ist umstritten. Die Injektion von Glucocorticoiden kann temporär zur Schmerzlinderung führen, sie kann aber auch die degenerativ veränderten Arthrosegelenke weiter schädigen. Die therapeutische Injektion von Hyaluronsäure und ähnlichen Stoffwechselprodukten des Bindegewebes gilt trotz einiger Publikationen als nicht gesichert. In den Vereinigten Staaten werden zur Zeit Versuche unternommen, körpereigene Knorpelzellen in arthrotische Gelenke zu implantieren (nach Bearbeitung der zerstörten Gelenkoberflächen). Überzeugende, wissenschaftlich überprüfbare Ergebnisse lassen auf sich warten.

– **Opioidanalgetika** sind in der Regel bei der Arthrose nicht indiziert. Lediglich in Ausnahmefällen kann z.B. Tramadol bei älteren Patienten eingesetzt werden, wenn Kontraindikationen für NSAR vorliegen, die Nierenfunktion eingeschränkt ist oder eine andere Schmerztherapie nicht ausreicht.

Tabelle 5.10 Eigenschaften und Dosierung der wichtigsten Analgetika und NSAR zur Behandlung der Arthrose

| pharmakokinetische, pharmakodynamische Substanzklassen | orale Bioverfügbarkeit | terminale Eliminationshalbwertszeit (t½) | Einzeldosis (maximale Tagesdosis) bei Erwachsenen | Kontraindikationen | (typische) Nebenwirkungen (ungefähre Häufigkeit in %) | (wichtige) Arzneimittelinteraktionen |
|---|---|---|---|---|---|---|
| **geringe Potenz/schnelle Elimination/keine COX-2-Selektivität** | | | | | | |
| Paracetamol | 70–90% | 2–4 h | 0,5–1,5 g (4 g) | ■ Überempfindlichkeit ■ schwere Leberfunktionsstörung | selten in therapeutischen Dosen; bei Intoxikationen: ■ Übelkeit, Erbrechen, Somnolenz ■ Hepatotoxizität ■ Nephrotoxizität | ■ Alkohol, Cytochrom-P450-Induktoren: Hepatotoxizität von Paracetamol ↑ (?) |
| Ibuprofen | 100% | 2 h | 200–800 mg (2,4 g) | ■ Beeinflussung der Blutgerinnung reversibel ■ Überempfindlichkeit ■ Schwangerschaft ■ Ulzera | ■ Magen-Darm-Ulzera [1] (Dosis > 1,2 g/Tag), Blutung (2–4%) ■ Analgetikaasthma ■ Analgetika-Kopfschmerz, Schwindel, Tinnitus, Hörverlust ■ Nephrotoxizität ■ Reye-Syndrom (Kinder mit Virusinfektion) | ■ Betablocker: antihypertensive Wirkung ↓ ■ Lithium: Lithiumspiegel ↑ ■ Schleifen-/Thiaziddiuretika: antihypertensive u. diuretische Wirkung ↓ ■ ACE-Hemmer: Wirkung ↓ |
| **mittlere Potenz/verzögerte Elimination/keine COX-2-Selektivität** | | | | | | |
| Naproxen | 90–100% | 12–15 h[3] | 250–500 mg (1,25 mg) | wie Ibuprofen | wie Ibuprofen (Dosiseffekt geringer) ■ gastrointestinale Wirkungen ↑ ■ Ototoxizität ↑ ■ Ödeme[2] ↑ | wie Ibuprofen |
| **hohe Potenz/schnelle Elimination/keine COX-2-Selektivität** | | | | | | |
| Diclofenac | ~50% dosisabhängig | 1–2 h[4] | 25–75 mg (150 mg) | wie Ibuprofen | wie Naproxen; außerdem ■ Nephro- und Hepatotoxizität ↑ | wie Ibuprofen |

*Fortsetzung nächste Seite*

Tabelle 5.**10**   Eigenschaften und Dosierung der wichtigsten Analgetika und NSAR zur Behandlung der Arthrose   *(Fortsetzung)*

| pharmakokinetische, pharmakodynamische Substanzklassen | orale Bioverfügbarkeit | terminale Eliminationshalbwertszeit ($t_{1/2}$) | Einzeldosis (maximale Tagesdosis) bei Erwachsenen | Kontraindikationen | (typische) Nebenwirkungen (ungefähre Häufigkeit in %) | (wichtige) Arzneimittelinteraktionen |
|---|---|---|---|---|---|---|
| **hohe Potenz/langsame Elimination/COX-2-selektive Wirkung** | | | | | | |
| Celecoxib | 60–80 % dosisabhängig | 9–11 h | 100 mg (400 mg) | wie Rofecoxib, zusätzl. Sulfonamidallergie | wie Rofecoxib | wie Rofecoxib; außerdem:<br>■ Fluconazol: Celecoxibspiegel ↑<br>■ Lithium: Lithiumspiegel ↑ |
| Rofecoxib | ~ 90 | 17 h | 12,5 mg (25 mg) | ■ Überempfindlichkeit<br>■ Analgetikaasthma<br>■ schwere Leber-/Nierenfunktionsstörung | ■ Dyspepsie, Diarrhö, Bauchschmerzen (4–9 %), Ulzera, Blutungen (< 0,1 %)<br>■ Transaminasenanstieg<br>■ Nephrotoxizität<br>■ Ödeme (~ 10 %) | ■ ACE-Hemmer: antihypertensive Wirkung ↓<br>■ Rifampicin: Rofecoxibspiegel ↓<br>■ Methotrexat: MTX-Spiegel ↑<br>■ orale Antikoagulation: INR ↑ |

[1] Blutungen/Perforationen im Magen-Darm-Trakt nach sauren, nicht selektiven Cyclooxygenasehemmern führen in Deutschland zu ca. 2000 Todesfällen/Jahr. Sie betreffen zu ~ 90 % Patienten > 60 Jahre. Eine „Ulkusprotektion" kann nur durch Protonenpumpenhemmer, Misoprostol (synthetisches Prostaglandin, führt zu Durchfällen und Krämpfen) oder nicht saure (selektive) Cyclooxygenasehemmer erreicht werden. Glucocorticoide erhöhen das Ulkusrisiko

[2] die Inzidenz und Intensität von Wasser- und Elektrolytretentionen korreliert mit der Wirkstärke und Eliminationshalbwertszeit des Wirkstoffs

[3] enterohepatischer Kreislauf

## 5.13 Literatur

Arnett FC, Edworthy SM, Bloch DA, et al. The American Rheumatism Association 1987 revised criteria for the classification of rheumatoid arthritis. Arthritis Rheum 1988; 31: 315–324

Bruckle W, Dexel T, Grasedyck K, Schattenkirchner M. Treatment of psoriatic arthritis with auranofin and gold sodium thiomalate. Clin Rheumatol 1994; 13: 209–216

Brune K, Krebs S, Manger B. Rheumatische Erkrankungen. In: Lemmer B, Brune K (Hrsg). Fülgraff Palm Pharmakotherapie. 11. Aufl. München: Urban & Fischer, 2001: 330–348

Jennette JC, Falk RJ, Andrassy K, et al. Nomenclature of systemic vasculitides. Proposal of an international consensus conference. Arthritis Rheum 1994; 37: 187–192

Jolles S, Sewell WA, Leighton C. Drug-induced aseptic meningitis: diagnosis and management. Drug Saf 2000; 22: 215–226

Kingsley G, Sieper J. Third International Workshop on Reactive Arthritis, 23–26 September, Berlin, Germany. Ann Rheum Dis 1996; 55: 564–570

Lacaille D, Stein HB, Raboud J, Klinkhoff AV. Longterm therapy of psoriatic arthritis: intramuscular gold or methotrexate? J Rheumatol 2000; 27: 1922–1927

Lightfoot RW, Michel BA, Bloch DA, et al. The American College of Rheumatology 1990 criteria for the classification of polyarteritis nodosa. Arthritis Rheum 1990; 33: 1088–1093

Ostensen M, Villiger PM. Nonsteroidal anti-inflammatory drugs in systemic lupus erythematosus. Lupus 2001; 10: 135–139

Skaer TL. Medication-induced systemic lupus erythematosus. Clin Ther 1992; 14: 496–506

Steen VD, Medsger TA. Case-control study of corticosteroids and other drugs that either precipitate or protect from the development of scleroderma renal crisis. Arthritis Rheum 1998; 41: 1613–1619

# Sachverzeichnis

**Halbfett** gedruckte Seitenzahlen verweisen auf Haupttextstellen.
*Kursiv* gedruckte Seitenzahlen verweisen auf Abbildungen oder Tabellen.

**A**

Acetylier-Phänotyp 76
Acetylsalicylsäure *21*, **64 f**, 86
– Arthrose 122
– COX-2-Selektivität *87*
– COX-Inaktivierung 61
– 15-epi-Lipoxin-Weg 38, **40 f**
– Plättchenaggregationshemmung 23
– Schwangerschaft 64
– systemischer Lupus erythematodes 116
Acetylsalicylsäure-Asthma *41*, 70
ACR-Kriterien, Polyarteriitis nodosa *119*
Adalimumab **94 f**
Allopurinol
– Gicht 120
– systemischer Lupus erythematodes 115
– Wechselwirkung mit
  Cyclophosphamid 79
Amyloidose
– Arthritis psoriatica 113
– juvenile chronische Arthritis 109 f
Anabolismus, Synovialmembran *50*
Anakinra **95**
Analgetika
– antipyretische **70 f**
– Arthrose *123 f*
– Morbus Reiter *105*
– narkotische **71 f**
– neutrale, Verteilung im Organismus 62
– reaktive Arthritiden 114
– Spondylitis ankylosans 111
Analgetikaasthma
– Ibuprofen *123*
– Rofecoxib *124*
Analgetikakopfschmerz, Ibuprofen *123*
Antibiotika
– infektiöse Arthritiden *105*
– reaktive Arthritiden *105*, 114
Antiphlogistika, topische 122
Antirheumatika
– langsam wirkende s. Basistherapeutika
– nichtsteroidale s. nichtsteroidale
  Antirheumatika

Anti-Zytokin-Therapie 93 ff, 97 f
Apoptose 7 ff, 96, 98
ARA-Kritierien
– rheumatoide Arthritis *107*
– Sklerodermie *116*
– systemischer Lupus erythematodes *115*
Arachidonsäure **18 ff**, *18 f*, 26, *27*, 33 f, 38, 60, *61*,
  62, 88 ff, *88 f*
– 15R-HETE 41
– Plättchenaggregation 28
– Lipoxine 38 ff, *38*
Arachidonsäurekaskade **18 ff**, *18 f*, *21*, 95
– Cyclooxygenase-1/2-Hemmung,
  Shunt-Hypothese 88, *88*
– Cyclooxygenaseweg *21*, 34
– Enzyme 31 f
– Lipoxygenaseweg 32 f, *33*, 37, 88
Arthritis
– infektiöse, Therapieoptionen *105*
– juvenile chronische **108 ff**
– – Diagnose **109**
– – Differenzialdiagnose 109, *109*
– – Krankheitsmerkmale **108 f**
– – Therapie, medikamentöse **109 f**
– – Therapieoptionen *105*
– psoriatica **112 f**
– – Diagnose **112 f**
– – Formen *112*
– – Krankheitsmerkmale **112**
– – Therapie, medikamentöse **113**
– – Therapieoptionen *105*
– reaktive **113 f**
– – Ausschlusskriterien *114*
– – Diagnose **114**, *114*
– – Krankheitsmerkmale **113 f**
– – Rezidivprophylaxe, antibiotische 114
– – Therapie, medikamentöse **114**
– – Therapieoptionen *105*
– rheumatoide s. rheumatoide Arthritis
– urica
– – Diagnose **120**
– – Krankheitsmerkmale **119 f**
– – Therapie, medikamentöse 120
– – Therapieoptionen *106*

Arthrose **121 f**
– Analgetika/NSAR, Eigenschaften *123 f*
– Diagnose **121**
– Differenzialdiagnose **121**
– Krankheitsmerkmale **121**
– Therapie, medikamentöse **121 f**, *123 f*
– Therapieoptionen *106*
– Therapiepyramide *121*
Arylessigsäurederivate **66 f**
Arylpropionsäurederivate **65 f**
Auranofin *75*, **76 f**
– Arthritis psoriatica *113*
– rheumatoide Arthritis *107*
– Wirkungseintritt *75*
Aurothioglucose, Wirkungseintritt *75*
Aurothiomalat-Natrium **77**
– Arthritis psoriatica *113*
Autoagglutinine *2*
Azathioprin *75, 75*, **78 f**
– Dermatomyositis *118*
– juvenile chronische Arthritis *110*
– Polyarteriitis nodosa,
  nicht HBV/HCV-assoziierte *119*
– Polymyositis *118*
– progressive systemische Sklerose *117*
– systemischer Lupus erythematodes
  *105*, *116*
– Wirkungseintritt *75*

## B

Basistherapeutika *60*, **74 ff**
– Arthritis psoriatica *113*
– Erkrankungen, rheumatische *105*
– juvenile chronische Arthritis *109 f*
– reaktive Arthritis *114*
– rheumatoide Arthritis *107 f*, *108*
– Spondylitis ankylosans *111*
– systemischer Lupus erythematodes *115*
– Wirkungseintritt *75*
Benzbromaron *120*
Benzylpenicillin *114*
Biologicals *2, 60*, **74 ff**, **94 f**
B-Lymphozyten *2 ff*, *11*
– IL-1-Rezeptoren *46*
– Leukotriene *36*
– 5-LOX *33*
– Pathogenese der rheumatoiden Arthritis **6**
Bronchialmuskulatur, Prostaglandine *30*
B-Zellen s. B-Lymphozyten

## C

Calcitonin *117*
CD4 *2, 4 f, 10*
Celecoxib *67*, **68 f**, *86, 124*
– Arthrose *124*
– Cyclooxygenase-2-Selektivität *86 f*
Chlorambucil, Amyloidose *110*
Chloroquin **75 f**
– juvenile chronische Arthritis *110*
– systemischer Lupus erythematodes *116*
– Wirkungseintritt *75*
Chondrokalzinose *106, 114, 120*
Chondroprotektiva *122*
Ciclosporin **79 f**
– Arthritis psoriatica *113*
– Dermatomyositis *106, 118*
– Polymyositis *106, 118*
– progressive systemische Sklerose *117*
– Wirkungseintritt *75*
Cipemastat *96, 97*
Colchicin *106, 120*
Corticoide **72 ff**
– Applikationsart *74*
– Äquivalenzdosen *74*
– Arthritis
– – juvenile chronische *105, 110*
– – psoriatica *105, 113*
– – reaktive *105, 114*
– – rheumatoide *105, 107 f, 108*
– Arthrose *105, 122*
– Chondrokalzinose *105,*
– Dermatomyositis *105, 118*
– Gicht *105, 120*
– Insertionstendinopathien *105*
– intraartikulär *122*
– Kombination mit NSAR *74*
– Kombination mit Paracetamol *107 f*
– Langzeittherapie *73*
– Low-dose-Therapie *74, 108, 115*
– Nebenwirkungen *73, 73 f, 117, 124*
– orale *107*
– Osteoporoseprophylaxe *74*
– Polyarteriitis nodosa,
  nicht HBV/HCV-assoziierte *105, 119*
– Polymyositis *105, 118*
– progressive systemische Sklerose *105, 117*
– reaktive Arthritis *114*
– renale Krise *117*
– Spondylitis ankylosans *105, 111*
– Stoßtherapie, hochdosierte *73 f, 108, 115*
– systemischer Lupus erythematodes
  *105, 115*
– Therapieüberwachung *73*

– Wirkungen 72
– Wirkungsmechanismus 72 f
COX s. Cyclooxygenase
Coxibe **67 ff**
Cyclooxygenasen (COX) **20 ff**
– Expression, kompensatorische *26*
– Funktionen **23 ff**, *24*
– Hemmung
– – durch Acetylsalicylsäure 40, 61, 64
– – durch NSAR 21 f, 37, 61 f
– Immunantwort 25
– Isoformen 20, **62**
– – Funktionen 24, *63*
– Karzinogenese 25
– Lipoxinsynthese *38*
– Lokalisation **21 f**
– Peroxidaseaktivität 23
– Prostanoid-Rezeptor 24
– Struktur **20 ff**, *22*
– Substrate 20
– Wundheilung 25
Cyclooxygenase 1 (COX-1) 21 f
– Funktionen 23 ff, *24*
– Geburtsvorgang 23 f
– Plättchenaggregation 23
– Struktur *22*
– Synthese 27
Cyclooxygenase 2 (COX-2) 21 f
– Entwicklung, neonatale 24 f
– Funktionen 24 ff, *24*
– Hemmung durch Glucocorticoide 73
– Implantation 24 f
– Ovulation 23 f
– Struktur *22*
– Synthese 26
Cyclooxygenase-1/2-Hemmung,
   Arachidonsäurekaskade,
   Shunt-Hypothese 88
Cyclooxygenase-2-Selektivität *86 f*
Cyclooxygenase-2-Inhibitoren
– neue **86 ff**
– selektive **67 ff**
– – Arthrose *121*, 122
– – Nebenwirkungen, kardiovaskuläre 69
– – Nephrotoxizität 69
– – Verträglichkeit, gastrointestinale 68 f
– – Wirksamkeit 68
– Selektivität 87
Cyclooxygenase-2-Selektivität
– nichtsteroidale Antirheumatika *87*
– Celecoxib 86, *87*
– Rofecoxib 86, *87*
– Vollblut-Assay 86, *87*
Cyclooxygenaseweg 18, *21*, **26 ff**, 34

Cyclophosphamid **79**
– Dermatomyositis *106*, 118
– Polyarteriitis nodosa,
   nicht HBV/HCV-assoziierte 119
– Polymyositis *106*, 118
– progressive systemische Sklerose 117
– systemischer Lupus erythematodes *105*, 116
– Wechselwirkung mit Corticoiden 79
– Wirkungseintritt *75*
Cysteinyl-Leukotriene 7, 35, 37, 89, 91

**D**

Darbufelone, Struktur *89*
Darmmukosa 36 f
Dermatomyositis **117 f**
– Diagnose 118
– Krankheitsmerkmale 117 f
– Therapie, medikamentöse 118
– Therapieoptionen *106*
Dextropropoxyphen 72
Diclofenac 61, **66**
– Arthrose 122
– Cyclooxygenase-2-Selektivität *87*
– Eigenschaften und Dosierung *123*
– Gichtanfall 120
– juvenile chronische Arthritis 109
– Vergleich mit Celecoxib 68 f
– Vergleich mit Nitrofenac 92
– Vergleich mit Licofelone 91
– Vergleich mit Valdecoxib 88
D-Penicillamin **77 f**
– Kontraindikationen 110, 115
– progressive systemische Sklerose
   *105*, 117
– Wirkungseintritt *75*

**E**

Eicosanoide 19, 25, 28, 61
– Nomenklatur 28
Eisen-Chelatbildner **43**
Entzündung
– Biochemie und Mediatoren **18 ff**
– Cyclooxygenasen *24*, 25
– Leukotriene 34 ff
– Lipoxine 42
– Lipoxygenasen 32
– medikamentöse Eingriffe *18*
– Pathogenese der RA **2 ff**, *5*
– Prostaglandine 31
– Zytokine 44 ff, *94*
15-epi-Lipoxin-Weg, Acetylsalicylsäure-
   getriggerter **40 f**

Etanercept **82**, 93
– Kombination mit Anakinra  95
– rheumatoide Arthritis  108
– Struktur  *93*
– Wirkungseintritt  *75*
Etodolac, COX-2-Selektivität  *87*
Etoricoxib **86 f**
– COX-2-Selektivität  *87*


**F**

Fibroblasten, synoviale  7 ff, *9*
Fieber, rheumatisches
– Therapie, medikamentöse  114
– Therapieoptionen  *105*
Five-lipoxygenase activating protein
    (FLAP)  33 f
– Inhibitoren  **43 f**


**G**

Geburt, Prostaglandine  28 ff
Gefäßmuskulatur, glatte  30
72-kDa-Gelatinase  49
Gelenkerkrankung
– degenerative, Therapieoptionen  106
– entzündliche, Pathogenese  **2 ff**
Gentherapie **98 f**
Gicht **119 f**
– Diagnose  **120**
– Krankheitsmerkmale  **119 f**
– Therapie, medikamentöse  **120**
– Therapieoptionen  *106*
Glucocorticoide s. Corticoide
Goldtherapie
– Arthritis psoriatica  113
– orale  **76 f**
– parenterale  **77**
– rheumatoide Arthritis  *105 ff*, 107
– Spondylitis ankylosans  111
– Still-Syndrom  110
– systemischer Lupus erythematodes  115


**H**

Harnalkalisierung  120
Humicade  95
Hydroxychloroquin **75 f**
– juvenile chronische Arthritis  110
– Kontraindikationen  113
– rheumatoide Arthritis  108
– systemischer Lupus erythematodes  116
– Wirkungseintritt  *75*
Hydroxyeicosatetraensäuren  32 ff

5-Hydroxyeicosatetraensäure (5-HPETE)  *34*
Hyperplasie, synoviale  3 f, *5*, 9


**I**

Ibuprofen **65**
– Arthrose  122
– Cyclooxygenase-2-Selektivität  *87*
– Dosierung, Arthrose  123
– Eigenschaften und Dosierung  *123*
– juvenile chronische Arthritis  109
– Kontraindikationen  115
– Vergleich mit Celecoxib  68 f, 86
– Vergleich mit Etoricoxib  88
Immunglobulin
– Autoantikörper  2
– G1  *93*
– Leukotriene  *36*
– Polymyositis  *106*, 118
– Dermatomyositis  *106*, 118
Indometacin **66 f**
– Arthrose  122
– Cyclooxygenase-2-Selektivität  *87*
– Gichtanfall  120
– juvenile chronische Arthritis  109
– Vergleich mit Celecoxib  69
– Vergleich mit Rofecoxib  69
Infliximab **81 f**
– rheumatoide Arthritis  108
– Struktur  *94*
Interferon-alpha 2a/2b  119
Interleukin-1 (IL-1)  **44 ff**, *45*
– Inhibitoren  97
– p38-MAP-Kinase  49 f, 97 f
– Pathogenese der rheumatoiden Arthritis  7
– Rezeptorantagonismus durch Anakinra  **95**
– Synthese  44 f
– Wirkungen  46, *94*
Interleukin-2 (IL-2)  5
Interleukin-3 (IL-3)  35
Interleukin-4 (IL-4)  33
Interleukin-5 (IL-5)  35, *36*
Interleukin-6 (IL-6)  9, 19, *36*, 44, *45*
Interleukin-8 (IL-8)  *36*
Interleukin-13 (IL-13)  33
Interleukin-15 (IL-15)  9 f
Interleukin-16 (IL-16)  10


**K**

Kalziumantagonisten  117
Karzinogenese, COX  25
Katabolismus, Synovialmembran  *50*
Keto-Enol-Säuren  67

Knorpel, Matrix-Remodelling *50*
Koimplantationsmodell 7 f
Kollagenase, interstitielle *49*
Kollagenosen, Therapieoptionen *105 f*

## L

Lamivudin 119
Leflunomid **80 f**
– rheumatoide Arthritis 108
– Wirkungseintritt *75*
Leukotrien A4 (LTA4)
– Bildung *33*
– Funktion 34 f
– Struktur *34*
Leukotrien-A4-Hydrolase 35
Leukotriene (LT)
– Bedeutung, pathologische **35 ff**, *37*
– Funktion 34 f
– Struktur *34*
– Wirkung
– – gewebsspezifische 61
– – pharmakologische 35 f, *36*
Leukozyten
– Extravasation 18
– HPETE-Synthese 92
– Leukotriene 36
– Lipoxine 33, *38*, 41 f, *42*
– 5-LOX 33, 35, 39
– Zytokine 44
Licofelone **89 ff**
– Indikation 90
– Konformationsmodell *89*
– LOX/COX-Hemmung 89 ff, *90*
– Struktur *89*
– Studien 91
– Verträglichkeit, gastrointestinale 91, *91*
– Wirkmechanismus 90
– Wirkungen 91
Lipoxine (LX) **38 ff**
– Biosynthese *33, 38*, **38 ff**
– – Acetylsalicylsäure-getriggerte **40 f**, *41*
– – transzelluläre *38, 40*
– 5-Lipoxygenase-Syntheseweg **39 f**
– 15-Lipoxygenase-Syntheseweg *39*, **39**
– Nachweis, Krankheiten *41*
– Struktur *34*
– Wirkungen *42*, **42 f**
– – antiinflammatorische *43*
5-Lipoxygenase (5-LOX) 32, **33 f**
– Hemmung **42 ff**
5-Lipoxygenase-Inhibitoren **42 ff**
5-Lipoxygenase-Syntheseweg **39 f**
12-Lipoxygenase (12-LOX) 32, **33**

15-Lipoxygenase (15-LOX) 32, **33**
15-Lipoxygenase-Syntheseweg **39**
Lipoxygenase/Cyclooxygenase-Inhibitoren **88 ff**
Lipoxygenasen (LOX) **32 ff**
Lipoxygenaseprodukte, Struktur *34*
Lipoxygenaseweg, Arachidonsäure-
    stoffwechsel 18 f, *33*
Lornoxicam **67**
LOX/COX-Inhibitoren, duale **88 ff**
– Rationale *90*
– Struktur *89*
Lupus erythematodes s. systemischer
    Lupus erythematodes **114 ff**

## M

Magen
– COX-Expression, kompensatorische *26*
– Leukotrienwirkungen 36 ff
Magen-Darm-Blutungen,
    Acetylsalicylsäure *64 f*
Magenschleimhaut
– Prostaglandinwirkungen *29*
– NSAR-Toxizität 63
Magenulzera, COX-Hemmung **25**
Makrophagen 6 f
MAP-Kinasen **47 ff**
– p38 s. p38-MAP-Kinase
– Signaltransduktion *47 f*
Marimastat **96 f**
Matrixmetalloproteinase-Inhibitoren **96**
– Struktur *97*
Matrixmetalloproteinasen (MMP) **51**
– Klassifizierung *49*
– Pathogenese der rheumatoiden Arthritis
    4, 7 f
Matrix-Remodelling, Knorpel *50*
Meloxicam 86
– COX-2-Selektivität *86 f*
Metamizol **71**
Methotrexat **78**
– Arthritis psoriatica 113
– Dermatomyositis 118
– juvenile chronische Arthritis 110
– Polyarteriitis nodosa,
    nicht HBV/HCV-assoziierte 119
– Polymyositis 118
– progressive systemische Sklerose 117
– rheumatoide Arthritis 108, *108*
– Spondylitis ankylosans 111
– Wechselwirkung Rofecoxib *124*
– Wirkungseintritt *75*
Monozyten 6 f
Muskelrelaxanzien 111

## N

Naproxen **65 f**
– COX-2-Selektivität *87*
– Dosierung, Arthrose *123*
– Eigenschaften *123*
– juvenile chronische Arthritis *109*
– Vergleich mit Celecoxib *69, 86*
– Vergleich mit Licofelone *91*
– Vergleich mit Rofecoxib *68 f*
Natriumaurothiomalat **77**
Nephrotoxizität
– Cyclooxygenase-2-Inhibitoren, selektive *69*
– nichtsteroidale Antirheumatika *62 f*
nichtsteroidale Antirheumatika (NSAR) **60 ff**
– Arachidonsäure *38*
– Arthritis
– – juvenile chronische *109*
– – psoriatica *113*
– – reaktive *114*
– – rheumatoide *107 f*
– – urica *120*
– Arthrose *122*
– Arzneimittelwechselwirkungen **64**
– Augensymptome **64**
– COX-2-Selektivität *86, 86 f*
– Cyclooxygenasehemmung *21 ff, 37*
– Gicht *120*
– Kombination Glucocorticoide *73, 74*
– Kontraindikationen *70*
– Nebenwirkungen *25, 38,* **62 ff**
– Nephrotoxizität **62 f**
– Plättchenaggregationshemmung *62*
– rheumatische Erkrankungen *105 ff*
– rheumatoide Arthritis *107 f*
– Spondylitis ankylosans *111*
– systemischer Lupus erythematodes *115*
– Thromboxansynthese *60*
– Toxizität, gastrointestinale **63**
– Verteilung im Organismus *62*
– Wehenhemmung **63 f**
– Wirkungsmechanismus **60 ff**
Niere
– Leukotriene *37*
– Prostaglandine *30 f*
Nimesulide, COX-2-Selektivität *87*
Nitro-Acetylsalicylsäure *92,* **93**
Nitrofenac *92,* **92**
Nitro-Flurbiprofen *92,* **92 f**
Nitro-Naproxen *92,* **92**
Nitro-NSAR **92 f,** *92*
NSAR s. nichtsteroidale Antirheumatika

## O

Oligoarthritis
– Typ I *109 f*
– Typ II *110*
OM-8980 s. Subreum
Opiate **71 f**
Opioide **71 f,** *122*
Osteoklasten, Pathogenese der RA **10 f**
Osteoporoseprophylaxe *74*
Ovulation *23 f, 24*

## P

p38-MAP-Kinase *47, 48*
– Inhibitoren, Struktur *99*
– Interleukin-1-Regulation *97, 98*
– Signaltransduktionsweg *48 f*
– TNF-α-Regulation *97, 98*
Pannus *4*
Paracetamol **70 f**
– Arthrose *60, 106, 122*
– Dosierung *123*
– Eigenschaften *123*
– rheumatoide Arthritis *107*
Parecoxib-Natrium **88**
Pentoxifyllin *117*
Peptidleukotriene *36 f*
Peroxidaseaktivität *23*
PGD-Synthase **32**
PGE-Synthase **31 f**
PGF-Synthase **32**
PGI-Synthase **32**
Phenylbutazon **67**
– Gichtanfall *120*
– Spondylitis ankylosans *111*
Phospholipase A2 (cPLA2) **18 ff,** *19*
– Klassifizierung *19,* **20**
– lipoproteinassoziierte *19 f*
– Hemmstoffe **95 f**
– – Leitstrukturen, molekulare *96*
Phospholipasen *24*
Piroxicam **67**
– COX-2-Selektivität *87*
– Spondylitis ankylosans *111*
Plasmaparese *119*
Plättchenaggregation
– COX-1 *23, 24*
– Hemmung durch NSAR *62, 64*
– Prostaglandine *28 f*
Polyarteriitis nodosa (PAN) **118 f**
– ACR-Kriterien *119*
– HBV/HCV-assoziierte Form *119*
– Diagnose *118*

– Krankheitsmerkmale 118
– Therapieoptionen *106*
Polyarthritis
– chronische 104 f
– juvenile 110
– spontane, Mausmodell 6
Polymyositis **117 f**
– Therapieoptionen *106*
Prazosin 117
Prednisolon **73**
– Äquivalenzdosen *74*
– Gichtanfall 120
– Polyarteriitis nodosa 119
– Polymyositis, Dermatomyositis 118
– progressive systemische Sklerose 117
– Stoßtherapie 115
Prednison **73**
progressive systemische Sklerose **116 f**
– ARA-Kriterien *116*
– Diagnose 116
– Krankheitsmerkmale 116
– Therapie, medikamentöse 116 f
– Therapieoptionen *105*
Prostaglandin-D-Synthase **32**
Prostaglandin-E-Synthase **31 f**
Prostaglandin-F-Synthase **32**
Prostaglandin-H-Synthase
  s. Cyclooxygenase
Prostaglandin-I-Synthase **32**
Prostaglandinanaloga 117
Prostaglandine 20, *21*, **26 ff**
– Biosynthese *27*
– Funktionen *24*, 24 ff
– nichtsteroidale Antirheumatika 60
– Wirkungen
– – biologische **28 ff**
– – gewebsspezifische *61*
– – pharmakologische *29 f*
Prostaglandinsynthese 60
Prostanoide
– Abbau, metabolischer 27 f, *27*
– Biosynthese *27*
– Rezeptoren 31
Prostanoid-Rezeptor 24
Protein G 31
Protein-Kinasen, mitogenaktivierte
  s. MAP-Kinasen
Protoonkogene 8

**R**

Redox-Inhibitoren **43**
Retrotransposon L1 10
Rheumafaktoren 2

rheumatische Erkrankungen,
  Therapieoptionen *105 ff*
rheumatoide Arthritis (RA) **104 ff**
– Arachidonsäurestoffwechsel 47
– ARA-Kriterien *107*
– Diagnose **104 f**
– Diagnosekriterien *107*
– Differenzialdiagnose **104 f**
– HLA-Assoziation 2
– Krankheitsmerkmale **104**
– nichtsteroidale Antirheumatika 107
– Pathogenese **2 ff**, *5*
– Pathomechanismus *45*
– Prävalenz 2
– Therapie, medikamentöse **107 f**, *108*
– Therapieoptionen *105*
Ribavirin 119
Rofecoxib **68 f**
– COX-2-Selektivität *86*
– Dosierung *124*
– Eigenschaften *124*
– Vergleich mit Ibuprofen 69
– Vergleich mit Naproxen 68 f

**S**

Salicylate **64 f**
Serin-Phospholipase A2 19
shared epitope 2
Shunt-Hypothese *88*
Sklerose, progressive systemische
  s. progressive systemische Sklerose
Speicherkrankheiten 106
Spondarthritiden, Gemeinsamkeiten *110*
Spondarthritis, seronegative *105*
Spondylarthropathien *105*
Spondylitis ankylosans **110 ff**
– Diagnose 110 f
– Krankheitsmerkmale 110
– Therapie, medikamentöse 111
– Therapieoptionen *105*
Still-Syndrom 110
Stoffwechselerkrankungen mit
  Gelenksymptomen *106*
Stromelysin 49
Subreum, Wirkungseintritt *75*
Sulfasalazin **76**
– Arthritis
– – juvenile chronische 110
– – psoriatica 113
– – reaktive 114
– – rheumatoide 108
– Spondylitis ankylosans 111
– Wirkungseintritt *75*

Synovialflüssigkeit 37
Synovialis, entzündete *3*
Synovialmembran
– Anabolismus *50*
– entzündete *3*
– Katabolismus *50*
Synovitis, rheumatoide 2f
systemischer Lupus erythematodes **114ff**
– Diagnose 115
– Krankheitsmerkmale 114f
– Therapie, medikamentöse 115f
– Therapieoptionen *105*


**T**

Tanomastat 96, *97*
Tebufelone, Struktur *89*
Tenoxicam **67**
Thromboxan A2 (TXA2) 28
Thromboxan-A-Synthase **32**
Thromboxane, Wirkung
– gewebsspezifische *61*
– pharmakologische *29f*
Thromboxansynthese 60
T-Lymphozyten, Pathogenese der RA **5f**
Tramadol 72
Transkriptionsfaktor AP-1 8f
Transkriptionsfaktor WnT-5A 9
Tumornekrosefaktor (TNF) 44, **46f**
– α 12
– – Entzündung *94*
– – Hemmung, medikamentöse 81, **93ff**, **97**
– – Regulation, p38-MAP-Kinase *98*
Tumorsuppressorgen 9
T-Zellen s. T-Lymphozyten

**U**

Urikostatika 120
Urikosurika 120
Uterus-Matrixmetalloproteinasen *49*

**V**

Valdecoxib **87f**
– COX-2-Selektivität *87*
Vaskulitis *105f*
Vidarabin 119

**W**

Warfarin 116
Wehenhemmung 63f
Weichteilrheumatismus *106*
Wundheilung 25

**Z**

Zellen
– lymphoide, Pathogenese der RA **5f**
– nichtlymphoide, Pathogenese der RA **6ff**
Zytokine 2, **44ff**
– Hemmung, medikamentöse **93ff**, **97**
– proinflammatorische, p38-MAP-Kinase-
  Signaltransduktionsweg 48, *48*